Funktionelle neurologische Störungen

Stoyan Popkirov

Funktionelle neurologische Störungen

Erkennen, verstehen, behandeln

2. Auflage

Springer

Stoyan Popkirov
Klinik für Neurologie
Universitätsklinikum Essen
Essen, Deutschland

ISBN 978-3-662-69214-1 ISBN 978-3-662-69215-8 (eBook)
https://doi.org/10.1007/978-3-662-69215-8

Die Deutsche Nationalbibliothek verzeichnet diese Publikation in der Deutschen Nationalbibliografie; detaillierte bibliografische Daten sind im Internet über ► https://portal.dnb.de abrufbar.

Planung/Lektorat: Dr. Christine Lerche
Springer ist ein Imprint der eingetragenen Gesellschaft Springer-Verlag GmbH, DE und ist ein Teil von Springer Nature.
Die Anschrift der Gesellschaft ist: Heidelberger Platz 3, 14197 Berlin, Germany

Vorwort zur 2. Auflage

Funktionelle neurologische Störungen sind in den vier Jahren seit der 1. Auflage dieses Buches erfreulicherweise im Mainstream der modernen Neurologie angekommen. Neue wissenschaftliche und klinische Erkenntnisse werden regelmäßig in führenden Fachjournalen veröffentlicht und im Hauptprogramm großer Tagungen präsentiert. Neben der Kommission Psychosomatische Neurologie der Deutschen Gesellschaft für Neurologie setzt sich nun auch die neu gegründete Arbeitsgemeinschaft Funktionelle Neurologische Störungen interdisziplinär für das Thema ein. Vor dem Hintergrund wachsender Aufmerksamkeit und reger Forschungsaktivität erschien eine 2. Auflage des Buches angemessen. Die bestehenden Kapitel wurden aktualisiert, wobei neben aktuellen Studienergebnissen auch neue Untersuchungszeichen wie der Shoulder-Tap-Test und Diagnosekriterien für einzelne Störungsformen wie den funktionellen Tics ergänzt wurden. Neu hinzugekommen sind Kapitel zur Versorgung funktioneller Störungen in der neurologischen Notaufnahme und zu Besonderheiten bei Kindern und Jugendlichen.

Stoyan Popkirov
Essen
im Frühjahr 2024

Vorwort

Ob dissoziativer Anfall, funktioneller Tremor, Stroke Mimic oder phobischer Schwankschwindel – funktionelle neurologische Störungen gehören zum täglichen Brot der Neurologie. Sie bedingen jede sechste ambulante Vorstellung und etwa 10 % der neurologischen Notfälle und Krankenhausaufnahmen. Umso erstaunlicher ist es, dass sie in den gängigen Lehrbüchern kaum Erwähnung finden, außer vereinzelt als Schlusslicht differenzialdiagnostischer Auflistungen. In einer zunehmend technologisierten Neurologie, deren biomedizinische Fortschritte zu einer fast vollständigen Abkopplung von der „sprechenden" Seite der Nervenheilkunde beigetragen haben, scheinen funktionelle Störungen zu „pseudoneurologischen" oder „nicht-organischen" Ausschlussdiagnosen herabgestuft worden zu sein. Im klinischen Alltag führen Unwissen und Vorurteile zu verzögerten Diagnosen und verpassten Therapiemöglichkeiten. Es dauert oft Jahre, bis die richtige Diagnose gestellt und adäquat vermittelt wird; zur notwendigen Therapie kommt es oft gar nicht.

Ziel dieses Buches ist es, einen modernen, neurowissenschaftlich fundierten und evidenzbasierten Umgang mit funktionellen neurologischen Störungen zu ermöglichen. Anstelle der unzuverlässigen Ausschlussdiagnostik kommt die „Einschluss"-Diagnose, die anhand des charakteristischen Krankheitsbildes, spezieller Untersuchungstechniken und klinischer Zeichen gesichert wird. Neue Erklärungsmodelle, die neben psychodynamischen Faktoren auch neurophysiologische Gesetzmäßigkeiten berücksichtigen, verdeutlichen die Entstehungsmechanismen funktioneller Symptome und die Wirkungsweise verschiedener Therapien. Kohärenzgefühl und Therapiemotivation sind dabei erste Etappenziele in der Langzeitbehandlung, bei der Physiotherapie, Ergotherapie, Psychotherapie und andere Modalitäten zum Einsatz kommen.

Im ersten Teil dieses Buches werden die Epidemiologie, Pathophysiologie, Diagnostik und Therapie funktioneller neurologischer Störungen im Allgemeinen besprochen. Danach werden in 10 Kapiteln einzelne Krankheitsformen im Detail dargestellt. Praxisnah wird auf spezielle Untersuchungstechniken, nachvollziehbare Erklärungsmodelle und konkrete Behandlungsstrategien eingegangen. Im letzten Teil werden abschließend einige Differenzialdiagnosen und psychosoziale Aspekte berücksichtigt.

Dieses Buch richtet sich in erster Linie an Neurologen, die im ambulanten oder stationären Bereich tätig sind. Auch Psychosomatiker, Psychiater, Allgemeinmediziner, psychologische Psychotherapeuten, Physiotherapeuten und Ergotherapeuten dürften viele der Inhalte für den klinischen Alltag nützlich finden. Interessierte Medizinstudenten werden in diesem Buch eine spannende Vertiefungsmöglichkeit entdecken. (Bei diesen Aufzählungen sowie im gesamten Buch wurde der Einfachheit halber das generische Maskulinum genutzt; gemeint sind stets Personen jeden Geschlechts.)

An dieser Stelle möchte ich mich ganz besonders bei meinen Mentoren Professor Uwe Schlegel, Professor Jon Stone und Professor Alan Carson bedanken sowie bei meinen vielen Lehrern und Kollegen am Universitätsklinikum Knappschaftskrankenhaus Bochum. Mein Dank gilt auch dem Wissenschaftskolleg zu Berlin, dessen Förderung die Arbeit an diesem Buch ermöglicht hat. Schließlich möchte ich mich bei meiner Frau bedanken, die mir stets liebevoll mit Kraft und Korrekturen zur Seite stand.

Stoyan Popkirov
Berlin
im Frühjahr 2020

Inhaltsverzeichnis

1 **Einleitung und allgemeine Epidemiologie** ... 1
1.1 „Ist das echt?“ ... 2
1.2 Allgemeine Epidemiologie funktioneller neurologischer Störungen ... 4
Literatur ... 5

2 **Allgemeine pathophysiologische Erklärungsmodelle** ... 7
2.1 Das Warum und das Wie ... 8
2.2 Erklärungsmodelle im Wandel der Zeit ... 8
Literatur ... 13

3 **Allgemeines zur Diagnostik** ... 15
3.1 Gesprächsführung und Anamnese ... 16
3.2 Kommunikative Besonderheiten ... 18
3.3 Klinische Untersuchung und spezifische klinische Zeichen ... 20
3.4 Zusatzdiagnostik und Ausschlussdiagnostik ... 21
3.5 Die Diagnose vermitteln ... 21
Literatur ... 23

4 **Grundlagen der Therapie** ... 25
4.1 Die Rolle des Neurologen ... 26
4.2 Therapieformen und Behandlungsprogramme ... 27
Literatur ... 29

5 **Dissoziative Anfälle** ... 31
5.1 Krankheitsbild und Begriffsbestimmung ... 32
5.2 Epidemiologie ... 32
5.3 Diagnostik ... 33
5.4 Risikofaktoren und Komorbiditäten ... 39
5.5 Erklärungsmodell ... 41
5.6 Therapie ... 43
5.7 Prognose ... 46
Literatur ... 46

6 **Funktionelle Paresen und Sensibilitätsstörungen** ... 53
6.1 Funktionelle Paresen ... 54
6.2 Funktionelle Sensibilitätsstörungen ... 63
6.3 Erklärungsmodell für funktionelle sensomotorische Ausfälle ... 67
Literatur ... 69

7 **Funktionelle Bewegungsstörungen** ... 73
7.1 Krankheitsbild und Begriffsbestimmung ... 74
7.2 Epidemiologie ... 74

7.3 **Allgemeine diagnostische Merkmale** 74
7.4 **Funktioneller Tremor** 75
7.5 **Funktionelle Dystonie** 80
7.6 **Funktionelle Myoklonien** 83
7.7 **Funktionelle Gangstörung** 84
7.8 **Funktionelle Tics** 86
7.9 **Funktioneller Parkinsonismus** 87
7.10 **Pathophysiologie und Erklärungsmodelle** 88
7.11 **Therapie** 90
7.12 **Prognose** 95
Literatur 95

8 **Funktioneller Schwindel** 103
8.1 **Begriffsbestimmung** 104
8.2 **Epidemiologie** 104
8.3 **Klinisches Bild** 105
8.4 **Diagnostisches Vorgehen** 105
8.5 **Krankheitsentstehung** 107
8.6 **Therapie** 110
Literatur 113

9 **Funktionelle Sehstörungen** 115
9.1 **Funktioneller Visusverlust** 116
9.2 **Funktionelle Gesichtsfeldausfälle** 119
9.3 **Funktionelle Augenbewegungsstörungen** 119
9.4 **Fotophobie** 120
9.5 **„Visual snow"** 121
9.6 **Therapie** 121
Literatur 121

10 **Funktionelle Hörstörungen** 125
10.1 **Funktioneller Hörverlust** 126
10.2 **Auditive Verarbeitungs- und Wahrnehmungsstörung** 126
10.3 **Überempfindlichkeit des Hörens** 126
10.4 **Tinnitus** 127
10.5 **Niederfrequentes Brummen (Brummtonphänomen)** 128
10.6 **Acoustic-shock-Syndrom** 129
Literatur 131

11 **Funktionelle Sprech-, Schluck- und Sprachstörungen** 133
11.1 **Funktionelle Dysphonie** 134
11.2 **Funktionelle Dysphagie und Globusgefühl** 138
11.3 **Funktionelles Stottern** 138
11.4 **Funktionelle Dysarthrie** 139
11.5 **Funktionelle Dysprosodie** 139

11.6 Funktionelle Sprachstörungen ... 140
11.7 Logopädie ... 141
Literatur ... 142

12 **Funktionelle kognitive und amnestische Störungen** ... 145
12.1 Funktionelle kognitive Störung ... 146
12.2 Dissoziative Amnesie ... 154
Literatur ... 159

13 **Funktionelle Schmerzsyndrome** ... 163
13.1 Einleitung ... 164
13.2 Ganzkörperschmerzen und das Fibromyalgiesyndrom ... 165
13.3 Komplexes regionales Schmerzsyndrom (CRPS) ... 170
Literatur ... 173

14 **Chronische polysymptomatische Syndrome** ... 177
14.1 Chronische Beschwerden nach Gehirnerschütterung oder Schleudertrauma ... 178
14.2 Chronisches Erschöpfungssyndrom ... 181
14.3 Syndrome der idiopathischen Umweltunverträglichkeit ... 183
Literatur ... 184

15 **Funktionelle neurologische Störungen bei Kindern und Jugendlichen** ... 187
15.1 Vorkommen in der Pädiatrie ... 188
15.2 Klinische Besonderheiten ... 188
15.3 Therapie ... 191
Literatur ... 191

16 **Funktionelle neurologische Störungen in der Notaufnahme** ... 195
16.1 Vorkommen ... 196
16.2 Verdacht auf akuten Schlaganfall ... 196
16.3 Verdacht auf Status epilepticus ... 198
16.4 Diagnosevermittlung in der Notaufnahme ... 200
Literatur ... 203

17 **Placebo-Effekt und funktionelle Überlagerung** ... 207
17.1 Placebo-Effekt ... 208
17.2 Einsatz von Placebo bei funktionellen neurologischen Störungen ... 208
17.3 Placebo-Effekte bei anderen neurologischen Erkrankungen ... 211
17.4 Funktionelle Überlagerung bei neurologischen Erkrankungen ... 211
Literatur ... 213

18 **Täuschung und Einbildung** ... 217
18.1 Simulation ... 219
18.2 Artifizielle Störungen ... 220
18.3 Hypochondrische Störung ... 223
Literatur ... 224

19 **Kulturelle und narrative Aspekte** ... 227
19.1 **Die Kriegszitterer** ... 228
19.2 **Wunderheilungen neurologischer Krankheiten** ... 229
19.3 **Massenhysterien** ... 231
Literatur ... 233

Serviceteil
Stichwortverzeichnis ... 237

Einleitung und allgemeine Epidemiologie

Inhaltsverzeichnis

1.1 „Ist das echt?" – 2

1.2 Allgemeine Epidemiologie funktioneller neurologischer Störungen – 4

Literatur – 5

S. Popkirov, *Funktionelle neurologische Störungen*,
https://doi.org/10.1007/978-3-662-69215-8_1

1

1.1 „Ist das echt?"

Diese Frage, bezogen auf ein neurologisches Symptom, wird häufig in Notaufnahmen, Visiten und Sprechstunden gestellt (oder gedacht) und spiegelt gleich mehrere Probleme in der modernen Neurologie wider.

■■ Unterschätzte Prävalenz

Erstens ist die Häufigkeit der Frage ein Zeichen für die oft unterschätzte Prävalenz funktioneller Störungen in der Neurologie. Aus den nahezu mythologisierten Berichten von „Hysterie" aus Jean-Martin Charcots Klinik Ende des 19. Jahrhunderts, Sigmund Freuds Fallstudien oder den Geschichten von Kriegszitterern im Ersten Weltkrieg kann leicht der Eindruck entstehen, dass es sich um eine medizinhistorische Kuriosität handelt, die für praktizierende Ärzte heutzutage kaum noch relevant ist. Eine genaue Betrachtung der klinischen Realität belehrt uns jedoch eines Besseren: Funktionelle Störungen sind einer der häufigsten Vorstellungsgründe in der Neurologie und gehören somit zum klinischen Alltag in Sprechstunden, Notaufnahmen und Krankenhäusern (s. unten). Umso verwunderlicher ist es, dass in aktuellen Neurologie-Lehrbüchern funktionelle Störungen kaum vertreten sind und, wenn überhaupt, als Schlusslicht differenzialdiagnostischer Auflistungen Erwähnung finden. Ebenso stiefmütterlich wird das Thema in Fort- und Weiterbildungsveranstaltungen behandelt.

■■ Diagnostische Unsicherheit

Letztere Tatsache erklärt auch einen zweiten Aspekt, der der oben genannten Frage häufig zugrunde liegt: die diagnostische Unsicherheit bezüglich funktioneller Störungen. Lange galten in der Neurologie funktionelle Störungen als Ausschlussdiagnosen, die am Ende einer langwierigen und zunehmend technologisierten diagnostischen Abklärung stehen. Heutzutage wird die Diagnose einer funktionellen neurologischen Störung jedoch primär anhand des charakteristischen Krankheitsbildes und des Nachweises spezifischer klinischer Zeichen gestellt. Akute und zurückliegende psychosoziale Belastungen werden weiterhin als relevante Risikofaktoren angesehen, wurden aber aus den Diagnosekriterien entfernt, da bei einem Teil der Patienten funktionelle Symptome auch ohne relevante psychische Belastungen auftreten. Vielmehr handelt es sich um komplexe Funktionsstörungen des Nervensystems auf verschiedenen Ebenen der neuronalen Verarbeitung, bei denen eine scharfe Abgrenzung zwischen Psychologie und Physiologie selten möglich ist (s. ► Kap. 2). Ein neurowissenschaftlich fundiertes Verständnis und die systematische Validierung klinisch-diagnostischer Algorithmen erlauben es heutzutage, funktionelle neurologische Störungen früher und mit größerer Sicherheit festzustellen (s. ► Kap. 3).

■■ Authentizität

Das größte Problem in der Frage „Ist das echt?" liegt jedoch im weitverbreiteten Zweifel an der Glaubwürdigkeit und Wahrhaftigkeit funktioneller Beschwerden. Obwohl bewusste Täuschung und Simulation sehr selten in der klinischen Neurologie sind (s. ► Kap. 16) und die meisten Mediziner auch funktionellen Symptomen eine gewisse „Echtheit" zugestehen, bleibt der Eindruck, dass es sich um Krankheitszustände zweiten Ranges handelt. Diese Abwertung wird in den negierenden Bezeichnungen verdeutlicht, die funktionelle Störungen als nicht-organisch, somato*form* oder *pseudo*neurologisch beschreiben. Obwohl neurowissenschaftlich vorgebildete Kliniker einen strengen **Leib-Seele-Dualismus** ablehnen, ist die Trennung zwischen Geist und Körper und zwischen Psyche und Gehirn in der Praxis leider vielerorts fest verankert und wird zudem mit der Versorgungsgrenze zwischen Neurologie und Psychiatrie/Psychosomatik gleichgestellt.

■■ Zweitrangigkeit

Die zugewiesene Zweitrangigkeit funktioneller Störungen wird bei näherer Nachfrage auch mit der prinzipiellen „Gutartigkeit" der Symptome begründet. Schließlich geht bei einer funktionellen Lähmung oder einem dissoziativen Anfall kein Hirngewebe unter, und die Dysfunktion ist prinzipiell umkehrbar. Unberücksichtigt bleibt dabei, dass die Defizite in den meisten Fällen über Jahre persistieren und Lebensqualität, Behinderung, Erwerbstätigkeit und Leiden mitnichten besser sind als bei vergleichbaren strukturell bedingten Erkrankungen.

■■ Zugehörigkeit

Letztlich wird die vermeintliche „Unechtheit" der Beschwerden in der klinischen Praxis auch auf die empfundene Nicht-Zugehörigkeit zur **Neurologie** bezogen. Da die Grenze zwischen Neurologie und Psychiatrie (und Psychosomatik) unscharf und wandelbar ist, lassen sich die nosologische Zugehörigkeit und fachliche Versorgungspflicht sicherlich debattieren. Tatsache ist jedoch, dass die Behandlung der Patienten stets in dem Fachbereich beginnen wird, in dem die Expertise zur (Differenzial-)Diagnose liegt. Und obwohl verschiedene Formen der Psychotherapie bei funktionellen neurologischen Störungen wirksam sein können, kommen bei vielen Krankheitsformen in erster Linie Physiotherapie, Ergotherapie oder andere Behandlungsmodalitäten zur Anwendung, die in der neurologischen Akut- und Rehabilitationsbehandlung bestens etabliert sind.

Der neurologische Reflex, Patienten unmittelbar nach der Diagnose einer funktionellen Störung wieder aus der eigenen Behandlung zu entlassen (bestenfalls mit Überweisung zur Psychotherapie), wird weder den Bedürfnissen der Patienten noch der Realität der Versorgungsstrukturen in Deutschland gerecht. Nach der Mitteilung der Diagnose und der Vermittlung eines grundlegenden Verständnisses der Krankheitsvorgänge sollten Neurologen auch in der **Langzeitbetreuung** involviert bleiben (s. ▶ Kap. 4).

Das diagnostische Fachwissen eines Neurologen ist auch nach Beginn der Therapie von Nutzen, da Patienten mit funktionellen Störungen meistens vielfältige und wechselnde neurologische Beschwerden haben. Zum Beispiel können bei einem Patienten mit dissoziativen Anfällen im Verlauf auch Kopfschmerzen, Konzentrationsstörungen, Schwindel und funktionelle Bewegungsstörungen in den Vordergrund rücken. Ebenso sind Neurologen gefragt, wenn gleichzeitig neurologische Komorbiditäten vorliegen oder zentral wirksame Medikamente eingenommen werden. Die Planung und Organisation weiterführender Behandlungen sollte den Neurologen zumindest einbeziehen, wenn nicht von ihm ausgehen. Da funktionelle neurologische Störungen leicht mit anderen Erkrankungsformen verwechselt werden können (z. B. dissoziative mit epileptischen Anfällen oder funktioneller mit essenziellem Tremor), sollten Neurologen auch nach der Diagnose Ansprechpartner für weiterbehandelnde Therapeuten, Patienten und Angehörige bleiben.

Die schlechte Langzeitprognose funktioneller neurologischer Störungen ist, angesichts der guten Therapieerfolge in strukturierten Behandlungsstudien, maßgeblich den Unzulänglichkeiten existierender **Versorgungsstrukturen** geschuldet. Die phänomenalen Fortschritte der Neurorehabilitation hierzulande sollten als Vorbild dienen, welche eindrücklichen Ergebnisse flächendeckend erreicht werden können, wenn die Behandlung neurologischer Defizite konsequent, wissenschaftlich und multidisziplinär angegangen wird. Vereinzelte Zentren in Deutschland und international haben in den letzten Jahren diesen Ansatz erfolgreich auf die Behandlung funktioneller neurologischer Störungen ausgeweitet (Williams et al. 2016).

1.2 Allgemeine Epidemiologie funktioneller neurologischer Störungen

In der Neurologie sind funktionelle Störungen keine Rarität, sondern täglich Brot. In einer flächendeckenden, prospektiven Untersuchung von elektiven Neuvorstellungen in neurologischen **Sprechstunden** in Schottland (n = 3781) wurde bei jedem 6. Patienten (16 %, n = 587) eine funktionelle oder psychologische Diagnose gestellt (Stone et al. 2010). In einer australischen Kohortenstudie wurde unter 884 elektiven ambulanten neurologischen Vorstellungen bei 15 % der Patienten eine funktionelle Störung diagnostiziert (Ahmad und Ahmad 2016).

▪▪ Notfallversorgung

In einer prospektiven Untersuchung von 493 neurologischen Vorstellungen in einer kanadischen Notaufnahme konnte im Verlauf bei 43 Patienten (9 %) eine funktionelle Störung diagnostiziert werden (Moeller et al. 2008). Bei etwa 8 % aller Schlaganfallverdachtsfälle wird letztlich eine funktionelle neurologische Störung diagnostiziert (Gargalas et al. 2017; Wilkins et al. 2018). Ähnlich wird bei etwa 10 % der Patienten, die aufgrund eines stattgehabten oder fortwährenden „Krampfanfalls" notfallmäßig vorgestellt werden, im Verlauf die Diagnose „dissoziativer Anfall" gestellt (Dickson et al. 2017; Jungilligens et al. 2021). Unter 475 Patienten, die sich mit dem Leitsymptom Schwindel notfallmäßig an einer Rettungsstelle in Deutschland vorstellten, wurde bei 13 % ein funktioneller Schwindel diagnostiziert (Royl et al. 2011).

Tab. 1.1 Der Anteil funktioneller Störungen bei neurologischen Leitsymptomen in verschiedenen Settings

Leitsymptom	Setting	Rate an funktionellen Störungen	Quelle
Anfall	Notaufnahme	8–10 %	(Dickson et al. 2017; Jungilligens et al. 2021)
	Spezialsprechstunde	8–12 %	(Angus-Leppan 2008; Duncan et al. 2011)
	Epilepsiezentrum	30 %	(Asadi-Pooya und Sperling 2015)
V. a. Schlaganfall	Notaufnahme	8 %	(Gargalas et al. 2017; Wilkins et al. 2018)
Schwindel	Notaufnahme	13 %	(Royl et al. 2011)
	Spezialsprechstunde	15–20 %	(Dieterich et al. 2016)
Bewegungsstörungen	Spezialsprechstunde	4–10 %	(Ertan et al. 2009; Park 2018; Thomas et al. 2006)
	Neurogeriatrische Frührehabilitation	11 %	(Matzold et al. 2019)
Sehstörung	Neuroophthalmologische Spezialsprechstunde	12 %	(Scott und Egan 2003)
Gedächtnisstörung	Spezialsprechstunde	24 %	(McWhirter et al. 2020)

Krankenhausversorgung

Zur Inzidenz funktioneller neurologischer Störungen in der stationären Krankenhausversorgung liegen nur wenige Daten vor. Eine Untersuchung aus den Jahren 1985–1987 ergab, dass unter 4470 fortlaufenden stationären Aufnahmen an einer neurologischen Klinik in München bei 405 Patienten (9 %) eine funktionelle Störung diagnostiziert wurde (Lempert et al. 1990). In einer neueren Studie aus Italien hatten unter 843 stationären Patienten 4,4 % eine klinisch gesicherte funktionelle neurologische Störung und weitere 7,5 % unspezifische Symptome ohne entsprechendem Organbefund (Pilotto et al. 2023). Auf einer neurogeriatrischen Station wurde eine Rate von 11 % an funktionellen Störungen nachgewiesen (Matzold et al. 2019). Auf die Inzidenz und Prävalenz einzelner Krankheitsformen, insbesondere in Spezialambulanzen oder Zentren, wird in den jeweiligen ► Kap. 5–14 näher eingegangen. ◘ Tab. 1.1 bietet eine Übersicht zum Anteil funktioneller Störungen in einigen ausgewählten Settings.

Zusammenfassung

Unabhängig von Beruf, Setting oder Spezialisierung wird jeder, der auf dem Gebiet der Neurologie arbeitet, häufig (wenn nicht täglich) funktionellen Störungen begegnen (Carson und Lehn 2016). Definiert man diese Krankheitsform als „nicht neurologisch“, so kehrt man 10–20 % seiner Patienten den Rücken zu. Angesichts dieser Epidemiologie, aber auch der zugrunde liegenden Neurophysiologie (s. ► Kap. 2), sollte funktionellen Störungen erneut der vollwertige Eintritt in die klinische und akademische Neurologie gewährt werden.

Literatur

Ahmad O, Ahmad KE (2016) Functional neurological disorders in outpatient practice: an Australian cohort. J Clin Neurosci 28:93–96. ► https://doi.org/10.1016/j.jocn.2015.11.020

Angus-Leppan H (2008) Diagnosing epilepsy in neurology clinics: a prospective study. Seizure 17(5):431–436. ► https://doi.org/10.1016/j.seizure.2007.12.010

Asadi-Pooya AA, Sperling MR (2015) Epidemiology of psychogenic nonepileptic seizures. Epilepsy Behav 46:60–65. ► https://doi.org/10.1016/j.yebeh.2015.03.015

Carson A, Lehn A (2016) Epidemiology. Handb Clin Neurol 139:47–60. ► https://doi.org/10.1016/b978-0-12-801772-2.00005-9

Dickson JM, Dudhill H, Shewan J, Mason S, Grunewald RA, Reuber M (2017) Cross-sectional study of the hospital management of adult patients with a suspected seizure (EPIC2). BMJ Open 7(7):e015696. ► https://doi.org/10.1136/bmjopen-2016-015696

Dieterich M, Staab JP, Brandt T (2016) Functional (psychogenic) dizziness. Handb Clin Neurol 139:447–468. ► https://doi.org/10.1016/B978-0-12-801772-2.00037-0

Duncan R, Razvi S, Mulhern S (2011) Newly presenting psychogenic nonepileptic seizures: incidence, population characteristics, and early outcome from a prospective audit of a first seizure clinic. Epilepsy Behav 20(2):308–311. ► https://doi.org/10.1016/j.yebeh.2010.10.022

Ertan S, Uluduz D, Ozekmekci S, Kiziltan G, Ertan T, Yalcinkaya C, Ozkara C (2009) Clinical characteristics of 49 patients with psychogenic movement disorders in a tertiary clinic in Turkey. Movement disorders: official journal of the Movement Disorder Society 24(5):759–762. ► https://doi.org/10.1002/mds.22114

Gargalas S, Weeks R, Khan-Bourne N, Shotbolt P, Simblett S, Ashraf L, Doyle C, Bancroft V, David AS (2017) Incidence and outcome of functional stroke mimics admitted to a hyperacute stroke unit. J Neurol Neurosurg Psychiatry 88(1):2–6. ► https://doi.org/10.1136/jnnp-2015-311114

Jungilligens J, Michaelis R, Popkirov S (2021) Misdiagnosis of prolonged psychogenic non-epileptic seizures as status epilepticus: epidemiology and associated risks. J Neurol Neurosurg Psychiatry 92(12):1341–1345. ► https://doi.org/10.1136/jnnp-2021-326443

Lempert T, Dieterich M, Huppert D, Brandt T (1990) Psychogenic disorders in neurology: frequency and clinical spectrum. Acta Neurol Scand 82(5):335–340. ► https://doi.org/10.1111/j.1600-0404.1990.tb03312.x

Matzold S, Geritz J, Zeuner KE, Berg D, Paschen S, Hieke J, Sablowsky S, Ortlieb C, Bergmann P, Hofmann W, Espay AJ, Maetzler W (2019) Functional movement disorders in neurogeriatric inpatients: underdiagnosed, often comorbid to neurodegenerative disorders and treatable. Z Gerontol Geriatr 52(4):324–329. ► https://doi.org/10.1007/s00391-019-01562-y

McWhirter L, Ritchie C, Stone J, Carson A (2019) Functional cognitive disorders: a systematic review. Lancet Psychiat 7(2):191–207. ► https://doi.org/10.1016/s2215-0366(19)30405-5

Moeller JJ, Kurniawan J, Gubitz GJ, Ross JA, Bhan V (2008) Diagnostic accuracy of neurological problems in the emergency department. Can J Neurol Sci 35(3):335–341. ► https://doi.org/10.1017/s0317167100008921

Park JE (2018) Clinical characteristics of functional movement disorders: a clinic-based study. Tremor Other Hyperkinet Mov 8:504. ► https://doi.org/10.7916/D81N9HK4

Pilotto A, Catania M, Mattioli I, Zoppi N, Ceccardi G, Rao R, Gipponi S, Magoni M, Gamba M, Padovani A (2023) Increased risk of functional neurological disorders following SARS-CoV-2 vaccination. Eur J Neurol 31:e16191. ► https://doi.org/10.1111/ene.16191

Royl G, Ploner CJ, Leithner C (2011) Dizziness in the emergency room: diagnoses and misdiagnoses. Eur Neurol 66(5):256–263. ► https://doi.org/10.1159/000331046

Scott JA, Egan RA (2003) Prevalence of organic neuro-ophthalmologic disease in patients with functional visual loss. Am J Ophthalmol 135(5):670–675. ► https://doi.org/10.1016/s0002-9394(02)02254-7

Stone J, Carson A, Duncan R, Roberts R, Warlow C, Hibberd C, Coleman R, Cull R, Murray G, Pelosi A, Cavanagh J, Matthews K, Goldbeck R, Smyth R, Walker J, Sharpe M (2010) Who is referred to neurology clinics? – the diagnoses made in 3781 new patients. Clin Neurol Neurosurg 112(9):747–751. ► https://doi.org/10.1016/j.clineuro.2010.05.011

Thomas M, Vuong KD, Jankovic J (2006) Long-term prognosis of patients with psychogenic movement disorders. Parkinsonism Relat Disord 12(6):382–387. ► https://doi.org/10.1016/j.parkreldis.2006.03.005

Wilkins SS, Bourke P, Salam A, Akhtar N, D'Souza A, Kamran S, Bhutta Z, Shuaib A (2018) Functional stroke mimics: incidence and characteristics at a primary stroke center in the middle east. Psychosom Med 80(5):416–421. ► https://doi.org/10.1097/psy.0000000000000563

Williams DT, Lafaver K, Carson A, Fahn S (2016) Inpatient treatment for functional neurologic disorders. Handb Clin Neurol 139:631–641. ► https://doi.org/10.1016/b978-0-12-801772-2.00051-5

Allgemeine pathophysiologische Erklärungsmodelle

Inhaltsverzeichnis

2.1 Das Warum und das Wie – 8

2.2 Erklärungsmodelle im Wandel der Zeit – 8

Literatur – 13

S. Popkirov, *Funktionelle neurologische Störungen*,
https://doi.org/10.1007/978-3-662-69215-8_2

2.1 Das Warum und das Wie

Beim Versuch, die Entstehung funktioneller neurologischer Störungen zu erklären, sollte auf die Unterscheidung zwischen **Ätiologie** (Ursache und Risikofaktoren) und **Pathogenese** (Pathophysiologie und Mechanismen) geachtet werden. Bereits in der ersten großen Studie zur „Hysterie" an 430 Patienten aus dem Jahr 1859 wurden diverse prädisponierende Faktoren wie Misshandlung durch die Eltern beschrieben (Briquet 1859). Später wurde vorausgegangenem Leiden auch eine unmittelbar *pathogenetische* Rolle in der Krankheitsentstehung zugeschrieben. Wie genau eine lange zurückliegende Erfahrung ein konkretes neurologisches Symptom hervorrufen kann, wurde allerdings weitgehend offengelassen. Mit zunehmender Entschlüsselung psychologischer und physiologischer Gesetzmäßigkeiten werden heutzutage jedoch mechanistische Erklärungen zur Pathogenese von neuropsychiatrischen Krankheiten gefordert. Moderne Krankheitsmodelle, die diesen Forderungen nachkommen und sowohl psychodynamische als auch neurobiologische Mechanismen berücksichtigen, tragen schließlich zum Kohärenzgefühl der Patienten sowie zur Entwicklung effektiver Behandlungsverfahren bei.

Fragt also ein Patient, woher sein funktioneller Schwindel kommt, so reicht der Verweis auf psychosoziale Stressoren oder psychiatrische Komorbiditäten in der Regel als Antwort nicht aus, selbst wenn die Vermutungen zur Ätiologie zutreffend sind. Vielmehr sollte auf das „Wie" eingegangen werden, indem zum Beispiel die andauernde Fehlanpassung der Haltungskontrolle nach einem akuten Schwindelereignis nachvollzogen oder die Auswirkung von Angst auf das Gleichgewichtsgefühl am Beispiel der Höhenangst erläutert wird.

Im Folgenden soll ein stark gekürzter historischer Abriss der Erklärungsmodelle für funktionelle neurologische Störungen und deren Bezug zu modernen Entstehungstheorien, neurowissenschaftlichen Erkenntnissen und klinischen Konzepten dargestellt werden.

2.2 Erklärungsmodelle im Wandel der Zeit

Eine der ersten akademischen Auseinandersetzungen mit dem Thema Hysterie wurde 1859 von **Pierre Briquet** (1796–1881; s. ◘ Abb. 2.1) veröffentlicht und umfasst die klinische und statistische Beschreibung von 430 Fällen von Hysterie (Mai

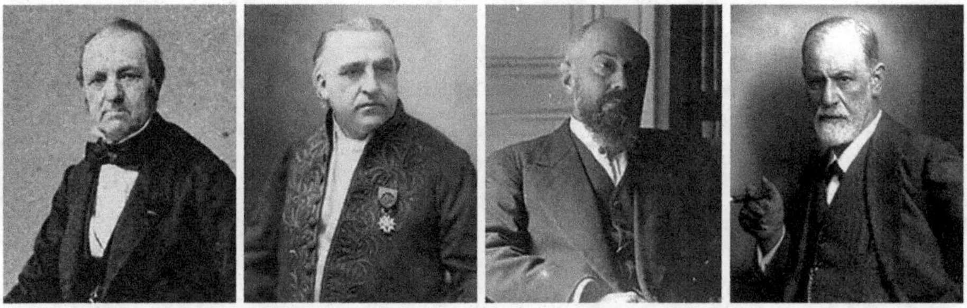

◘ **Abb. 2.1** Von links nach rechts: Pierre Briquet (1796–1881), Jean-Martin Charcot (1825–1893), Pierre Janet (1859–1947) und Sigmund Freud (1856–1939). (Abb. von Briquet aus Edelman und Walusinski 2014; mit freundlicher Genehmigung © 2014 S. Karger AG, Basel; all rights reserved. Abb. von Charcot aus Wikimedia Commons; Urheber: U.S. National Library of Medicine; Lizenz: gemeinfrei. Abb. von Janet aus Wikimedia Commons; Lizenz: gemeinfrei. Abb. von Freud aus Wikimedia Commons; Lizenz: gemeinfrei.)

und Merskey 1980). Bereits im Vorwort schreibt Briquet, dass er in der Hysterie ein „leicht zu verstehendes Leiden“ sieht, dessen Symptome stets physiologische Entsprechungen haben und „Gesetzmäßigkeiten folgen“, anhand derer die Diagnose sicher gestellt und die Therapie ausgerichtet werden kann (Briquet 1859). Er beschrieb diverse neurologische Symptome (u. a. Sensibilitätsstörungen, Krampfanfälle, Lähmungen und andere Bewegungsstörungen) und verschiedene prädisponierende und auslösende Faktoren, von denen viele bis heute als ätiologisch relevant angesehen werden. Briquet vermutete, dass langes Leiden oder heftige seelische Erschütterungen (z. B. ein Trauerfall oder Gewalterfahrungen) dazu führen können, dass der „affektive Anteil des Gehirns“ in einen krankhaften Zustand gebracht wird. Wenn dadurch dessen Aktivität an Regelmäßigkeit verliert, kommt es zu verstärkten, abgeschwächten oder anderweitig verzerrten körperlichen Reaktionen, die sich wiederum der bewussten Kontrolle entziehen (Mai und Merskey 1980, 1981). Mithilfe moderner Hirnbildgebung konnte mehr als 150 Jahre später tatsächlich nachgewiesen werden, dass eine abnorme Reaktivität der Amygdala und anderer emotionsverarbeitender Hirnareale maßgeblich zur Pathogenese funktioneller neurologischer Symptome beiträgt (s. ► Kap. 7) (Voon et al. 2016). Briquets einflussreiche Studie trug dazu bei, vorherrschende mystisch-gynäkologische Interpretationen der Hysterie als eine Erkrankung der weiblichen Fortpflanzungsorgane endgültig durch die Auffassung als „Neurose des Gehirns“ abzulösen (Edelman und Walusinski 2014). Der spätere Vorschlag, polysymptomatische funktionelle Störungen als „Briquet-Syndrom“ zu bezeichnen, hat sich nicht durchgesetzt, verdeutlicht aber die Bedeutung seiner Pionierarbeit.

▪▪ Charcot und seine Schüler

Die wohl bekanntesten Untersuchungen zur Hysterie erfolgten ab 1870 am *Hôpital de la Salpêtrière* in Paris durch **Jean-Martin Charcot** (1825–1893) und seine Mitarbeiter (s. ◘ Abb. 2.1 und 5.1). Ein besonderer Fokus lag dabei auf der Beschreibung von *Stigmata* (Zeichen), anhand derer die diagnostische Abgrenzung zu organischen Krankheitszuständen erfolgen konnte. Dieses Prinzip der Diagnose anhand charakteristischer Zeichen ist (nach dem zwischenzeitlichen Primat der Ausschlussdiagnose) heute wieder Grundpfeiler der Diagnostik (s. ► Kap. 3) (Espay et al. 2018). Die Beobachtung, dass Stigmata und Symptome der Hysterie unter Hypnose auslösbar und umkehrbar waren, wurde später von Charcots Schülern Georges Gilles de la Tourette und Joseph Babinski weiterentwickelt und zum Ausgangspunkt für ätiologische, diagnostische und therapeutische Überlegungen genutzt. Die therapeutische Bedeutung der (hypnotischen) **Suggestion** wurde von Babinski als „Pithiatismus“ ausgearbeitet (Bogousslavsky 2011). Heutzutage wird die Anfallsauslösung durch Suggestion an Epilepsiezentren mitunter zur Diagnostik unklarer Anfallsleiden angewandt, und die hypnotische Suggestion neurologischer Symptome wird als experimentelles Modell in wissenschaftlichen Studien genutzt (Bell et al. 2011; Popkirov et al. 2015). Im medizinischen Alltag ist der Einfluss der Suggestion auf Gesundheit und Krankheit auch in Form des Placebo-Effekts nachzuvollziehen und trägt auf diesem Weg ebenfalls zum Verständnis funktioneller neurologischer Störungen bei (s. ► Kap. 15). Charcot vermutete bei der Hysterie eine „dynamische oder funktionelle Läsion“, der erbliche und konstitutionelle Faktoren zugrunde lagen (Goetz 2016). In seinen letzten Lebensjahren betonte er jedoch zunehmend auch die Bedeutung von Lebenserfahrung und psychologischen Vorgängen.

Dissoziation

Charcots Schüler Pierre Janet (1859–1947; s. Abb. 2.1) führte in seinen psychologischen Arbeiten den Begriff der **Dissoziation** ein, um die Abspaltung kognitiver Teilprozesse (Erinnerungen, Empfindungen, Handlungen) vom Bewusstsein zu beschreiben (Janet 1892; Priebe et al. 2013). Der Begriff wurde später unterschiedlich gedeutet und findet sich in diversen Erklärungsmodellen und Klassifikationen wieder. Zu den dissoziativen Wahrnehmungsstörungen gehören die Derealisation (Umwelt wird als unwirklich oder abgetrennt empfunden – „wie im falschen Film") und die Depersonalisation (Gefühl der Ablösung vom eigenen Körper – „neben sich stehen"). Als „dissoziativ" werden auch stupor- oder tranceartige Bewusstseinsstörungen, die dissoziative Identitätsstörung, die dissoziative Amnesie und Fugue (s. ► Kap. 12) sowie funktionelle neurologische Störungen im Allgemeinen bezeichnet (z. B. dissoziative Anfälle). So breit der Begriff auch angewandt wird, kann dennoch eine allgemeine neurophysiologische Entsprechung in der funktionellen Abkopplung zwischen verschiedenen hierarchischen Ebenen der neuronalen Verarbeitung postuliert werden (s. ► Kap. 6) (Wilkinson et al. 2017). Zum Beispiel kann die Depersonalisation als eine Abkopplung der abstrakten Selbstwahrnehmung (hochrangige kognitive Verarbeitungsebene) von der propriozeptiven Körperwahrnehmung (tiefere Ebene) verstanden werden, während bei der dissoziativen Anästhesie die Abkopplung insgesamt auf einem tieferen Verarbeitungsniveau der Somatosensorik stattfindet.

Konversion

Zusammen mit Josef Breuer erarbeitete **Sigmund Freud** (1856–1939; s. Abb. 2.1), auch ein Schüler Charcots, eine der einflussreichsten Theorien zur Ätiologie funktioneller neurologischer Störungen. Aufbauend auf Briquet und Janet sprach Freud ebenfalls schwerwiegenden psychischen Belastungen (insbesondere in der frühen Kindheit) einen besonderen ätiologischen Stellenwert zu. Er vermutete, dass die psychische Anspannung, die durch die **Verdrängung** unerträglicher Gedanken und traumatischer Erinnerungen entsteht, in körperliche Symptome mit Symbolwert „konvertiert" wird (Cretton et al. 2020; Freud und Breuer 1895). Dieses Modell schreibt der Symptomentstehung eine abwehrende bzw. schützende Funktion zu, die einen primären (innerpsychischen) und einen sekundären (psychosozialen) „Krankheitsgewinn" mit sich bringt. Obwohl viele Facetten der **Konversionstheorie** mittlerweile umstritten oder widerlegt sind, konnten manche grundlegenden Aspekte neurobiologisch nachvollzogen werden. So konnte beispielsweise in einer MRT-Studie bei Patienten mit funktionellen neurologischen Symptomen und relevanten psychischen Belastungen die Verdrängung der Erinnerung in Form einer Aktivierung des präfrontalen Kortex und einer gleichzeitigen Hemmung des Hippocampus nachvollzogen werden (ähnliche Mechanismen werden auch bei der dissoziativen Amnesie vermutet, s. ► Kap. 12) (Aybek et al. 2014). Gleichzeitig wurde auch eine abnorme Aktivierung emotionaler und motorischer Zentren beobachtet (s. hierzu auch ► Kap. 7).

Reflex und Instinkt

Wie bereits von Briquet und anderen beobachtet, ist in vielen funktionellen neurologischen Symptomen eine physiologische Entsprechung zu erkennen, welche sich im Rahmen der Krankheitsentstehung verändern, verstärken und der bewussten Kontrolle entziehen kann. So kann zum Beispiel eine schmerzbedingte Schonhaltung in eine funktionelle Parese (s. ► Kap. 6) und eine physiologische Schreckreaktion in funktionelle neurologische Paroxysmen übergehen (z. B. Myoklonien oder Anfälle). **Ernst**

Kretschmer (1888–1964) sah in der Hysterie eine der Erlebnisbewältigung dienende Aktivierung angeborener **Schutzreflexe** und **Instinkthandlungen,** wie den Bewegungssturm und den Totstellreflex (Kretschmer 1946). Heute wird davon ausgegangen, dass phylogenetisch alte **Verhaltensschablonen** in der Tat in manchen Fällen die Grundform der sogenannten „Anfallsschablone" bilden, obwohl diese auch weiteren Einflüssen unterliegt (s. ► Kap. 5) (Brown und Reuber 2016; Popkirov et al. 2019a).

■ **Traumatische Neurose**

Unter dem Begriff „Railway Spine" popularisierte John Eric Erichsen (1818–1896) ein polysymptomatisches Krankheitsbild nach Eisenbahnunfällen ohne ersichtliche Verletzungen, dem er als Ursache eine Erschütterung des Rückenmarks zuwies (Erichsen 1867). Später auf „Railway Brain" oder „Train Brain" ausgeweitet, wurden diverse neurologische Beschwerden auf eine Erschütterung des Hirn- und Nervengewebes mit mikroskopischen Traumafolgen zurückgeführt. Charcot sah in seiner Begutachtung derartiger Unfallfolgen ohne offensichtliche Nervenschäden ein Beispiel für „männliche Hysterie", was die Krankheitszustände mitsamt ihrer Ätiopathogenese vollständig ins Feld der Psychologie bzw. Psychiatrie brachte (Goetz 2016). Der deutsche Neurologe **Hermann Oppenheim** (1858–1919) sprach in seinen eigenen Untersuchungen ebenfalls der psychischen Erschütterung und der Autosuggestion eine zentrale Bedeutung zu, vermutete aber zugleich einen Einfluss mikrostruktureller Verletzungsfolgen (Holdorff 2018; Oppenheimer 1889). Entscheidend für die Krankheitsausprägung bei der sogenannten traumatischen Neurose sah er somit das Zusammenspiel psychischer *und* physischer Prozesse. Insbesondere bei chronischen funktionellen Verletzungsfolgen der Extremitäten, die laut Charcot einer „petite hystérie" und nach heutiger Auffassung dem komplexen regionalen Schmerzsyndrom entsprechen (s. ► Kap. 13), vermutete Oppenheim eine „direkte molekulare Umlagerung" im peripheren Gewebe, die im Tandem mit der psychischen Erregung das chronische Symptom bestimmt (Oppenheimer 1889). Die Ätiologie derartiger Störungen wird bis heute noch kontrovers als Entweder-oder-Frage diskutiert, zuletzt bezüglich der Rolle mikroskopischer Verletzungen nach Schleudertrauma oder Gehirnerschütterung (s. ► Kap. 14) (Evans 2010). Zunehmend werden jedoch Sowohl-als-auch-Antworten zur Frage der Ätiologie funktioneller Traumafolgen vorgeschlagen, die sich gut mit Oppenheims integrativer Anschauungen in Einklang bringen lassen (Popkirov et al. 2018, 2019b).

■■ **Integration**

Um ein ganzheitliches Verständnis von Körper und Seele (und Geist und Gehirn) für die medizinische Praxis zu ermöglichen, wurde das „Psychogenesemodell" der klassischen Psychosomatik (psychologische Vorgänge wirken sich auf den Körper aus) in das von **George L. Engel** (1913–1999) erstmals ausformulierte **biopsychosoziale Modell** überführt (Egger 2008; Engel 1977). Neurologische Funktionen beruhen hierbei auf einem komplexen Zusammenwirken parallel verschalteter und hierarchisch aufgebauter Systeme (soziale Interaktion, Kognition, Neurophysiologie, chemische und physikalische Neurobiologie). Ein neurologisches Symptom (z. B. Schwindel) kann somit auf einer bestimmten Funktionsebene auftreten (z. B. Wahrnehmung oder Motorik), aber zugleich ursächlich mit Veränderungen auf anderen Ebenen verzahnt sein (z. B. kulturelle Krankheitsvorstellung oder endokrine Stressreaktivität). Die Kausalität wirkt daher nicht einseitig („Angst macht Schwindel") – vielmehr ist die manifeste Störung Ausdruck ineinandergreifender Fehlanpassungen auf diversen Regulationsebenen (posturale Motorik,

Okulomotorik, propriozeptive Integration, subjektive Gleichgewichtswahrnehmung, Angst, Krankheitserwartung, Krankenrolle usw.). Dieses Modell erlaubt nicht die „Reduktion" eines psychologischen Symptoms auf eine neurobiologische Ursache („Depression ist nur ein Serotoninmangel im Gehirn") und ebenso wenig die einer neurophysiologischen Funktionsstörung auf ihre sozialen Einflussfaktoren („Die Lähmung ist nur Ausdruck der ehelichen Krise"). Störungen auf einer Systemebene *gehen einher* mit Veränderungen auf einer anderen Ebene, ohne dass aus diesem Zusammenhang eine Kausalität oder gar Ätiologie gefolgert werden darf. Um ätiologische Fragen abschließend zu beantworten, müsste eine vollständige Aufschlüsselung aller ineinandergreifender Faktoren aus allen beteiligten Systemebenen erfolgen, was angesichts der Komplexität von Neurophysiologie und menschlicher Interaktionen kaum möglich scheint. Zur Behandlung neuropsychiatrischer Störungen reicht es jedoch vorerst, Zusammenhänge zwischen beeinflussbaren Parametern zu erkennen. Für die klinische Praxis bedeutet das biopsychosoziale Modell, dass die Ursache eines Symptoms nicht per Ausschlussdiagnostik auf eine einzelne Funktionsebene verortet werden darf. Die Symptomatik entsteht gleichzeitig auf mehreren Ebenen und erfordert dementsprechend eine mehrschichtige Diagnostik und multimodale Therapie.

- **Symptomproduktion**

Aus den theoretischen und kognitiven Neurowissenschaften stammt das einflussreiche Active-Inference-Modell, mit dem die Symptomproduktion entlang verinnerlichter Erwartungen und Krankheitsvorstellungen erklärt wird (Edwards et al. 2012; Jungilligens et al. 2022; Popkirov et al. 2024). Innerhalb des hierarchisch aufgebauten Nervensystems erfolgt auf jeder Ebene der neuronalen Verarbeitung ein ständiger Abgleich der sensorischen Rückkopplung (bewusste und unbewusste Wahrnehmung der Umwelt und des eigenen Körpers) mit intern generierten Erwartungen, die auf lebenszeitlichen Lernerfahrungen beruhen. Wird ein Vorhersagefehler detektiert, so wird in den meisten Fällen die Erwartungshaltung angepasst. Wenn jedoch der Vorhersage ein besonders hohes Maß an Sicherheit zugesprochen wird, so kann der Vorhersagefehler durch eine Verzerrung der bewussten Wahrnehmung in Richtung der Erwartung reduziert werden. Gegebenenfalls kann sogar das Verhalten verändert werden (z. B. durch automatische Anpassung des Bewegungsentwurfs), um den verinnerlichten Erwartungen zu entsprechen. Dieser kontinuierliche Abgleich sowie die Minimierung des Vorhersagefehlers durch Wahrnehmungsverzerrungen und Anpassung des Verhaltens laufen automatisch ab, ohne dass darauf bewusst Einfluss genommen werden kann. Da nahezu alle Hirnfunktionen von Motorik und Sensorik bis hin zu Sprache und Gedächtnis in derartigen hierarchischen Strukturen verwirklicht werden, kann dieses Konzept der erwartungsbasierten Symptomentstehung prinzipiell auf alle Formen funktioneller Störungen übertragen werden (Hallett et al. 2022).

Dennoch verliert eine zusammenfassende Betrachtung schnell an Spezifität und Erklärungskraft für einzelne Störungsformen. Was für die dissoziative Amnesie gilt, kann nicht ohne Weiteres auf den funktionellen Tremor übertragen werden, und andersrum. Aus diesem Grund wird hier nicht genauer auf die oben erwähnten Erklärungsmodelle eingegangen. Stattdessen werden einzelne Modellvorstellungen in den späteren Kapiteln zu spezifischen Krankheitsformen aufgegriffen und im Detail besprochen.

Literatur

Aybek S, Nicholson TR, Zelaya F, O'Daly OG, Craig TJ, David AS, Kanaan RA (2014) Neural correlates of recall of life events in conversion disorder. JAMA Psychiatry 71(1):52–60. ▶ https://doi.org/10.1001/jamapsychiatry.2013.2842

Bell V, Oakley DA, Halligan PW, Deeley Q (2011) Dissociation in hysteria and hypnosis: evidence from cognitive neuroscience. J Neurol Neurosurg Psychiatry 82(3):332–339. ▶ https://doi.org/10.1136/jnnp.2009.199158

Bogousslavsky J (2011) Hysteria after Charcot: back to the future. Front Neurol Neurosci 29:137–161. ▶ https://doi.org/10.1159/000321783

Briquet P (1859) Traité clinique et thérapeutique de l'hystérie. J.-B. Baillière et fils, Paris

Brown RJ, Reuber M (2016) Towards an integrative theory of psychogenic non-epileptic seizures (PNES). Clin Psychol Rev 47:55–70. ▶ https://doi.org/10.1016/j.cpr.2016.06.003

Cretton A, Brown R, LaFrance WJ, Aybek S (2020) What does neuroscience tell us about the conversion model of functional neurological disorders? J Neuropsychiatry Clin Neurosci 32:24–32. ▶ https://doi.org/10.1176/appi.neuropsych.19040089

Edelman N, Walusinski O (2014) Socioeconomic background of hysteria's metamorphosis from the 18th century to World War I. Front Neurol Neurosci 35:11–19

Edwards MJ, Adams RA, Brown H, Pareés I, Friston KJ (2012) A Bayesian account of 'hysteria'. Brain 135(Pt 11):3495–3512.▶ https://doi.org/10.1093/brain/aws129

Egger JW (2008) Grundlagen der „Psychosomatik". Zur Anwendung des biopsychosozialen Krankheitsmodells in der Praxis. Psychologische Medizin 19:12–22

Engel G (1977) The need for a new medical model: a challenge for biomedicine. Science 196(4286):129–136. ▶ https://doi.org/10.1126/science.847460

Erichsen JE (1867) On railway and other injuries of the nervous system. Henry C. Lea, Philadelphia

Espay AJ, Aybek S, Carson A, Edwards MJ, Goldstein LH, Hallett M, LaFaver K, LaFrance WC Jr, Lang AE, Nicholson T, Nielsen G, Reuber M, Voon V, Stone J, Morgante F (2018) Current concepts in diagnosis and treatment of functional neurological disorders. JAMA Neurol 75(9):1132–1141. ▶ https://doi.org/10.1001/jamaneurol.2018.1264

Evans RW (2010) Persistent post-traumatic headache, postconcussion syndrome, and whiplash injuries: the evidence for a non-traumatic basis with an historical review. Headache 50(4):716–724. ▶ https://doi.org/10.1111/j.1526-4610.2010.01645.x

Freud S, Breuer J (1895) Studien über Hysterie. Franz Deuticke, Leipzig

Goetz CG (2016) Charcot, hysteria, and simulated disorders. Handb Clin Neurol 139:11–23. ▶ https://doi.org/10.1016/b978-0-12-801772-2.00002-3

Hallett M, Aybek S, Dworetzky BA, McWhirter L, Staab JP, Stone J (2022) Functional neurological disorder: new subtypes and shared mechanisms. Lancet Neurol 21(6):537–550. ▶ https://doi.org/10.1016/S1474-4422(21)00422-1 Epub 2022 Apr 14. Erratum in: Lancet Neurol. 2022 Jun;21(6):e6

Holdorff B (2018) Hermann Oppenheims „traumatische Neurose" – Aufstieg und Niedergang eines umstrittenen Konzepts. In: Bewermeyer H (Hrsg) Hermann Oppenheim – ein Begründer der Neurologie. Schattauer, Stuttgart, S 108-122.

Janet P (1892) Der Geisteszustand der Hysterischen, übers, Bd v. M. Kahane, Leipzig

Jungilligens J, Paredes-Echeverri S, Popkirov S, Barrett LF, Perez DL (2022) A new science of emotion: implications for functional neurological disorder. Brain 145(8):2648–2663. ▶ https://doi.org/10.1093/brain/awac204

Kretschmer E (1946) Hysterie, Reflex und Instinkt, 4. Aufl. Georg Thieme, Leipzig

Mai FM, Merskey H (1980) Briquet's treatise on hysteria: a synopsis and commentary. Arch Gen Psychiatry 37(12):1401–1405

Mai FM, Merskey H (1981) Briquet's concept of hysteria: an historical perspective. Can J Psychiatry 26(1):57–63. ▶ https://doi.org/10.1177/070674378102600112

Oppenheimer H (1889) Die traumatischen Neurosen nach den in der Nervenklinik der Charité in den letzten 5 Jahren gesammelten Beobachtungen. Verlag von August Hirschwald, Berlin

Popkirov S, Gronheit W, Wellmer J (2015) A systematic review of suggestive seizure induction for the diagnosis of psychogenic nonepileptic seizures. Seizure 31:124–132. ▶ https://doi.org/10.1016/j.seizure.2015.07.016

Popkirov S, Carson A, Stone J (2018) Scared or scarred: could ‚dissociogenic' lesions predispose to nonepileptic seizures after head trauma? Seizure 58:127–132. ▶ https://doi.org/10.1016/j.seizure.2018.04.009

Popkirov S, Asadi-Pooya AA, Duncan R, Gigineishvili D, Hingray C, Kanner AM, LaFrance WC Jr, Pretorius C, Reuber M (2019a) The aetiology of psychogenic non-epileptic seizures: risk factors and comorbidities. Epileptic Disord 21(6):529–547. ▶ https://doi.org/10.1684/epd.2019.1107

Popkirov S, Hoeritzauer I, Colvin L, Carson A, Stone J (2019b) Complex regional pain syndrome and functional neurological disorders – time for reconciliation. J Neurol Neurosurg Psychiatry 90(5):608–614. ► https://doi.org/10.1136/jnnp-2018-318298

Popkirov S, Jungilligens J, Michaelis R (2024) Funktionelle Bewegungsstörungen verstehen und verständlich machen. Nervenarzt. ► https://doi.org/10.1007/s00115-024-01619-3

Priebe K, Schmahl C, Stiglmayr C (2013) Geschichte des Begriffs Dissoziation. In: Priebe K, Schmahl C, Stiglmayr C (Hrsg) Dissoziation: Theorie und Therapie. Springer, Berlin, S 3–8. ► https://doi.org/10.1007/978-3-642-35066-5_1

Voon V, Cavanna AE, Coburn K, Sampson S, Reeve A, LaFrance WC Jr (2016) Functional neuroanatomy and neurophysiology of functional neurological disorders (conversion disorder). J Neuropsychiatry Clin Neurosci 28(3):168–190. ► https://doi.org/10.1176/appi.neuropsych.14090217

Wilkinson S, Dodgson G, Meares K (2017) Predictive processing and the varieties of psychological trauma. Front Psychol 8:1840–1840. ► https://doi.org/10.3389/fpsyg.2017.01840

Allgemeines zur Diagnostik

Inhaltsverzeichnis

3.1 Gesprächsführung und Anamnese – 16

3.2 Kommunikative Besonderheiten – 18

3.3 Klinische Untersuchung und spezifische klinische Zeichen – 20

3.4 Zusatzdiagnostik und Ausschlussdiagnostik – 21

3.5 Die Diagnose vermitteln – 21

Literatur – 23

S. Popkirov, *Funktionelle neurologische Störungen*,
https://doi.org/10.1007/978-3-662-69215-8_3

3.1 Gesprächsführung und Anamnese

Wenn Patienten anfangen, ihre Beschwerden zu schildern, werden sie nach durchschnittlich 10–20 s vom Arzt unterbrochen, typischerweise, um Angaben zu konkretisieren oder zu ergänzen (Wilm et al. 2004). Wird der Redefluss zu häufig unterbrochen (bzw. das Gespräch zu stark „strukturiert"), können relevante Umstände oder Beschwerden unerwähnt bleiben. Wenn hingegen Ärzte instruiert werden, anfangs bewusst auf Unterbrechungen zu verzichten, bis der Patient von sich aus das Wort zurückgibt, so beträgt die Rededauer im Schnitt lediglich 90 s und nur selten mehr als 2 min (Langewitz et al. 2002). Offene Fragen zu Beginn des Gesprächs zu stellen, kann nicht nur informativer sein, sondern trägt auch zu einem vertrauensvollen Arzt-Patient-Verhältnis bei.

Patienten mit funktionellen neurologischen Störungen haben häufig multiple Beschwerden, diverse Komorbiditäten und lange Krankengeschichten. Es ist daher sinnvoll, sich beim Erstkontakt Zeit für eine ausführliche Anamnese zu nehmen, um später eine ganzheitliche Behandlung anbieten zu können. Ansonsten riskiert man, am Ende jeder Konsultation mit neuen Problemen konfrontiert zu werden („Aber was ist denn mit meinen Schmerzen/Schlafstörungen/Schwindelattacken?"). Bei der elektiven Erstvorstellung in der Sprechstunde sollte bei Verdacht auf eine funktionelle neurologische Störung nach Möglichkeit ein Zeitraum von mindestens 30 min eingeplant werden. Gleiches gilt für stationäre Aufnahmen, wobei hier besonders auf eine ungestörte Umgebung zu achten ist. Wenn die Situation keinen längeren Kontakt zulässt (z. B. in der Notaufnahme oder bei zwischengeschobenen Terminen), sollte dies von vornherein klargestellt, der Arbeitsauftrag entsprechend begrenzt (z. B. nur Notfall ausschließen) und ein Folgetermin oder eine stationäre Aufnahme zur weiteren Diagnostik angeboten werden.

Aktuelle Anamnese

Bei der Erhebung der aktuellen Anamnese sollte auf Vollständigkeit geachtet werden. Patienten mit funktionellen Störungen haben häufig diverse Beschwerden, ohne dass immer auf Anhieb ein klares Leitsymptom heraussticht. Obwohl das Festlegen von Leit- und Zielsymptomen von der Triagierung im Notfall bis zur Planung der Rehabilitation essenziell ist, muss insbesondere bei Patienten mit funktionellen Störungen ein vollständiges Gesamtbild erfasst werden, um diagnostische Hinweise und therapeutische Ansatzpunkte zu erkennen. Nachdem alle Beschwerden notiert sind, lohnt es sich, zusätzlich konkret nach allgemeinen, ungewöhnlichen oder schwer beschreibbaren Symptomen zu fragen (Carson et al. 2016). Schlafstörungen, Müdigkeit, reduzierte Belastbarkeit, Schmerzen und Gedächtnisstörungen werden oft nicht als neurologische Symptome wahrgenommen oder aus Zeitgründen dem Arzt vorenthalten, obwohl sie entscheidend die Lebensqualität und die Teilnahme an Aktivitäten des täglichen Lebens beeinflussen. Nachdem alle Beschwerden katalogisiert sind, können Wichtigkeit, Schweregrad und assoziierte Behinderungen präzisiert werden. Auf diese Weise kann das Leitsymptom benannt und mit relevanten Begleitbeschwerden in Verbindung gebracht werden.

Krankheitsverlauf

Da die meisten funktionellen Störungen akut oder perakut auftreten, ist es wichtig, die Umstände der Erstmanifestation sowie mögliche Auslöser oder Prodromi genau zu erfassen. Auch der bisherige Verlauf ist relevant, da erhebliche Symptomschwankungen oder Spontanremissionen hinweisgebend für eine funktionelle Störung sein können. Äußere Umstände, die zu Exazerbationen oder passageren Linderungen beitragen, sollten ebenfalls erfragt und in der späteren Therapieplanung berücksichtigt werden. Auch die Gefühlslage und das subjektive Erleben sollten einfühlsam erfasst werden, insbesondere subjektive und objektive Paniksymptome (z. B. Herzrasen, Mundtrockenheit, akrale Parästhesien) und dissoziatives Erleben (Derealisation – „Hatten Sie das Gefühl, im falschen Film zu sein?"; Depersonalisation – „Hatten Sie das Gefühl, neben sich zu stehen/ als gehöre Ihnen Ihr Körper nicht?"). Um chronisch-progrediente oder komplexe Beschwerden zeitlich einzugrenzen, kann die Frage, wann zuletzt „alles in Ordnung" war, nützlich sein.

▪ Soziale und biografische Anamnese

Zur Erfassung der Alltagsfunktion und Einschränkung kann es hilfreich sein, den Patienten aufzufordern, einen typischen Tag in seinem Leben zu beschreiben (Carson et al. 2016). So werden soziale und familiäre Umstände, Alltagseinschränkungen, aber auch psychologische Beschwerden und Verhaltensweisen (z. B. Vermeidungsverhalten) direkt und indirekt erfasst. Eine grobe biografische Anamnese ist ebenfalls von Nutzen. Belastende Kindheitserfahrungen oder spätere Traumatisierungen sind nicht obligat, aber relativ häufig bei funktionellen neurologischen Störungen (Ludwig et al. 2018). Das Thema sollte offen angesprochen werden, allerdings muss dem Patienten überlassen werden, wie genau darauf eingegangen wird. Offene Fragen nach früheren Krankheiten oder Unfällen können mit Fragen nach allgemeinen Besonderheiten in der Kindheit, den Familienverhältnissen und konkret nach Gewalt oder Alkoholismus in der Familie ergänzt werden. Relevante Stressoren oder traumatische Erlebnisse werden mitunter verschwiegen oder bagatellisiert, können aber auch einfach nicht vorhanden sein. Daher sollte eine gründliche Exploration diesbezüglich keine Unterstellungen („Ist wirklich alles gut zu Hause?") oder Überbewertungen („Der Streit muss Sie ja traumatisiert haben") beinhalten.

▪ Psychiatrische Aspekte

Die *psychiatrische Exploration* hat im neurologischen Kontext meist Screeningcharakter. Patienten, deren neurologische Symptome zuvor als „bloß Stress", „nichts Ernstes" oder „somatisierte Depression" abgetan wurden, neigen verständlicherweise dazu, auf psychiatrisch explorierende Fragen bagatellisierend, abweisend oder sogar wütend zu reagieren. Um den Eindruck einer unbegründeten Unterstellung von Psychogenese zu vermeiden, kann umgekehrt nach psychischen Folge- oder Begleiterscheinungen der somatischen Beschwerden gefragt werden, beispielsweise: „Bei so einem langen Leidensweg und vielen Einschränkungen kann ich mir vorstellen, dass auch Stimmung und Privatleben in Mitleidenschaft gezogen werden. Finden Sie trotz der Beschwerden noch Zeit für Freunde oder für Hobbys?" Neben den inhaltlichen Angaben sollte auch das allgemeine Kommunikationsverhalten der Patienten in Hinblick auf psychiatrische Probleme beurteilt werden. Ein depressiver Patient zeigt sich eher apathisch und wortkarg, während ein ängstlicher Patient eher angespannt, abgelenkt und schreckhaft ist. Eine genauere Berücksichtigung des Gesprächs- und Interaktionsstils hat sich zudem als diagnostisch zielführend bei Verdacht auf dissoziative Anfälle oder funktionelle kognitive Störungen erwiesen (s. ► Kap. 5 und 12). ◘ Tab. 3.1 gibt eine Übersicht zu häufigen Gemütsstörungen, die bei Patienten mit funktionellen neurologischen Störungen zu finden sind. Obwohl psychiatrische Risikofaktoren und Komorbiditäten oft bei funktionellen neurologischen Störungen anzutreffen sind, können sie ebenso bei anderen neurologischen Krankheiten auftreten und

3

Tab. 3.1 Übersicht zu häufigen Gemütsstörungen oder Persönlichkeitszügen, die bei Patienten mit funktionellen neurologischen Störungen anzutreffen sind

	Depressiv	Ängstlich	Zwanghaft
Kardinalsymptome	Gedrückte Stimmung, Antriebsmangel, Freudlosigkeit	Persistierende und übertriebene Besorgnis und Angst	Perfektionismus, Umständlichkeit, Zwangsgedanken und -handlungen
Typische somatische Hinweise	Schlafstörungen, Appetitlosigkeit, Konzentrationsstörungen	Herzrasen, Beklemmungsgefühle, Zunahme chronischer Schmerzen	Keine
Beispielhafte Screeningfragen	Haben Sie sich in letzter Zeit überwiegend niedergeschlagen oder bedrückt gefühlt? Oder die Freude an Dingen verloren, über die Sie sich sonst freuen?	Machen Sie sich viele Sorgen (um die Beschwerden)? Sind Sie in letzter Zeit angespannt oder gereizt?	Machen Sie sich häufig Gedanken, ob alles in Ordnung ist? Haben Sie quälende Gedanken, die Sie loswerden möchten, aber nicht können?
Screeninginstrumente	PHQ-9, BDI-II, HADS-D	GAD-7, BAI, HADS-D oder PHQ-D	Zohar-Fineberg Obsessive Compulsive Screen
Charakteristisches Verhalten im Gespräch	Lustlos, wortkarg, negativ/pessimistisch	Angespannt, schreckhaft, reizbar, ablenkbar	Umschreibend und umständlich, kommt nicht zum Punkt, korrigiert sich und andere häufig

Abkürzungen: *BAI* Beck-Anxiety-Inventory; *BDI-II* Beck-Depressions-Inventar; *GAD-7* Generalized Anxiety Disorder 7; *HADS-D* deutsche Fassung des Hospital Anxiety and Depression Scale; *PHQ-D* Gesundheitsbogen für Patienten; *PHQ-9* Depressionsmodul des PHQ-D

dürfen daher nicht diagnostisch überbewertet werden.

▪ Resümee

Es ist sinnvoll, zum Abschluss der Eigenanamnese ein Resümee zu ziehen (Henningsen 2006). Dabei sollte darauf geachtet werden, die mit dem Patienten erarbeitete Rangordnung und psychosoziale Bedeutung zu berücksichtigen, also statt „Sie haben Kopfschmerzen mit maximaler Schmerzstärke von 8/10 an durchschnittlich 12 Tagen im Monat, 3 davon mit Aurasymptomen und Übelkeit" besser „Sie haben häufig starke Kopfschmerzen, die es Ihnen mittlerweile unmöglich machen, zur Arbeit zu gehen, und die Ihnen die Freude am Leben rauben." Derartige Synthesen dürfen und sollen vom Patienten korrigiert werden, bevor die weitere Diagnostik und Behandlung geplant wird.

3.2 Kommunikative Besonderheiten

Im Folgenden sollen einige Besonderheiten in der Interaktion mit Patienten mit funktionellen neurologischen Störungen besprochen werden.

▪ Übertreibungen

Ein Problem in der Diagnostik bei Patienten mit funktionellen Störungen kann die Neigung zu Übertreibungen sein. Diese können sowohl die Anamnese erschweren („Seit wann haben Sie den Schwindel?" – „Schon immer"; „Wie stark sind die Schmerzen?" – „11/10") als auch der objektiven Untersuchung im Weg stehen, wenn zum Beispiel Müdigkeit oder Photophobie so stark zu sein scheinen, dass die Augen nicht zur Okulomotorikprüfung offen gehalten werden können. Ein aufgesetzt wirkendes Leidensbild ist zum Beispiel bei funktionellen Bewegungsstörungen so häufig, dass es als diagnostisches Zeichen gewertet werden kann (Anstrengungs- und Erschöpfungszeichen; engl. „huffing and puffing sign", s. ► Kap. 7). Werden Antworten oder Verhalten als übertrieben oder manipulativ wahrgenommen, kann das schnell zur Verärgerung führen. Wichtig ist es jedoch zu reflektieren, ob es sich hierbei um bewusste oder unbewusste Inszenierungen handelt und ob der Patient seinen Arzt täuschen oder bloß *überzeugen* will (Carson et al. 2016). Letztere Motivation kann manchmal durch vorausgehende Erfahrungen elterlicher oder ärztlicher Verharmlosung der empfundenen Beschwerden begründet sein. Extern motivierte Täuschung (sprich: Simulation) ist im klinischen Kontext verhältnismäßig selten (s. ► Kap. 16).

▪ Belle indifférence und Bagatellisierung

Im Gegensatz zum aufgesetzt wirkenden Leidensausdruck können manche Patienten auch unerklärlich entspannt und gut gelaunt wirken. Insbesondere wenn der Kontrast zur Schwere der Ausfälle erheblich ist (z. B. sehr gute Laune bei akuter, vollständiger Paraparese), wird dies gelegentlich als *„belle indifférence"* (frz. „schöne Gleichgültigkeit") bezeichnet. In der Konversionstheorie nach Freud wurde diese Unbefangenheit auf die durch das somatische Symptom erzielte Affektreduktion zurückgeführt (sog. primärer Krankheitsgewinn) und demnach als diagnostisches Zeichen für „hysterische" Störungen gewertet. Allerdings hat eine systematische Literaturanalyse zum Thema keinen bedeutenden Unterschied in der Häufigkeit des Erscheinungsbildes zwischen Patienten mit funktionellen und „organischen" neurologischen Störungen finden können, sodass diesem „Zeichen" kein diagnostischer Mehrwert zugeschrieben werden darf (Stone et al. 2006). Alternativ zur Freud'schen Erklärung muss erwogen werden, dass sich Patienten mit funktionellen Störungen trotz ihrer Beschwerden genauso häufig tapfer oder gelassen zeigen wollen wie Patienten mit anderen Krankheiten.

Bagatellisierendes Verhalten wird bei Patienten mit funktionellen Störungen gelegentlich in der psychiatrischen Exploration angetroffen. Dabei kann es sich in manchen Fällen um eine im psychodynamischen Sinne unbewusst „abwehrende" Haltung handeln. Auch kann die häufig anzutreffende Unfähigkeit, eigene Emotionen vollständig wahrzunehmen und zu benennen (sogenannte Alexithymie), eine Rolle spielen. Oft handelt es sich aber auch einfach um eine bewusste Entscheidung, einer psychosomatischen Auslegung der Beschwerden entgegenzuwirken. Patienten sind verständlicherweise bemüht darum, ihre aktuellen körperlichen Beschwerden im Mittelpunkt der Untersuchung zu halten, und möchten eine Abwertung auf „bloß Stress" und die anschließende Überweisung zur Psychotherapie vermeiden.

▪ Gestörtes Bindungsverhalten

Patienten mit funktionellen neurologischen Störungen haben verhältnismäßig häufig belastende Kindheitserfahrungen aus emotional konfliktträchtigen Familienverhältnissen und entwickeln daher oft ein gestörtes Bindungsverhalten, was sich in instabilen Beziehungen und problematischen Arzt-Patient-Interaktionen äußern kann. Bei Patienten mit emotional instabilen Persönlichkeitsstörungen (Borderlinetyp) kann es typischerweise zu ungerechtfertigten und wechselhaften Idealisierungen und Abwertungen des Behandlers kommen. Die Gesprächsführung und die Behandlung im Allgemeinen erfordern in solchen Situationen ein besonderes Feingefühl. Psychosomatisch-psychiatrische Grundkenntnisse und Balint-Gruppenarbeit können sinnvoll sein, um eine empathische und (selbst-)reflektierte Arbeitsweise zu entwickeln sowie eine tragfähige therapeutische Beziehung aufzubauen.

3

- **Der wütende Patient**

Obwohl Ärger und Wut nicht den nur Patienten mit funktionellen Störungen vorbehalten sind, scheinen sie bei dieser Personengruppe besonders häufig aufzutreten. Eine einfühlsame und differenzierte Beurteilung negativer Emotionen kann dabei helfen, diese zu verstehen und zu entschärfen. Häufig wird die Verärgerung über vorausgegangene Begegnungen im Gesundheitswesen auf die aktuelle Situation übertragen. Ein Patient, der bereits von 5 Ärzten gehört hat, dass sein Schwindel „nichts Ernstes" oder „nicht objektivierbar" sei, wird nicht unvoreingenommen in die 6. Sprechstunde kommen. Ein Patient, der erst nach 8 Jahren frustraner Antikonvulsivatherapie die Diagnose „dissoziative Anfälle" bekommt, wird den Diagnosenwechsel nicht immer kommentarlos hinnehmen. Hinzu kommen typische Probleme, die aus den Unzulänglichkeiten der medizinischen Versorgung stammen (z. B. lange Wartezeiten für Psychotherapie oder fehlende Behandlungsexpertise/-angebote für funktionelle Störungen). Auch sprachliche Missverständnisse können erschwerend wirken („Psychogen – also bilde ich mir das alles nur ein?"). Bestimmte Wörter, Unterstellungen, Untersuchungsbefunde oder Diagnosen können als kränkend oder gar erniedrigend empfunden werden. Selbst banale Konflikte im Rahmen der medizinischen Versorgung werden mitunter als bedrohlich oder verhängnisvoll wahrgenommen.

Beim Umgang mit dem zu Recht oder zu Unrecht erbosten Patienten empfiehlt es sich, die Gefühlslage als Erstes zu reflektieren und zu validieren (Carson et al. 2016), beispielsweise: „Mit so einem Leidensweg kann ich mir vorstellen, dass Sie am Ende Ihrer Geduld sind." oder: „Wenn nach so langer Zeit immer noch keine klare Diagnose gestellt wurde, kann das ziemlich nervenaufreibend sein." Sinnvoll ist es auch, dem Patienten Gelegenheit zu geben, seine Verärgerung oder seine Wünsche zu konkretisieren: „Gibt es etwas, das ich oder andere Ärzte immer noch nicht verstanden zu haben scheinen?" Auf jeden Fall müssen die eigenen Emotionen reflektiert und reguliert werden. Patienten reagieren verständlicherweise heftig auf zur Schau gestellte Feindseligkeit, Langeweile oder Ärger beim Behandler. Auch passiv-aggressives Verhalten, wie absichtliches Wartenlassen in der Notaufnahme, bleibt selten unbemerkt und untergräbt die therapeutische Beziehung.

3.3 Klinische Untersuchung und spezifische klinische Zeichen

Die Diagnose einer funktionellen neurologischen Störung erfolgt anhand des charakteristischen klinischen Bildes und erfordert im Allgemeinen den positiven Nachweis klinischer Zeichen, die entweder eine Unstimmigkeit oder Inkonsistenz des Defizits demonstrieren (z. B. Hoover-Test) oder als spezifische Manifestationen validiert sind (z. B. aktives Zukneifen der Augen während eines Krampfanfalls). Der alleinige Ausschluss anderer Erkrankungen lässt hingegen keine sichere Diagnose zu. Nützliche **positive klinische Zeichen** sind für die verschiedenen Krankheitsbilder in den jeweiligen Kapiteln dieses Buches aufgeführt. Im Allgemeinen gilt jedoch, dass vereinzelte oder nur schwach/grenzwertig positive Zeichen nicht überbewertet werden dürfen (Perez et al. 2019). Zudem kann es sehr nützlich sein, am Ende der Untersuchung die positiven Zeichen, auf denen die Diagnose einer funktionellen Störung basiert, dem Patienten zu zeigen und zu erklären (Stone und Edwards 2012). Dies dient einerseits dazu, die klinische Begründung der Diagnose nachvollziehbar zu machen, und andererseits, das Verständnis neuropsychologischer Zusammenhänge (z. B. reduziertes Oberkörperschwanken unter Ablenkung) und die prinzipielle Umkehrbarkeit des Defizits zu verdeutlichen. Unter anderem wird so das Kohärenzgefühl gefördert (s. unten).

3.4 Zusatzdiagnostik und Ausschlussdiagnostik

Auch wenn funktionelle Störungen keine Ausschlussdiagnosen darstellen, ist der Einsatz apparativer Diagnostik hinsichtlich möglicher Differenzialdiagnosen gelegentlich indiziert. Wenn eine funktionelle Störung anhand der Anamnese und der Untersuchung erwogen, vermutet oder diagnostiziert wird, ist es sinnvoll, dies von vornherein zu besprechen. So wird der Eindruck vermieden, die Diagnose beruhe lediglich auf unauffälligen Röntgenbildern oder Laborbefunden.

Bei der Diagnose einer funktionellen neurologischen Störung ist es besonders wichtig, die Häufigkeit und Bedeutung von klinisch irrelevanten Zufallsbefunden bei apparativen Untersuchungen zu beachten. Einer der häufigsten Gründe für Fehldiagnosen bei dissoziativen Anfällen ist die **Überinterpretation** von nicht-spezifischen EEG-Veränderungen (Amin und Benbadis 2019; Benbadis 2006). Insbesondere bei älteren Patienten sind **Zufallsbefunde** im Hirn-MRT häufig (20–30 %) und können zu diagnostischen Verunsicherungen bei Behandlern und Patienten führen, wenn die Frage an die Bildgebung nicht im Voraus klar definiert wurde (Glasmacher et al. 2019; Sandeman et al. 2013). Zudem sollte auch die Wahrscheinlichkeit **falsch positiver Ergebnisse** berücksichtigt werden (also die Spezifität einer Untersuchung). Wenn zum Beispiel niederschwellig bei allen Patienten mit subjektiven kognitiven Beschwerden eine liquorchemische Demenzmarkerdiagnostik veranlasst wird (kombinierte Spezifität aller Marker: 87 %), muss bei einer Prävalenz tatsächlicher neurodegenerativer Störungen von 40 % mit einer Rate falsch positiver Ergebnisse von 8 % gerechnet werden. Letztlich sollte auch berücksichtigt werden, dass die Rate der **Komorbidität** von funktionellen und strukturellen neurologischen Störungen generell hoch ist. Der Nachweis epilepsiespezifischer Muster im Ruhe-EEG ist ein reliabler Hinweis auf eine Epilepsie, darf aber bei eindeutiger Semiologie (persönlich beobachtet oder auf Video) nicht automatisch die klinische Diagnose eines dissoziativen Anfalls übertrumpfen.

3.5 Die Diagnose vermitteln

In ► Kap. 5 und 7 wird an den Beispielen „dissoziative Anfälle" und „funktionelle Bewegungsstörungen" dargestellt, wie eine strukturierte Diagnosevermittlung ablaufen kann (s. ◘ Tab. 5.7). Oft wird die Mitteilung einer funktionellen Diagnose als eine besonders heikle Angelegenheit angesehen. Allerdings sind die meisten Probleme gewissermaßen „selbstgemacht". Wer zum Beispiel veraltete oder gesellschaftlich stigmatisierte Begriffe benutzt (z. B. Hysterie), muss mit entsprechender Empörung rechnen. Wenn Krankheitsbezeichnungen eine Ätiologie unterstellen, für die es keinen offenkundigen Hinweis gibt (z. B. Konversion), werden sie nicht ohne Weiteres angenommen. Kann man selbst keine befriedigende Erklärung für die Entstehung eines Symptoms geben, darf man nicht erwarten, dass der Patient die Diagnose ohne Gegenfragen akzeptiert (Popkirov et al. 2024). Wo Unsicherheit oder Unkenntnis herrscht, muss dies offen besprochen werden. Die meisten neurologischen Erkrankungen sind noch unzureichend verstanden (Was verursacht Migräne? Was passiert bei der transienten globalen Amnesie?) – auch bei funktionellen Störungen dürfen Ärzte „Das weiß man/ich nicht." sagen. Zudem führen die lückenhaften Versorgungsstrukturen und Weiterbildungsangebote bezüglich funktioneller neurologischer Störungen häufig dazu, dass Patienten jahrelang ohne eine Diagnose oder mit einer Fehldiagnose leben. Die Umkehr einer lang bestehenden oder verhängnisvollen Vordiagnose stellt einen erheblichen Einschnitt in die Biografie und das Selbstverständnis des Patienten dar und erfordert daher viel Empathie und eine ausführliche Begründung bei der Vermittlung (Coebergh et al. 2014). ◘ Tab. 3.2 fasst häufige Probleme bei der Diagnosemitteilung funktioneller Störungen zusammen.

▪ **Krankheitsvorstellungen, Kohärenzgefühl und Erklärungsmodelle**

Im Rahmen der Anamnese oder bei der Diagnosemitteilung sollten die persönlichen Krankheitsvorstellungen bzw. die **Laienätiologie** des Patienten erfragt werden. Vom Patienten vermutete Zusammenhänge müssen bei der Interpretation von Beschwerden und Verhalten berücksichtigt werden und im Verlauf ggf. konstruktiv korrigiert werden, was erfahrungsgemäß schwierig ist, wenn anstelle einer alternativen Erklärung

◘ Tab. 3.2 Einige problematische Konstellationen bei der Diagnosevermittlung

Situation	Problem	Beispielhafte Aussage	Beispielhafte Antwort
Vorausgegangene Fehldiagnose	Vordiagnose ist bereits sozial und autobiografisch verankert	„Haben die Ärzte zuvor einen Fehler gemacht?“ „Wie erkläre ich denn meinen Kollegen, dass ich doch keine Epilepsie habe?“	„Derartige Fehldiagnosen sind leider keine Seltenheit und manchmal unumgänglich.“ „Sagen Sie die Wahrheit: dass sich herausgestellt hat, dass Sie eine besondere Form von Anfällen haben, die nicht auf Medikamente anspricht.“
Restzweifel bezüglich Differenzialdiagnose	Diagnostische Unschärfe	„Ich habe gelesen, manche Schlaganfälle sieht man im MRT nicht.“	„Wir stellen die Diagnose nicht aufgrund der unauffälligen Bildgebung, sondern auf dem Boden der klinischen Untersuchung.“
Diagnose ergibt keinen „Sinn“	Wissenschaftlich unzureichend verstandene Krankheit	„Wenn ich mir das nicht einbilde, dann muss doch was geschädigt sein.“	„Das Nervensystem ist komplizierter als jeder Computer. Aber vereinfacht kann man sich vorstellen, dass in diesem Fall das Problem eher in der Software als in der Hardware ist.“
Diagnose ist sozial inakzeptabel	Gesellschaftliche Stigmatisierung psychosomatischer Störungen	„Ich bin also verrückt und bilde mir das alles nur ein?“	„Sie sind weder verrückt, noch bilden Sie sich irgendetwas ein. Es ist eine Störung der Funktionsweise des Nervensystems aufgetreten, die man nicht bewusst ‚umdenken‘ kann, die aber durch Übungen beeinflusst werden kann.“
Ätiologie wird nicht verstanden	Multifaktorielle Krankheit	„Warum soll denn die Geschichte von früher jetzt eine Lähmung machen?“	„Schwere Belastungen können uns abhärten, aber auch empfindlicher machen. Solche Erlebnisse können die Anfälligkeit für Funktionsstörungen steigern, die erst später auftreten.“
An Pseudokausalität wird festgehalten	Popularität mancher Laienätiologien	„Die Anfälle müssen von der Gehirnerschütterung kommen – vorher hatte ich so was nicht.“	„Es kann sein, dass der Unfall die Anfälle ausgelöst hat; allerdings ist es viel wahrscheinlicher, dass dies mit der natürlichen Schreckreaktion des Körpers zu tun hat als mit einer Verletzung des Hirngewebes.“

für die Beschwerden nur auf die Abwesenheit objektivierbarer Krankheitsmarker verwiesen wird. Auch ist eine Umstellung erschwert, wenn bereits seit Langem eine Diagnose mit der entsprechenden Krankenrolle sozial und autobiografisch verankert ist.

▪▪ Kohärenzgefühl

Jeder Mensch hat ein natürliches Bedürfnis, körperliche Beschwerden und Krankheitszustände in einen sinngebenden Zusammenhang zu bringen und beeinflussen zu können. Nach Aaron Antonovsky setzt sich das sogenannte Kohärenzgefühl aus dieser Verstehbarkeit (der eigenen Person und der Umwelt), dem Gefühl von Bedeutsamkeit (oder Sinnhaftigkeit) und der Handhabbarkeit (oder Möglichkeit zur Bewältigung) zusammen (Blättner 2007). Das Kohärenzgefühl ist ein zentraler gesundheitsfördernder Faktor und sollte insbesondere bei Nichtannahme der Diagnose oder mangelnder Therapiemotivation bedacht werden. Vereinfacht gesagt: Patienten wollen wissen, warum sie eine Störung haben, wie es dazu kommt und inwiefern sie zur Bewältigung des Problems beitragen können. Daher ist es in vielen Fällen sinnvoll, ein **Erklärungsmodell** für funktionelle neurologische Störungen anzubieten, das auch von medizinischen Laien nachvollzogen werden kann und möglichst ohne Blackboxmechanismen auskommt (Michaelis und Popkirov 2023; Popkirov et al. 2024). Psychodynamische Vorgänge sollten daher nach Möglichkeit auch neurophysiologische Gesetzmäßigkeiten berücksichtigen. In den folgenden Kapiteln zu den einzelnen funktionellen neurologischen Störungen wird deshalb versucht, ätiologische und pathophysiologische Erklärungsmodelle anzubieten, die zumindest ein grundlegendes Verständnis vermitteln und sich auch in laienverständliche Erläuterungen übertragen lassen.

Literatur

Amin U, Benbadis SR (2019) The role of EEG in the erroneous diagnosis of epilepsy. J Clin Neurophysiol 36(4):294–297. ► https://doi.org/10.1097/wnp.0000000000000572

Benbadis SR (2006) The EEG in nonepileptic seizures. J Clin Neurophysiol 23(4):340–352. ► https://doi.org/10.1097/01.wnp.0000228863.92618.cf

Blättner B (2007) Das Modell der Salutogenese. Prävent Gesundheitsförderung 2(2):67–73. ► https://doi.org/10.1007/s11553-007-0063-3

Carson A, Hallett M, Stone J (2016) Assessment of patients with functional neurologic disorders. Handb Clin Neurol 139:169–188. ► https://doi.org/10.1016/b978-0-12-801772-2.00015-1

Coebergh JA, Wren DR, Mumford CJ (2014) 'Undiagnosing' neurological disease: how to do it, and when not to. Pract Neurol 14(6):436–439. ► https://doi.org/10.1136/practneurol-2013-000796

Glasmacher SA, Thomas HS, Stirland L, Wilkinson T, Lumsden J, Langlands G, Waddell B, Holloway G, Thompson G, Pal S (2019) Incidental findings identified on head MRI for investigation of cognitive impairment: a retrospective review. Dement Geriatr Cogn Disord 48:123–130. ► https://doi.org/10.1159/000503956

Henningsen P (2006) Psychosomatisch orientierte Gesprächsführung in der Neurologie. In: Henningsen P, Gündel H, Ceballos-Baumann A (Hrsg) Neuro-Psychosomatik: Grundlagen und Klinik neurologischer Psychosomatik. Schattauer, Stuttgart, S 53–57

Langewitz W, Denz M, Keller A, Kiss A, Ruttimann S, Wossmer B (2002) Spontaneous talking time at start of consultation in outpatient clinic: cohort study. BMJ 325(7366):682–683. ► https://doi.org/10.1136/bmj.325.7366.682

Ludwig L, Pasman JA, Nicholson T, Aybek S, David AS, Tuck S, Kanaan RA, Roelofs K, Carson A, Stone J (2018) Stressful life events and maltreatment in conversion (functional neurological) disorder: systematic review and meta-analysis of case-control studies. Lancet Psychiatry 5(4):307–320. ► https://doi.org/10.1016/s2215-0366(18)30051-8

Michaelis R, Popkirov S (2023) Die Diagnose einer funktionellen Bewegungsstörung vermitteln. Nervenheilkunde 42(08):524–528. ► https://doi.org/10.1055/a-2086-2443

Perez DL, Hunt A, Sharma N, Flaherty A, Caplan D, Schmahmann JD (2019) Cautionary notes on diagnosing functional neurologic disorder as a neurologist-in-training. Neurol Clin Pract 10:484–487. ► https://doi.org/10.1212/cpj.0000000000000779

Popkirov S, Jungilligens J, Michaelis R (2024) Funktionelle Bewegungsstörungen verstehen und verständlich machen. Nervenarzt. ► https://doi.org/10.1007/s00115-024-01619-3

Sandeman EM, Hernandez Mdel C, Morris Z, Bastin ME, Murray C, Gow AJ, Corley J, Henderson R, Deary IJ, Starr JM, Wardlaw JM (2013) Incidental findings on brain MR imaging in older community-dwelling subjects are common but serious medical consequences are rare: a cohort study. PLoS ONE 8(8):e71467. ► https://doi.org/10.1371/journal.pone.0071467

Stone J, Edwards M (2012) Trick or treat? Showing patients with functional (psychogenic) motor symptoms their physical signs. Neur 79(3):282–284. ► https://doi.org/10.1212/WNL.0b013e31825fdf63

Stone J, Smyth R, Carson A, Warlow C, Sharpe M (2006) La belle indifférence in conversion symptoms and hysteria: systematic review. Br J Psychiatry 188:204–209. ► https://doi.org/10.1192/bjp.188.3.204

Wilm S, Knauf A, Peters T, Bahrs O (2004) Wann unterbricht der Hausarzt seine Patienten zu Beginn der Konsultation? (At which point does the general practitioner interrupt his patients at the beginning of a consultation?). Z Allg Med 80(02):53–57. ► https://doi.org/10.1055/s-2004-44933

Grundlagen der Therapie

Inhaltsverzeichnis

4.1 Die Rolle des Neurologen – 26

4.2 Therapieformen und Behandlungsprogramme – 27

Literatur – 29

S. Popkirov, *Funktionelle neurologische Störungen*,
https://doi.org/10.1007/978-3-662-69215-8_4

Ein charakteristisches Merkmal funktioneller neurologischer Störungen ist die prinzipielle Umkehrbarkeit des Defizits. Aus dieser Eigenschaft wird gelegentlich der Trugschluss gezogen, dass der natürliche Verlauf stets gutartig ist und dass nach der Entwarnung bezüglich strukturell bedingter Erkrankungen ohne Bedenken die Spontanremission abgewartet werden kann. In Wirklichkeit ist die natürliche Prognose funktioneller neurologischer Störungen jedoch verhältnismäßig schlecht (Gelauff et al. 2014). In einer Nachbeobachtungsstudie an 65 Patienten mit funktionellen Paresen war die Symptomatik selbst nach 12–16 Jahren bei 49 % der Patienten unverändert oder verschlimmert (Gelauff et al. 2019). Die Prognose entsprach somit der einer Vergleichsgruppe von Patienten mit organischen Paresen. Bei Patienten mit dissoziativen Anfällen zeigte sich ebenfalls in diversen Beobachtungsstudien bei 6080 % der Betroffenen ein fortgesetztes Auftreten von Anfällen nach mehreren Jahren (Duncan 2017). Andere funktionelle Krankheitsformen weisen ähnliche Langzeitverläufe auf, sodass die Diagnose einer funktionellen neurologischen Störung in fast allen Fällen eine Indikation zur weiterführenden Therapie darstellt.

▪▪ Individuell und multimodal

Eine ganzheitliche Auffassung funktioneller neurologischer Störungen im biopsychosozialen Modell verdeutlicht, dass nur selten die Behandlung eines einzelnen Krankheitsfaktors ausreichend für den Therapieerfolg sein wird. Vielmehr bedarf es eines multimodalen Ansatzes, der eine abgestimmte Normalisierung auf allen betroffenen Funktionsebenen anstrebt. So muss zum Beispiel bei einem Patienten mit chronischem Schwankschwindel nach mehrfachen Synkopen, der aus Angst vor Stürzen nicht mehr das Haus verlässt, sowohl physiotherapeutisch die posturale Kontrolle normalisiert als auch verhaltenstherapeutisch das Vermeidungsverhalten abgebaut werden. Gegebenenfalls kann bei dominierender Angstsymptomatik auch ein anxiolytisch wirksames Antidepressivum (z. B. SSRI) eingesetzt und bei rezidivierenden Synkopen eine erweiterte kardiologische Diagnostik veranlasst werden. Je nach Symptomkonstellation, Komplexität der Krankheit und verfügbaren Versorgungsstrukturen kann die Therapie dann unterschiedlich zusammengesetzt werden. In manchen Fällen kann eine mehrtägige teilstationäre spezialisierte Behandlung an einem Schwindelzentrum erforderlich sein, um durch Physiotherapie, Psychoedukation, Verhaltenstherapie und ärztliche Betreuung eine Normalisierung zu erreichen. In anderen Fällen kann die Kombination aus nachvollziehbarer Erklärung der Diagnose, einfachen Bewegungs- und Verhaltensübungen zur eigenständigen Durchführung und ambulanten Verlaufskontrollen ausreichen. Unabhängig von der Komplexität der Behandlungsstrategie beginnt die Therapie meistens in der neurologischen Praxis oder Abteilung, sodass neurologisch tätige Ärzte in die Therapieplanung involviert sein sollten.

4.1 Die Rolle des Neurologen

Die fachliche Zugehörigkeit funktioneller neurologischer Störungen und die Rolle des Neurologen nach der Diagnosestellung werden kontrovers debattiert (s. ► Kap. 1) (Kanner 2008; Perez et al. 2019). Psychotherapeutische und psychiatrische Fachkenntnisse sind in vielen Fällen zur ganzheitlichen Behandlung notwendig, sodass die Verlegung in eine Institution der sogenannten P-Fächer nach der Diagnosestellung unerlässlich scheint. Ein weiteres Argument besagt, dass mit der zunehmenden Expansion des neurologischen Arbeitsgebiets in diverse Richtungen (Notfallmedizin, Geriatrie, Rehabilitationsmedizin) dem praktizierenden Neurologen nach Möglichkeit nicht noch ein weiteres Grenzgebiet der Nervenheilkunde zugewiesen werden solle. Aus solchen Überlegungen heraus scheint die prompte Überweisung von Patienten mit neu diagnostizierten funktionellen neurologischen Störungen in die Psychiatrie oder Psychosomatik ein vernünftiges Vorgehen. Die klinische Erfahrung zeigt jedoch, dass der rasche Fachwechsel nicht immer gerechtfertigt ist, viele Fallstricke birgt und häufig misslingt.

Mehrere praktische und theoretische Gründe sprechen für ein fortgesetztes Engagement des Neurologen. Die Diagnose einer funktionellen neurologischen Störung ist oft eine Korrektur vorausgegangener Fehldiagnosen oder steht am Ende einer langen Ärzte-Odyssee, sodass sie nicht immer auf Anhieb angenommen und verstanden wird (s. ▶ Kap. 3, ◘ Tab. 3.2). Eine Entlassung trotz fehlender Akzeptanz oder Einsicht wird zweifellos zu Wiedervorstellungen und redundanten Untersuchungen führen. Die Diagnosevermittlung ist ein zentraler Moment in der langfristigen Behandlung und bedarf in vieler Hinsicht auch neurologischer Expertise (Michaelis und Popkirov 2023; Popkirov et al. 2024). Kurzfristige Verlaufskontrollen nach Diagnosestellung geben die Möglichkeit, zwischenzeitlich aufgekommene Fragen oder Zweifel zu besprechen und an der Therapiemotivation zu arbeiten.

Patienten mit funktionellen neurologischen Störungen zeigen teilweise eine erhebliche Varianz der Symptomatik, die ohne neurologische Betreuung zu häufigen Therapieabbrüchen oder Rückverlegungen führen kann. Patienten mit dissoziativen Anfällen können beispielsweise bei variierenden Anfallsformen aus psychosomatischen Einrichtungen vorzeitig entlassen werden, da vor Ort nicht mit letzter Sicherheit die Abgrenzung zur Epilepsie möglich ist. Auch die fortgesetzte Behandlung neurologischer Begleitbeschwerden (z. B. Kopfschmerzen), im Verlauf neu auftretender funktioneller Symptome und neurologischer Komorbiditäten fällt in den Aufgabenbereich der Neurologie.

Letztlich wird die Rolle des Neurologen durch die individuellen Bedürfnisse der Patienten und die verfügbaren Versorgungsstrukturen bestimmt. In manchen Fällen wird eine direkte Überweisung zur Nachbardisziplin und somit die Entlassung aus der neurologischen Behandlung gerechtfertigt und problemlos umsetzbar sein; oftmals sollte der Patient jedoch mit einem Fuß in der Neurologie bleiben. Für manche Krankheitsformen (z. B. Bewegungsstörungen) ist sogar eine primär neurologisch geführte Rehabilitation sinnvoll.

4.2 Therapieformen und Behandlungsprogramme

Die Vielfalt funktioneller neurologischer Krankheitsbilder erfordert eine differenzierte Therapiewahl. Oft müssen mehrere Krankheitsebenen gleichzeitig angegangen werden, und ganzheitliche Behandlungspläne können auf unterschiedliche Art und Weise umgesetzt werden. Entscheidend ist jedoch eine gute interdisziplinäre Kommunikation, damit alle involvierten Behandler am selben Strang ziehen (Hausteiner-Wiehle und Schmidt 2024).

▪ Psychotherapie

Eine der wichtigsten ambulanten Therapieformen ist die Psychotherapie (Bolte et al. 2023). Verschiedene Methoden finden dabei Anwendung in der Behandlung funktioneller neurologischer Störungen. Obwohl die tiefenpsychologisch fundierte Therapie, ausgehend von Freuds psychoanalytischen Pionierarbeiten, lange Zeit als Goldstandard in der Behandlung der Konversionsstörung galt, hat die (kognitive) Verhaltenstherapie mittlerweile an Popularität und Evidenz zugelegt (Goldstein und Mellers 2016). Insbesondere für dissoziative

Anfälle, funktionelle Bewegungsstörungen und Schwindelsyndrome liegen spezielle Therapiemanuale und erste positive Ergebnisse aus kontrollierten Studien vor (s. ► Kap. 5, 7 und 8). Die Behandlung kann in Form von Einzel- oder Gruppentherapie erfolgen und lässt sich gut in multimodale Therapieprogramme integrieren.

▪ Physiotherapie

Wenn das Leitsymptom ein Problem der Motorik oder der sensomotorischen Integration darstellt, wie es bei funktionellen Paresen, Bewegungsstörungen und Schwindelsyndromen der Fall ist, kann Physiotherapie zielführend sein. Allerdings reicht in der Regel eine Standard-Krankengymnastik nicht aus. Die Behandlung sollte unter Berücksichtigung der kognitiven und affektiven Besonderheiten funktioneller Störungen erfolgen. Psychoedukatorische und verhaltenstherapeutische Elemente müssen die Therapie begleiten, um problematische Stressreaktivität, Katastrophisierung, Schon- und Vermeidungsverhalten sowie andere krankheitsspezifische Phänomene mitbehandeln zu können. Physikalische Maßnahmen wie Bäder oder Massagen können in die Behandlung integriert werden, allerdings sollten grundsätzlich aktive Behandlungen bevorzugt werden. Entspannungsverfahren wie Atem- oder Muskelrelaxationsübungen können bei der Überwindung von antizipatorischer Angst oder Anspannung hilfreich sein. Der Übergang von verhaltenstherapeutisch fundierter Physiotherapie zu körperbasierten Psychotherapieverfahren ist gewissermaßen fließend. Konkrete Behandlungsempfehlungen zu physiotherapeutischen Verfahren finden sich in späteren Kapiteln (s. ◘ Tab. 7.4 und ► Kap. 68).

▪ Ergotherapie und Logopädie

Da bei den meisten funktionellen neurologischen Störungen weniger ein isoliertes Defizit (z. B. Knieflexion) und eher eine Handlungsunfähigkeit (z. B. Gangstörung) und daran gebunden Einschränkungen im Alltag (z. B. Einkaufen gehen) vorliegen, eignet sich die Ergotherapie gut zur eigenständigen oder multimodalen Behandlung (Gardiner et al. 2018; Nicholson et al. 2020). Der Einsatz von Hilfsmitteln sollte dabei nach Möglichkeit minimiert oder vermieden werden, damit Kompensationsstrategien und Abhängigkeit nicht zur Chronifizierung beitragen. Gleiches gilt für den Umgang mit der angebotenen Unterstützung aus dem familiären oder therapeutischen Umfeld. Die Entwöhnung "von technischer oder persönlicher Hilfestellung ist ein mehrstufiger Prozess, der verhaltenstherapeutisch begleitet werden muss. Neben allgemeinen kompetenzzentrierten und interaktionellen Methoden wird konkret auch die Sensorische Integrationstherapie nach Ayres für Patienten mit funktionellen neurologischen Störungen empfohlen (s. hierzu Ranford et al. 2018).

Die Logopädie spielt naturgemäß in der Behandlung funktioneller Sprech-, Schluck- und Sprachstörungen eine zentrale Rolle und wird in ► Kap. 11 gesondert besprochen (Baker et al. 2021).

▪ Pharmakotherapie

Aufgrund der Heterogenität funktioneller neurologischer Störungen kann keine universell wirksame **Medikation** empfohlen werden. Ärzte sollten darauf achten, eine zentral wirksame Medikation, die aus vorausgegangenen Fehldiagnosen übrig geblieben ist, abzusetzen (z. B. Antikonvulsiva nach Diagnoseänderung von Epilepsie zu dissoziativen Anfällen). Von einer Verlegenheitsmedikation ohne nachgewiesene Wirksamkeit wird abgeraten (z. B. kein Betahistin bei funktionellen Schwindelsyndromen). Psychiatrische Komorbiditäten können Anlass zur Pharmakotherapie geben. Es darf allerdings nicht von der Diagnose einer funktionellen Störung automatisch auf das Vorliegen einer psychiatrischen

„Grunderkrankung geschlossen werden. Schlafstörungen sollten aktiv erfragt und mit behandelt werden, vorzugsweise durch nicht-medikamentöse Therapieansätze. Gleiches gilt für chronische Schmerzen. Diverse Studien lassen vermuten, dass Patienten mit dissoziativen Anfällen und funktionellen Bewegungsstörungen sehr häufig Opioidanalgetika einnehmen, deren Indikation und Nutzen regelmäßig überprüft werden müssen (Hantke et al. 2007; O Connell et al. 2019).

■ Spezialambulanzen für funktionelle neurologische Störungen

Angesichts der besonderen Bedürfnisse von Patienten mit funktionellen neurologischen Störungen wurden in einigen Ländern neurologische **Spezialambulanzen** eröffnet (Aybek et al. 2020). Derartige tertiäre Anlaufstellen können mit entsprechender Expertise diagnostische Unsicherheit beseitigen sowie weiterführende Therapien vermitteln oder vor Ort anbieten. Spezialambulanzen bieten darüber hinaus die Möglichkeit, von Anfang an die Behandlung interdisziplinär zu gestalten und wissenschaftlich zu begleiten.

■ Stationäre Therapie

Teilstationäre bzw. **tagesklinische Programme** haben sich bislang bei der Behandlung funktioneller Schwindelsyndrome und Bewegungsstörungen als effektiv etabliert (Nielsen et al. 2015; Popkirov et al. 2018). Ebenso konnten vollstationäre, **multimodale Therapieprogramme** in diversen Studien gute Erfolge bei der Behandlung funktioneller neurologischer Störungen verzeichnen (zur Übersicht s. Williams et al. 2016). Insbesondere bei der rehabilitativen Behandlung von motorischen Störungen (Paresen und Bewegungsstörungen) hat sich die Kombination aus Bewegungs- bzw. Physiotherapie und Verhaltenstherapie unter neurologischer oder neuropsychiatrischer Leitung als langfristig wirksam erwiesen (Demartini et al. 2014; Saifee et al. 2012; Schmidt und Ebersbach, 2023). Neurologische **Rehabilitationskliniken** können ihre bestehenden interdisziplinären Strukturen und Kompetenzen erfolgreich auf die Bedürfnisse von Patienten mit funktionellen Störungen ausrichten (Jordbru et al. 2014; Kienle et al. 2018). An einigen Epilepsiezentren mit angeschlossenen Rehabilitationskliniken werden multimodale Therapieprogramme für Patienten mit dissoziativen Anfällen angeboten (Labudda et al. 2020; Surges et al. 2018).

Literatur

Aybek S, Lidstone SC, Nielsen G, MacGillivray L, Bassetti CL, Lang AE, Edwards MJ (2020) What is the role of a specialist assessment clinic for FND? Lessons from three national referral centers. J Neuropsychiatry Clin Neurosci 32(1):79–84. ► https://doi.org/10.1176/appi.neuropsych.19040083

Baker J, Barnett C, Cavalli L, Dietrich M, Dixon L, Duffy JR, Elias A, Fraser DE, Freeburn JL, Gregory C, McKenzie K, Miller N, Patterson J, Roth C, Roy N, Short J, Utianski R, van Mersbergen M, Vertigan A, Carson A, Stone J, McWhirter L (2021) Management of functional communication, swallowing, cough and related disorders: consensus recommendations for speech and language therapy. J Neurol Neurosurg Psychiatry 92(10):1112–1125. ► https://doi.org/10.1136/jnnp-2021-326767

Bolte C, Geritz J, Alvarez-Fischer D, Hoheisel M (2023) Psychotherapie bei funktionellen neurologischen Bewegungsstörungen. Nervenheilkunde 42(08):542–549. ► https://doi.org/10.1055/a-2105-9390

Demartini B, Batla A, Petrochilos P, Fisher L, Edwards MJ, Joyce E (2014) Multidisciplinary treatment for functional neurological symptoms: a prospective study. J Neurol 261(12):2370–2377. ► https://doi.org/10.1007/s00415-014-7495-4

Duncan R (2017) Long-term outcomes. In: Dworetzky BA, Baslet GC (Hrsg) Psychogenic nonepileptic seizures: toward the Integration of Care. Oxford University Press, New York, S 279–289

Gardiner P, MacGregor L, Carson A, Stone J (2018) Occupational therapy for functional neurological disorders: a scoping review and agenda for research. CNS Spectr 23(3):205–212. ► https://doi.org/10.1017/s1092852917000797

Gelauff J, Stone J, Edwards M, Carson A (2014) The prognosis of functional (psychogenic) motor symptoms: a systematic review. J Neurol Neurosurg Psychiatry 85(2):220–226. ▶ https://doi.org/10.1136/jnnp-2013-305321

Gelauff JM, Carson A, Ludwig L, Tijssen MAJ, Stone J (2019) The prognosis of functional limb weakness: a 14-year case-control study. Brain 142(7):2137–2148. ▶ https://doi.org/10.1093/brain/awz138

Goldstein LH, Mellers JDC (2016) Psychologic treatment of functional neurologic disorders. Handb Clin Neurol 139:571–583. ▶ https://doi.org/10.1016/b978-0-12-801772-2.00046-1

Hantke NC, Doherty MJ, Haltiner AM (2007) Medication use profiles in patients with psychogenic nonepileptic seizures. Epilepsy Behav 10(2):333–335. ▶ https://doi.org/10.1016/j.yebeh.2006.11.014

Hausteiner-Wiehle C, Schmidt R (2024) Die transdisziplinäre Behandlung funktioneller Bewegungsstörungen: Integration statt Dissoziation. Nervenarzt. ▶ https://doi.org/10.1007/s00115-023-01596-z

Jordbru AA, Smedstad LM, Klungsoyr O, Martinsen EW (2014) Psychogenic gait disorder: a randomized controlled trial of physical rehabilitation with one-year follow-up. J Rehabil Med 46(2):181–187. ▶ https://doi.org/10.2340/16501977-1246

Kanner AM (2008) Is the neurologists role over once the diagnosis of psychogenic nonepileptic seizures is made? No! Epilepsy Behav 12(1):1–2. ▶ https://doi.org/10.1016/j.yebeh.2007.09.015

Kienle J, Rockstroh B, Fiess J, Schmidt R, Popov T, Steffen-Klatt A (2018) Variation of functional neurological symptoms and emotion regulation with time. Front Psychiatry 9:35. ▶ https://doi.org/10.3389/fpsyt.2018.00035

Labudda K, Frauenheim M, Miller I, Schrecke M, Brandt C, Bien CG (2020) Outcome of CBT-based multimodal psychotherapy in patients with psychogenic nonepileptic seizures: a prospective naturalistic study. Epilepsy Behav 106:107029. ▶ https://doi.org/10.1016/j.yebeh.2020.107029

Michaelis R, Popkirov S (2023) Die Diagnose einer funktionellen Bewegungsstörung vermitteln. Nervenheilkunde 42(08):524–528. ▶ https://doi.org/10.1055/a-2086-2443

Nicholson C, Edwards MJ, Carson AJ, Gardiner P, Golder D, Hayward K, Humblestone S, Jinadu H, Lumsden C, MacLean J, Main L, Macgregor L, Nielsen G, Oakley L, Price J, Ranford J, Ranu J, Sum E, Stone J (2020) Occupational therapy consensus recommendations for functional neurological disorder. J Neurol Neurosurg Psychiatry 91(10):1037–1045. ▶ https://doi.org/10.1136/jnnp-2019-322281

Nielsen G, Ricciardi L, Demartini B, Hunter R, Joyce E, Edwards MJ (2015) Outcomes of a 5-day physiotherapy programme for functional (psychogenic) motor disorders. J Neurol 262(3):674–681. ▶ https://doi.org/10.1007/s00415-014-7631-1

O Connell N, Nicholson T, Blackman G, Tavener J, David AS (2019) Medication prescriptions in 322 motor functional neurological disorder patients in a large UK mental health service: a case control study. Gen Hosp Psychiatry 58:94–102. ▶ https://doi.org/10.1016/j.genhosppsych.2019.04.004

Perez DL, Haller AL, Espay AJ (2019) Should neurologists diagnose and manage functional neurologic disorders? It is complicated. Neurol Clin Pract 9(2):165–167. ▶ https://doi.org/10.1212/cpj.0000000000000573

Popkirov S, Jungilligens J, Michaelis R (2024) Funktionelle Bewegungsstörungen verstehen und verständlich machen. Nervenarzt. ▶ https://doi.org/10.1007/s00115-024-01619-3

Popkirov S, Stone J, Holle-Lee D (2018) Treatment of persistent postural-perceptual dizziness (PPPD) and related disorders. Curr Treat Options Neurol 20(12):50. ▶ https://doi.org/10.1007/s11940-018-0535-0

Ranford J, Perez DL, MacLean J (2018) Additional occupational therapy considerations for functional neurological disorders: a potential role for sensory processing. CNS Spectr 23(3):194–195. ▶ https://doi.org/10.1017/s1092852918000950

Saifee TA, Kassavetis P, Parees I, Kojovic M, Fisher L, Morton L, Foong J, Price G, Joyce EM, Edwards MJ (2012) Inpatient treatment of functional motor symptoms: a long-term follow-up study. J Neurol 259(9):1958–1963. ▶ https://doi.org/10.1007/s00415-012-6530-6

Schmidt T, Ebersbach G (2023) Multimodale Therapie funktioneller Bewegungsstörungen im stationären Setting. Nervenheilkunde 42(08):550–554. ▶ https://doi.org/10.1055/a-2108-7227

Surges R, Alber M, Bast T, Baier H, Bien CG, Borggraefe I, Bösebeck F, Brandl U, Hamer HM, Hethey S, Holtkamp M, Jacobs J, Kellinghaus C, Kerling F, Knake S, Kunze A, Kurlemann G, Laufs H, Lerche H, Mayer T, Möddel G, Neubauer BA, Noachtar S, Panzer A, Podewils Fv, Polster T, Rona S, Rosenow F, Schmitz B, Schulze-Bonhage A, Spiczak Sv, Staudt M, Steinhoff BJ, Stephani U, Stodieck SRG, Straub H-B, Strzelczyk A, Wellmer J, Elger CE (2018) Aufgaben und Struktur moderner Epilepsiezentren in Deutschland (Tasks and structure of modern epilepsy centres in Germany). Akt Neurol 45(07):513–533. ▶ https://doi.org/10.1055/s-0043-115381

Williams DT, Lafaver K, Carson A, Fahn S (2016). Inpatient treatment for functional neurologic disorders. HandbClin Neurol 139:631-641. ▶ https://doi.org/10.1016/B978-0-12-801772-2.00051-5

Dissoziative Anfälle

Inhaltsverzeichnis

5.1 Krankheitsbild und Begriffsbestimmung – 32

5.2 Epidemiologie – 32

5.3 Diagnostik – 33

5.4 Risikofaktoren und Komorbiditäten – 39

5.5 Erklärungsmodell – 41

5.6 Therapie – 43

5.7 Prognose – 46

Literatur – 46

S. Popkirov, *Funktionelle neurologische Störungen*,
https://doi.org/10.1007/978-3-662-69215-8_5

5.1 Krankheitsbild und Begriffsbestimmung

Dissoziative Anfälle sind plötzlich auftretende und zeitlich begrenzte Störungen der Wahrnehmung und der Bewegungskontrolle, die äußerlich anderen neurologischen Paroxysmen wie epileptischen Anfällen oder Synkopen ähneln können. Allerdings liegt dissoziativen Anfällen weder eine neuronale Hypersynchronisation noch eine zerebrale Minderdurchblutung zugrunde, sondern eine komplexe neurokognitive Dysfunktion (Popkirov et al. 2019a). Die Ursachen und Mechanismen dieser paroxysmalen Störung sind seit dem Ende des 19. Jahrhunderts Gegenstand intensiver akademischer Debatten, was eine stetig wechselnde Nomenklatur und Nosologie zur Folge hat (s. ◘ Abb. 5.1 und ► Kap. 2). Vormals als „Hysterie" oder „hysterische" Anfälle bezeichnet, kamen später die „Konversionsanfälle" (nach Freud) und die „dissoziativen" Anfälle (nach Janet) hinzu. Die semiologische Ähnlichkeit zu epileptischen Anfällen erklärt die Bezeichnung „nicht-epileptisch" sowie die veralteten Begriffe „pseudoepileptisch" und „Pseudoanfälle", die die Authentizität der Symptomatik jedoch infrage stellen und daher gemieden werden sollten. Die gängige Bezeichnung „psychogene Anfälle" kann stigmatisierend wirken und wird neueren, biopsychosozialen Krankheitskonzepten nicht gerecht. Zunehmend wird auch der ätiologisch neutrale Begriff „funktionelle Anfälle" verwendet.

5.2 Epidemiologie

Die Inzidenz dissoziativer Anfälle liegt bei 2–6/100.000/Jahr (Duncan et al. 2011; Sigurdardottir und Olafsson 1998; Szaflarski et al. 2000). Diesen Schätzungen liegen je-

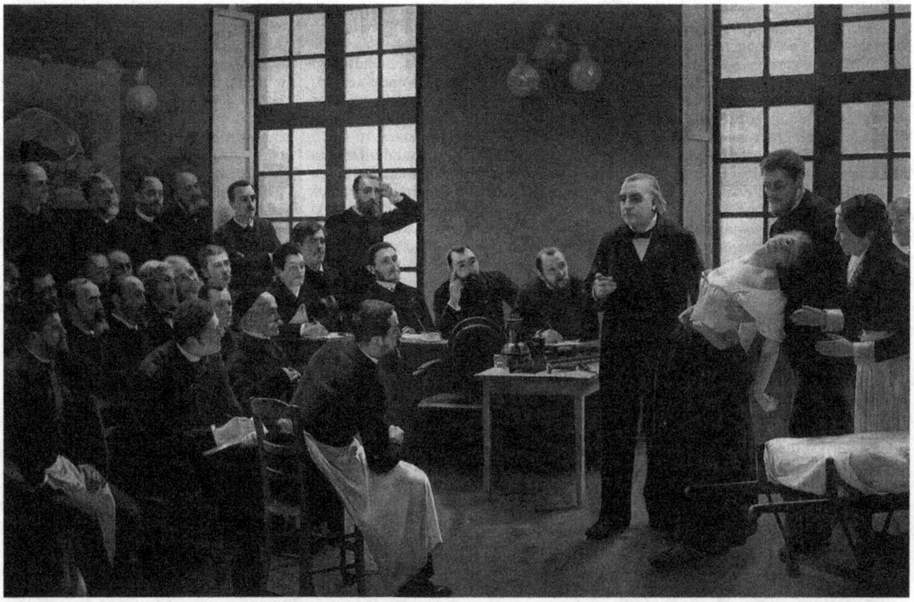

◘ **Abb. 5.1** Dieses berühmte Gemälde von André Brouillet (1887) zeigt Jean-Martin Charcot bei der öffentlichen Demonstration eines in Hypnose ausgelösten „hysterischen" Zustandes in Anwesenheit vieler berühmter Schüler und Zeitgenossen (Babinski, Gilles de la Tourette, Bourneville, Parinaud, u. v. a.). Beachtenswert ist die Tatsache, dass direkt gegenüber der Patientin eine Abbildung des typischen *„arc de cercle"* die erwartete Bewegungsschablone instruierend zur Schau stellt. (Quelle: Wikimedia Commons; gemeinfrei)

doch nur durch Video-EEG-Aufnahmen gesicherte Diagnosen zugrunde, sodass von einem de facto häufigeren Auftreten auszugehen ist. Dissoziative Anfälle machen 2 % aller ambulanten neurologischen Erstvorstellungen und etwa 8–10 % aller „Krampfanfälle" in der Notfallversorgung aus (De Stefano et al. 2023; Dickson et al. 2017; Jungilligens et al. 2021; Stone et al. 2010). Bei 5 % der Patienten mit unklaren rezidivierenden Synkopen können synkopenartige dissoziative Anfälle nachgewiesen werden (Tannemaat et al. 2013). An tertiären Epilepsiezentren werden bei 20–30 % aller Patienten mit refraktärem Anfallsleiden dissoziative Anfälle diagnostiziert. Die Prävalenz dissoziativer Anfälle in der Gesamtbevölkerung liegt bei 24/100.000 (Villagrán et al. 2021).

Bei Erstmanifestation liegen oft nur spärliche Informationen zum Krankheitsgeschehen vor, sodass die initiale Fehldiagnose einer Epilepsie häufig ist (Oto 2017). Im Notdienst wird die richtige Diagnose nur in einem Bruchteil der Fälle gestellt (Cengiz et al. 2023). Im Schnitt beträgt die diagnostische Latenz vom ersten dissoziativen Anfall bis zur korrekten Diagnose in Deutschland etwa 6–7 Jahre; und länger, wenn zwischenzeitlich Antikonvulsiva verschrieben wurden (Bahrami et al. 2019; Reuber et al. 2002; Walther et al. 2019).

5.3 Diagnostik

Die klinische Ähnlichkeit zu epileptischen Anfällen, Synkopen und anderen neurologischen Paroxysmen gibt oft Anlass zu einer breit angelegten Ausschlussdiagnostik mittels Video-EEG-Ableitung, Kipptisch und MRT (s. unten). Dies darf jedoch nicht auf Kosten der „Einschlussdiagnostik" anhand spezifischer semiologischer Zeichen erfolgen, da auf diese Weise meistens eine frühere und besser begründete Diagnose möglich ist.

▪ Semiologie

Aufgrund der semiologischen Vielfalt dissoziativer Anfälle zeigen die meisten charakteristischen Merkmale eine relativ niedrige Sensitivität. Allerdings haben manche Charakteristika eine sehr hohe Spezifität, da z. B. das aktive Zukneifen der Augen praktisch nie zu Beginn eines epileptischen Anfalls auftritt (s. ◘ Tab. 5.1). Somit kann die Beobachtung mehrerer spezifischer Anfallsmerkmale einen sehr hohen positiven prädiktiven Wert erzeugen. Beispielsweise kann bei einem Patienten, der in der Notaufnahme seit mehreren Minuten die Augen zukneift und den Kopf heftig nach links und rechts schlägt, mit an Sicherheit grenzender Wahrscheinlichkeit die Diagnose eines dissoziativen Anfalls gestellt werden. Weitere apparative Untersuchungen sollten in solchen eindeutigen Fällen nur dem Ausschluss einer *zusätzlichen* neurologischen Komorbidität dienen, sofern hierfür Anhaltspunkte bestehen, und können dem Patienten ansonsten erspart bleiben.

In der Literatur wird vor Fallstricken in der Unterscheidung zwischen epileptischen Frontallappenanfällen und dissoziativen Anfällen gewarnt, da Erstere mit bizarren Verhaltensschablonen, starkem Affekt und teilweise erhaltenem Bewusstsein einhergehen können (LaFrance und Benbadis 2011). Insbesondere wenn Anfälle sehr stereotyp ablaufen und nur kurz andauern (weniger als 30 s), muss an Frontallappenanfälle gedacht werden (s. ◘ Tab. 5.2). Auch Parietallappenanfälle können aufgrund ungewöhnlicher Semiologien mit multisensorischen Auren und hyperkinetischen Bewegungsmustern als dissoziative Anfälle fehldiagnostiziert werden (McGonigal und Bartolomei 2014).

Es wurden diverse semiologische Klassifikationssysteme für dissoziative Anfälle entwickelt, die jedoch bislang keine ausreichende Reliabilität aufweisen (Duwicquet et al. 2017). Auch sind direkte Rückschlüsse von der Semiologie auf relevante Ursachen

5

Tab. 5.1 Unterscheidung zwischen dissoziativen und epileptischen Anfällen anhand der Semiologie

	Sensitivität[a]	**Spezifität**[a]
Spricht für dissoziativen Anfall		
Lange Dauer (>2 min)[b]	65 %	93 %
Augen geschlossen[c]	34–88 %	74–100 %
Augen zugekniffen	33 %	100 %
Lidflattern	50 %	100 %
Wechselnder Verlauf	69 %	96 %
Asynchrone Bewegungen[d]	44–96 %	93–96 %
Beckenstoßen[d]	1–31 %	96–100 %
Hin-und-her-Bewegungen	25–63 %	96–100 %
Iktales Weinen	13–14 %	100 %
Erinnerung an den Anfall	63 %	96 %
Spricht für epileptischen Anfall		
Lateraler Zungenbiss	22 %	100 %
Auftreten aus dem Schlaf heraus[e]	31–59 %	100 %
Postiktale Verwirrtheit[f]	61–100 %	88 %
Röchelnde Atmung	61–91 %	100 %

[a] Angaben aus diversen Studien (Avbersek und Sisodiya 2010; Brigo et al. 2012; Seneviratne et al. 2017; Syed et al. 2011).
[b] Bei einer Anfallsdauer von >5 min ist das Vorliegen eines dissoziativen Anfalls um das 24-Fache wahrscheinlicher als ein epileptischer Anfall (Seneviratne et al. 2017).
[c] Zeugen fällt es oft schwer, sich festzulegen, ob die Augen des Patienten offen oder geschlossen waren. Es kann helfen, stattdessen zu fragen, ob der Patient im Anfall wach oder zu schlafen schien.
[d] Gilt nicht bei Verdacht auf Frontallappenanfälle.
[e] Patienten mit dissoziativen Anfällen können auch über Anfälle aus dem Schlaf berichten, jedoch kann im EEG stets eine kurze Wachphase nachgewiesen werden (Dhiman et al. 2013).
[f] Nach dissoziativen Anfällen können direkt postiktal ausdrucksvolle Aufwach- und Orientierungsreaktionen beobachtet werden (z. B. vermehrtes Blinzeln und Kopfschütteln, verstörtes Umschauen, Fragen wie „Was ist passiert?"), die nach epileptischen Anfällen so nicht auftreten und somit hoch spezifisch sind (Izadyar et al. 2018).

oder Risikofaktoren im Einzelfall nicht ratsam, da die individuelle Anfallsmanifestation verschiedensten Einflüssen unterliegt (s. unten). Eine spezielle Anfallsform, die sich in allen Klassifikationen wiederfindet, verdient jedoch besondere Aufmerksamkeit, da die primäre Differenzialdiagnose nicht die Epilepsie, sondern die (konvulsive) Synkope ist. Synkopenartige dissoziative Anfälle (auch als Pseudosynkope, psychogener atonischer/dialeptischer Anfall oder veraltet als Ohnmachtsanfall bezeichnet) können oft anhand der fehlenden vasovagalen Prodromi und der langen Dauer der Bewusstlosigkeit (bzw. der fehlenden Reagibilität) identifiziert werden (s. Tab. 5.3) (Tannemaat et al. 2013). Das Auslösen von reflektorischen Lidbewegungen durch Bestreichen der Wimpern kann beim regungslosen Patienten als Hinweis für einen dissoziativen Zustand dienen. Allerdings können dissoziative Zustände auch als unmittel-

Tab. 5.2 Vergleich dissoziative Anfälle versus epileptische Frontallappenanfälle

	Dissoziative Anfälle	Frontallappenanfälle
Komplexe Bewegungen mit affektivem Ausdruck	Oft	Oft
Rasche postiktale Reorientierung	Häufig	Häufig
Typische Dauer	>2 min	<30 Sek
Aus dem Schlaf heraus	Selten[a]	Oft
Augen	Eher geschlossen	Eher offen
Bilaterale Bewegungen bei erhaltener Kontaktfähigkeit	Oft	Selten (aber möglich!)
Stereotyper Anfallsablauf	Manchmal	Oft

Zusammengestellt mit Angaben aus Dworetzky et al. (2017), Bonini et al. (2014) und Asadi-Pooya et al. (2017).
[a] Patienten mit dissoziativen Anfällen können auch über Anfälle aus dem Schlaf heraus berichten, jedoch kann im EEG stets eine kurze Wachphase nachgewiesen werden (Dhiman et al. 2013).

Tab. 5.3 Vergleich zwischen dissoziativen Anfällen vom Typ Pseudosynkope und vasovagalen Synkopen

	Dissoziativer Anfall vom Typ „Pseudosynkope"	Vasovagale Synkope
Blässe	–	+ + +
Schwitzen	–	+
Übelkeit	–	+
Augen zu Beginn geschlossen	+ + +	+
Zuckungen	+	+ +
Weinen danach	+	–
Dauer in Sekunden	44 (2–811)	20 (4–55)

Tabelle adaptiert nach Popkirov et al. (2014) mit Daten aus Tannemaat et al. (2013); mit freundlicher Genehmigung

bare Folge vasovagaler Synkopen auftreten, und typische präsynkopale Prodromi können bei älteren Patienten oder bei kardialen Synkopen ausbleiben, sodass im Zweifel stets eine Kipptischuntersuchung (idealerweise mit EEG) durchgeführt werden sollte.

▶ Fallbeispiel

Der Rettungsdienst bringt notfallmäßig eine 23-jährige Patientin unter dem Verdacht eines akuten „Status epilepticus". Auf dem Weg ins Krankenhaus wurden insgesamt 6 mg Lorazepam über einen venösen Zugang verabreicht. Der Anfall sei darunter nicht vollständig sistiert. Als die diensthabende Neurologin in die Notaufnahme kommt, ist auch schon das dazu gerufene Anästhesieteam vor Ort.

Die Semiologie des Anfalls ist folgendermaßen zu beschreiben: Die Patientin liegt auf der Trage mit zugekniffenen Augen; der Kopf wird abwechselnd nach rechts und links gedreht; die Patientin gibt stöhnende Laute von sich; die Arme sind tonisch angespannt, und beide Unterarme werden hin und her geschlagen (im Sinne abwechselnder Flexion und Extension im Ellenbogengelenk); mitunter kommt es zu stoßenden Bewegungen der Hüfte. Die Patientin reagiert nicht auf Ansprache oder auf Schmerzreize. Beim Versuch der Ärztin, die Augen passiv zu öffnen, werden diese aktiv zugekniffen.

Die Neurologin stellt anhand der spezifischen Semiologie die sichere Diagnose eines dissoziativen Anfalls. Sie stellt sich bei der Patientin vor und erklärt ihr, dass es sich um einen sogenannten dissoziativen Anfall handelt, von dem keine unmittelbare Gefahr ausgeht. Das anwesende Personal wird auf ein Minimum reduziert, und die Angehörigen werden gebeten, draußen zu warten. Nach etwa 2 Minuten sistiert der Anfall spontan, und die Patientin zeigt sich rasch reorientiert. Sie hat nur vereinzelte Erinnerungen an das Anfallsgeschehen. ◀

▪ Subjektives Anfallserleben

Neben den von außen sichtbaren Anfallserscheinungen ist auch das subjektive Anfallserleben der Patienten von diagnostischer und therapeutischer Bedeutung. Es sollte konkret nach prodromalen oder iktalen (Angst-)Symptomen wie Palpitationen, Luftnot, Schweißausbruch, Mundtrockenheit und Kribbelmissempfindungen gefragt werden, insbesondere wenn eine zugrunde liegende oder komorbide Panikstörung vermutet wird (Hendrickson et al. 2014; Reuber et al. 2011; Vein et al. 1994). Auch panikassoziierte kognitive Phänomene wie Denkblockaden, Gedankenrasen, Verwirrtheit und dissoziatives Entfremdungserleben in Form von Derealisation oder Depersonalisation sollten erfragt werden. Für Letzteres können Umschreibungen hilfreich sein: „Haben Sie vor oder während eines Anfalls ein unwirkliches Gefühl, als seien Sie im falschen Film? Oder als ob Sie neben sich stehen würden, als ob Ihnen der eigene Körper nicht mehr gehöre?“ Derartige Elemente des subjektiven Anfallserlebens sind nicht nur der Diagnostik dienlich. Sie können im Rahmen der Psychoedukation als körperlicher Ausdruck emotionaler Belastung angeführt werden und verhaltenstherapeutische Ansatzpunkte bieten (Rockliffe-Fidler und Willis 2019).

▪ Kommunikative Besonderheiten

Letztlich wird beim Versuch der Erhebung einer detailreichen Anfallsanamnese dem Untersucher oft auffallen, wie wortkarg oder gar abweisend auf Fragen zum konkreten Anfallsgeschehen manche Patienten antworten (s. ◘ Tab. 5.4) (Schwabe et al. 2007). Es werden bereitwillig die äußeren

◘ Tab. 5.4 Besonderheiten der sprachlichen Anfallsschilderung im Vergleich zu Epilepsie-Patienten

	Patienten mit dissoziativen Anfällen	Patienten mit epileptischen Anfällen
Beschreibung des Anfallserlebens	Vermeidend, hauptsächlich auf Nachfrage, dann wortkarg und negierend; Fokus auf Umstände und Folgen	Spontane und bereitwillige Schilderung, detailreich und mit hohem Formulierungsaufwand
„Was passiert bei einem typischen Anfall?“	*„Keine Ahnung. Nichts – ich krieg' das ja kaum mit… ich bin halt weg.“* *„Ja, das passiert immer, wenn ich die Nacht vorher schlecht geschlafen habe – und ich war auch schon viermal im Krankenhaus deswegen.“*	*„Zuerst merke ich so ein dumpfes – oder vielmehr flaues – Gefühl im Bauch, so in der Magengegend. Aber nicht wie Magenschmerzen, sondern eher so wie eine unangenehme Wärme… und nach etwa 15 Sekunden verliere ich dann das Bewusstsein.“*

Umstände des Anfalls oder die daraus entstehenden Folgen geschildert, aber kaum der eigentliche Anfallshergang oder gar das subjektive Erleben. Während Patienten mit Epilepsie einen vergleichsweise hohen Formulierungsaufwand betreiben, um das komplexe Geschehen zu umschreiben, verwenden Patienten mit dissoziativen Anfällen knappe und verneinende Schilderungen wie „Keine Ahnung – ich bin dann halt weg.“ Diese sprachliche Besonderheit kann in entsprechender Operationalisierung differenzialdiagnostisch genutzt werden (Jenkins et al. 2016), sie kann aber auch erste Hinweise auf relevante neuropsychologische Problemfelder bieten, wie die Tendenz zur kognitiven Vermeidung oder eine eingeschränkte Gefühlswahrnehmung (sogenannte Alexithymie) (Jungilligens et al. 2020). Wichtig ist es, derartige Themenvermeidung und Wortkargheit nicht als konfrontatives Verhalten zu missdeuten, sondern sie als krankheitstypische, sprachliche Eigenart zu verstehen.

Apparative Zusatzdiagnostik

▪▪ Langzeit-Video-EEG-Monitoring

Wenn ein Anfall nicht ausreichend zuverlässig oder detailreich geschildert werden kann und weder persönlich beobachtet wurde noch als Video zur Verfügung steht, muss zwingend eine weiterführende Diagnostik erfolgen. Auch in den oben genannten Zweifelsfällen, wenn ein frontal oder parietal generierter epileptischer Anfall nicht auszuschließen ist, muss die Diagnose mittels iktalen Video-EEGs gesichert werden (LaFrance et al. 2013). Hierzu muss sich der Patient einem Langzeit-Video-EEG-Monitoring unterziehen, in dem ein typischer Anfall aufgezeichnet wird (Popkirov et al. 2017). Meistens kommt es innerhalb der ersten 2 Tage der Ableitung zu einem spontanen Anfall. Es muss sichergestellt werden, dass es sich dabei um einen für den Patienten typischen Anfall handelt, indem das Video mit dem Patienten und den Angehörigen besprochen wird. Da fokal generierte epileptische Anfälle auch ohne erkennbare Veränderungen im Oberflächen-EEG ablaufen können, muss immer auch die Semiologie genauestens analysiert werden. Wenn das EEG keine epilepsietypischen Veränderungen iktal oder periiktal zeigt, die Semiologie nicht für einen fokalen (frontalen oder parietalen) epileptischen Anfall spricht und der Anfall vom Patienten oder den Angehörigen als typisch bestätigt wird, dann kann mit höchstem Grad der Sicherheit die Diagnose „dissoziativer Anfall“ gestellt werden (LaFrance et al. 2013).

▪▪ Anfallsprovokation

Wenn während der Langzeitableitung kein spontaner Anfall auftritt und die Diagnose weiterhin unklar ist, kann versucht werden, einen dissoziativen Anfall durch Suggestion unter laufender Video-EEG-Aufzeichnung auszulösen (Popkirov et al. 2015b, 2017, 2020). Während früher hierzu oft intravenös verabreichte physiologische Kochsalzlösung zum Einsatz kam, wird heutzutage in erster Linie auf nicht-invasive Techniken gesetzt und das Ausmaß der Täuschung minimiert (s. ▶ Kap. 15). Beispielsweise kann erklärt werden, dass Hyperventilation und Flackerlicht sowohl epileptische als auch dissoziative Anfälle provozieren können (Popkirov et al. 2015a). Es wird empfohlen, von vornherein über alle differenzialdiagnostischen Vermutungen offen zu sprechen. So kann eine Anfallsprovokation nicht nur zur Diagnostik, sondern in manchen Fällen auch als Element in der Psychoedukation und Therapie genutzt werden, um dem Patienten die Zusammenhänge zwischen Belastung, Anspannung, Erwartungshaltung und Anfallsbeginn aufzuzeigen oder um ihn auf prodromale Anfallssymptome aufmerksam zu machen. Die suggestive Anfallsprovokation kann in manchen Fällen auch ambulant durchgeführt werden, wenn ein Langzeitmonitoring nicht erhältlich oder gewünscht ist (Benbadis et al. 2004; Kandler et al. 2018). Ethische Bedenken, die trotz der offenen Aufklärung und der Anwendung nicht-invasiver Provokationsmethoden bleiben, müssen vor dem Hintergrund der bekanntermaßen langen diagnostischen Latenz und der langfristigen Risiken und Kosten einer falschen oder ungesicherten Diagnose abgewogen werden.

▪ Ruhe-EEG

Das interiktale EEG kann beim Nachweis spezifischer epilepsietypischer Muster den differenzialdiagnostischen Verdacht auf eine Epilepsie untermauern. Allerdings muss darauf hingewiesen werden, dass weder ein pathologisches Ruhe-EEG die Epilepsie nachweist noch ein unauffälliger Befund sie ausschließt, nicht zuletzt, da epileptische und dissoziative Anfälle häufig komorbide auftreten. Eine Überinterpretation nicht-spezifischer EEG-Auffälligkeiten (z. B. diffuse Verlangsamung) ist ein häufiger Grund für die Fehldiagnose einer Epilepsie (LaFrance et al. 2013).

▪▪ Kipptischuntersuchung

Wenn beim Auftreten rezidivierender Synkopen ein dissoziatives Anfallsleiden vermutet wird, sollte eine Kipptischuntersuchung, idealerweise mit gleichzeitiger EEG-Aufzeichnung, durchgeführt werden (Tannemaat et al. 2013). Alternativ kann auch hier ein Langzeitmonitoring oder eine Anfallsprovokation im Epilepsiezentrum sinnvoll sein (Popkirov et al. 2014). Bei der kardialen oder vasovagalen Synkope führt die zerebrale Minderdurchblutung zu einer globalen Verlangsamung im EEG, während beim synkopenartigen dissoziativen Anfall das EEG keine derartige periiktale Verlangsamung zeigt.

▪▪ Labor

Chemische Laboranalysen können im manchen Fällen ebenfalls zur Differenzierung zwischen epileptischen und dissoziativen Anfällen beitragen. Sofern die Blutentnahme innerhalb von 20 min nach Anfallsbeginn erfolgt, hat ein erhöhter **Prolaktinwert** im Serum bei einem Anfall mit motorischen Entäußerungen einen positiven prädiktiven Wert von 93–99 % bezüglich einer Epilepsie (Chen et al. 2005). Ein unauffälliger Prolaktinwert hat allerdings keine diagnostische Aussagekraft. Ebenso kann Prolaktin nicht zwischen epileptischen Anfall und Synkope unterscheiden, da es bei Letzterer auch zu einer Erhöhung kommen kann. Falsch positive Befunde können medikamentös bedingt sein (Neuroleptika, manche Antidepressiva). Eine Erhöhung der **Creatinkinase (CK)** wird wenige Stunden nach bilateral (generalisiert) tonisch-klonischen Anfällen beobachtet und erreicht ihren Peak nach 2–4 Tagen (Brigo et al. 2015). Diese Erhöhung ist spezifisch für epileptische Anfälle und kann somit einen dissoziativen Anfall weitgehend ausschließen (sofern keine anderen Ursachen für eine CK-Erhöhung vorliegen). Das Ausbleiben einer CK-Erhöhung kann allerdings, ähnlich wie beim Prolaktin, keine Diagnose ausschließen oder nachweisen. Ein klinisch relevanter diagnostischer Wert weiterer Laborparameter ist bislang nicht ausreichend belegt.

▪▪ Bildgebung

Die zerebrale Bildgebung ist zur artdiagnostischen Zuordnung rezidivierender Anfälle von geringem Nutzen. Viele Patienten mit Epilepsie haben ein unauffälliges Hirn-MRT, und Patienten mit dissoziativen Anfällen zeigen häufig pathologische Befunde (Asadi-Pooya 2015). Die Anwendung erweiterter bildgebender Methoden (z. B. volumetrische, funktionelle oder traktografische MRT) kann zwar interessante Hypothesen zur neurobiologischen Veranlagung hervorbringen, bietet aber bislang keinen diagnostisch verwertbaren Biomarker (McSweeney et al. 2017).

5.4 Risikofaktoren und Komorbiditäten

Die Ätiologie dissoziativer Anfälle kann individuell unterschiedlich sein und ist, sofern nachvollziehbar, in den meisten Fällen multifaktoriell (Popkirov et al. 2019a). Risikofaktoren und Komorbiditäten erlauben zwar keine artdiagnostische Zuordnung der Anfälle (dissoziativ, epileptisch, Synkopen usw.), können aber bei bereits diagnostizierten dissoziativen Anfällen zum besseren Verständnis der Krankheitsentstehung und zur Planung der Therapie beitragen.

▪▪ Belastung und Trauma

Bereits im 19. Jahrhundert wurde von Briquet und später von Breuer und Freud ein Zusammenhang zwischen früher psychologischer Belastung und der Neigung zur „Hysterie" beschrieben (s. ▶ Kap. 2) (Breuer und Freud 1895; Briquet 1859). Im Falle dissoziativer Anfälle haben seitdem diverse Studien einen klaren epidemiologischen Zusammenhang bestätigen können. Eine Metaanalyse von 24 Studien konnte zeigen, dass Patienten mit dissoziativen Anfällen im Schnitt etwa 3-mal so oft traumatisierende Erfahrungen berichten wie gesunde Kontrollprobanden (Ludwig et al. 2018). Allerdings zeigte die Metaanalyse auch, dass unabhängig von der Erhebungsmethode stets bei einem Teil der Patienten (14–70 %) keine Traumatisierung berichtet wurde. Daher ist es nicht gerechtfertigt, automatisch allen Patienten eine zurückliegende Traumatisierung zu unterstellen.

Die Auswirkungen kindlicher Traumatisierung auf die Entwicklung des Nervensystems und anderer Körpersysteme (z. B. endokrine und vegetative Systeme) ist mannigfaltig und gut belegt. Zusätzlich können auch psychosoziale Traumafolgen wie ein gestörtes Bindungsverhalten oder wiederkehrende Traumaerinnerungen eine Rolle beim Auftreten dissoziativer Anfälle spielen. Entsprechend dem Vulnerabilitäts-Stress-Modell kann auch der Beitrag **akuter und chronischer Belastungen** nachvollzogen werden. Akuter Stress kann bei manchen Patienten körperliche Arousalsymptome auslösen (ohne dass die dazugehörige affektive Komponente wahrgenommen wird) und so den dissoziativen Anfall einleiten. Einige Patienten berichten dementsprechend auch über eine gewisse postiktale Entlastung oder Entspannung (Stone und Carson 2013), deren autonome Entsprechung an Herzfrequenz und Herzfrequenzvariabilität abzulesen ist (van der Kruijs et al. 2016; Ponnusamy et al. 2012).

▪▪ Krankheitsvorstellungen

Die individuellen Krankheitsvorstellungen der Patienten sind in allen Aspekten der Arzt-Patient-Kommunikation entscheidend (z. B. bei der Anfallsprovokation oder der Diagnosevermittlung), können aber auch die klinische Ausprägung beeinflussen. Die Überzeugung bezüglich bestimmter Anfallsursachen (z. B. zurückliegende Gehirnerschütterung), Trigger (z. B. Allergene) oder Behandlungen (z. B. Antikonvulsiva) können eine anfallsfördernde oder -hemmende Wirkung ausüben. Derartige Zusammenhänge verdeutlichen den hohen Stellenwert nachvollziehbarer Krankheitsmodelle sowie des sofortigen Absetzens antikonvulsiver Medikation, sobald eine Epilepsiefehldiagnose revidiert wird (Oto et al. 2010).

▪▪ Psychiatrische Komorbiditäten

Patienten mit dissoziativen Anfällen haben überdurchschnittlich häufig psychiatrische Komorbiditäten (s. ◘ Tab. 5.5). Dabei handelt es sich meistens um affektive Störungen, Persönlichkeitsstörungen (insbesondere vom emotional instabilen Typ), andere funktionelle und dissoziative Störungen sowie Traumafolgestörungen (Popkirov et al. 2019a). Nicht immer ist eine strenge nosologische Trennung möglich oder sinnvoll. Auch sei vor voreiligen Formulierungen von

5

Tab. 5.5 Psychiatrische Komorbiditäten

	Häufigkeit[a]	Besonderheiten	Literatur
Depression	40 %	Im Vergleich zu Epilepsiepatienten berichten Patienten mit dissoziativen Anfällen eher über körperliche als über kognitive oder affektive Aspekte der Depression.	(Walsh et al. 2018)
Angst- und Panikstörungen	9–71 % Angststörung 20 % Panikstörung	Das Auftreten von körperlichen Angstsymptomen vor und während dissoziativer Anfälle gab Anlass zur Formulierung der „Panik-ohne-Panik"-Hypothese (Goldstein und Mellers 2006).	(Bermeo-Ovalle und Kanner 2018; Indranada et al. 2018)
Posttraumatische Belastungsstörung (PTBS)	38 % (60 % bei Veteranen)	Sowohl EMDR- (Eye Movement Desensitization and Reprocessing) als auch Expositions-basierte PTBS-Therapien haben Erfolge bei Patienten mit komorbiden dissoziativen Anfällen zeigen können.	(Fiszman et al. 2004; Myers et al. 2017)
Persönlichkeitsstörung	Cluster A: 0–4 % Cluster B: 10–69 % Cluster C: 0–38 %	Eine dialektisch-behaviorale Therapie kann bei Patienten mit dissoziativen Anfällen wirksam sein.	(Bermeo-Ovalle und Kanner 2018; Bullock et al. 2015)
Andere dissoziative Störungen	33 %	Eine iktale und periiktale dissoziative Amnesie ist besonders häufig und kann unter Hypnose aufgelöst werden.	(Bowman 2018; Kuyk et al. 1995)
Funktionelle Bewegungsstörungen oder Lähmungen	5 %	Die lebenszeitliche Prävalenz beträgt ca. 50 %. Umgekehrt haben 7–23 % der Patienten mit funktionellen Lähmungen oder Bewegungsstörungen auch dissoziative Anfälle.[b]	(Driver-Dunckley et al. 2011; Bowman und Markand 1996)
Andere funktionelle Beschwerden	60–70 %	Ein „Symptomersatz" nach Remission der Anfälle konnte bislang nicht sicher nachgewiesen werden.	(Duncan et al. 2011; Bowman und Markand 1996; McKenzie et al. 2011)

[a] Zahlen aus den angegebenen Quellen und/oder aus Popkirov et al. (2019a).
[b] Quellen: Stone et al. (2012); Matin et al. (2017); Crimlisk et al. (1998).

Kausalketten gewarnt, da z. B. dissoziative Anfälle im Rahmen einer Anpassungsstörung auftreten können, aber unter Umständen auch eine solche bedingen könnten (z. B. nach dramatischem Notarzteinsatz und belastendem Aufenthalt auf der Intensivstation). Eine spezifische Therapie zugrunde liegender oder komorbider psychiatrischer Störungen wirkt sich positiv auf das Anfallsleiden aus, wie Studien zur dialektisch-behavioralen Therapie oder der traumaspezifischen Expositionstherapie zeigen konnten (Bullock et al. 2015; Myers et al. 2017).

Neurologische Komorbiditäten

Auch neurologische Komorbiditäten sind häufig (s. ◘ Tab. 5.6). Allen voran ist die **Epilepsie** zu nennen: Einer großen Metaanalyse zufolge besteht bei etwa 22 % aller Patienten eine derartige Komorbidität (Kutlubaev et al. 2018). Dieser hohe Prozentsatz wird zum Teil der Rekrutierung aus Epilepsiezentren geschuldet sein. In populationsbasierten Studien ergeben sich Werte um 12 %, was eher der Realität in der primären Krankenversorgung entsprechen dürfte. In Fällen von Komorbidität geht die Epilepsie immer dem Auftreten dissoziativer Anfälle voraus, woraus sich kausale Effekte wie Symptomprägung und Ursachenzuschreibung ableiten lassen. Die Diagnostik und Therapie von Patienten mit sowohl epileptischen als auch dissoziativen Anfällen stellt eine besondere Herausforderung dar. Patienten und Angehörige sollten bezüglich der Unterscheidung der verschiedenen Anfallsformen nach Möglichkeit geschult werden, um eine differenzierte Reaktion und Therapie zu ermöglichen. Eine Reevaluation mittels Langzeit-Video-EEG-Monitoring sollte niederschwellig zur Objektivierung von Anfallsarten und -frequenz angeboten werden.

5.5 Erklärungsmodell

Im Folgenden wird das sogenannte **Integrative Kognitive Modell** nach Brown und Reuber vorgestellt, das vorhergehende Krankheitsmodelle und klinisch-experimentelle Forschungsergebnisse in ein übergreifendes

◘ **Tab. 5.6** Neurologische und allgemeine Komorbiditäten

	Häufigkeit[a]	Besonderheiten	Literatur
Epilepsie	22 % an Epilepsiezentren 12 % populationsbasiert <10 % mit sicherem Epilepsienachweis.	Epilepsie immer zuerst; bei 2–8 % operierter Epilepsiepatienten treten postoperativ erstmals dissoziative Anfälle auf.	(Kutlubaev et al. 2018)
Migräne	50–60 %	Ein neurophysiologisches Habituationsdefizit könnte maladaptive Schutzmechanismen (z. B. Dissoziation) begünstigen.	(Shepard et al. 2016)
Leichtes Schädel-Hirn-Trauma	42 %	Besonders häufig bei Veteranen; läsioneller Effekt unwahrscheinlich.	(Popkirov et al. 2018)
Kognitive Beschwerden	60 %	Selten objektivierbar; korrelieren mit affektiver Komorbidität.	(Teodoro et al. 2018)
Schlafstörungen	1/3 berichten Schlafstörungen 14–29 % haben schlafbezogene Atmungsstörungen	Experimenteller Schlafmangel verstärkt die Dissoziationsneigung, sodass eine Therapie begleitender Schlafstörungen empfohlen wird.	(Popkirov et al. 2019b)
Chronische Schmerzen	Bis zu 86 % 14–32 % nehmen Opioidanalgetika	Oft in Form einer somatischen Belastungsstörung (ehemals somatoforme Störung) oder Fibromyalgie.	(Benbadis 2005)
Asthma	33 %	Alternativ muss auch an eine funktionelle Atemstörung wie die „vocal cord dysfunction" gedacht werden.	(Elliott und Charyton 2014)

[a] Zahlen aus den angegebenen Quellen und/oder aus Popkirov et al. (2019a).

biopsychosoziales Rahmenmodell überträgt (s. ◘ Abb. 5.2) (Brown und Reuber 2016; Popkirov et al. 2019a). Der dissoziative Anfall entspricht hierbei einer aktivierten Anfallsschablone, die verschiedenartigen Einflüssen unterliegt: instinktive Verhaltensmuster (z. B. Angststarre oder Um-sich-Schlagen), persönliche Krankheitserfahrungen (z. B. stattgehabte Synkope oder Gehirnerschütterung) und erworbene Krankheitsvorstellungen (z. B. Epilepsie des Bruders). Sie kann zudem eng an physiologische Stressreaktionen wie Herzrasen oder Derealisationserleben gekoppelt sein. Die Anfallsschablone wird wie ein neurophysiologisches „Computerprogramm" aktiviert, entweder als Schutzreaktion auf belastende Reize (z. B. Streit, Schmerz, Traumaerinnerung) oder entsprechend einer situativen Erwartung oder Konditionierung. Die Ausführung einer derartigen instinktiven oder erlernten Schutzreaktion wird normalerweise im Rahmen der bewussten Verhaltenskontrolle gehemmt. Allerdings kann die inhibitorische Kontrolle akut oder chronisch gestört sein, beispielsweise durch stressassoziierte Dissoziation oder als Folge eines frontalen Hirnschadens. Auch wenn der Beginn des Anfalls manchmal noch bewusst beeinflusst werden kann (Stone und Carson 2013), ist der weitere Ablauf der Anfallsschablone typischerweise kaum willentlich zu kontrollieren. Das Auftreten dissoziativer Anfälle kann sich als maladaptives Ereignis selbst verstärken, etwa durch die affekt- und erregungshemmende Wirkung der Dissoziation sowie durch die Vermeidung oder Auflösung belastender Situationen (solche verstärkenden Effekte werden manchmal als „Krankheitsgewinn" bezeichnet, was aber leicht als Unterstellung absichtlichen Handelns missverstanden werden kann).

Zur Vermittlung an medizinische Laien kann zum Beispiel – entlang der allgemeinen Software-Hardware-Metapher funktioneller neurologischer Störungen – der dissoziative Anfall als eine Art automatisch ausgeführtes „Programm" konzeptualisiert werden, das vor geistiger oder emotionaler Überlastung schützt. Dieses Programm ist in seinen grundlegenden Bestandteilen im

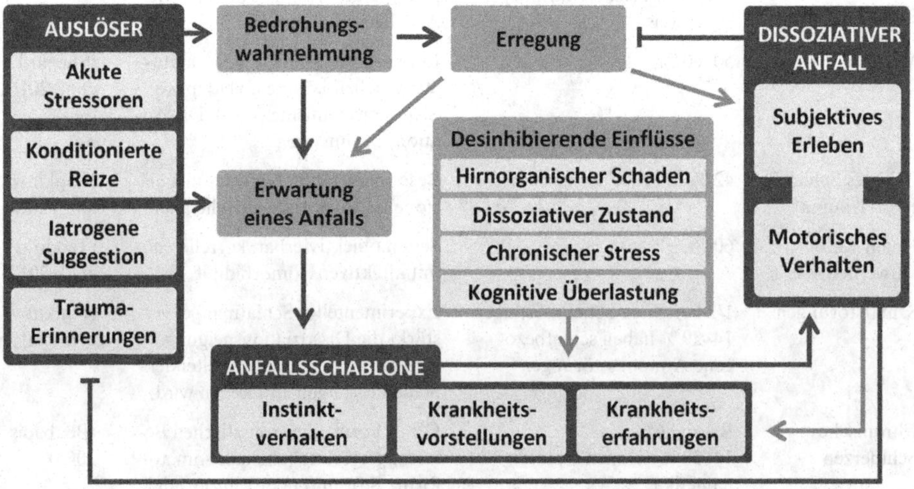

◘ **Abb. 5.2** Das Integrative Kognitive Modell nach Brown und Reuber (2016) (*Pfeile* Aktivierung, Beitrag oder Verursachung. *T-Pfeil* Hemmung oder Entgegenwirken). Die Abläufe werden im Text besprochen. (Adaptiert nach Popkirov et al. 2019a; © 2019 Epileptic Disorders; Lizenz: CreativeCommons by-sa-4.0.)

Körper verankert (Instinkte, Reflexe), wird aber maßgeblich durch persönliche Erfahrungen und Erwartungen geprägt. Zudem kann es im Krankheitszustand auch scheinbar grundlos gestartet werden.

5.6 Therapie

Bei der Behandlung dissoziativer Anfälle kann grundsätzlich zwischen der Akuttherapie des Anfalls und der langfristigen Behandlung des Patienten unter Berücksichtigung aller relevanten Beschwerden unterschieden werden.

▪ Akuttherapie

Der Umgang mit akuten dissoziativen Anfällen wird in der wissenschaftlichen Literatur selten thematisiert (Füratsch et al. 2015; Schrecke et al. 2020), obwohl medizinisches Personal nicht nur an spezialisierten Epilepsiezentren mit Anfällen konfrontiert wird, sondern auch in der allgemeinen Notfallversorgung oder während ambulanter Psychotherapiesitzungen (Dickson et al. 2017; Kemp et al. 2018). Abhängig von der individuellen Situation muss auf dem Spektrum zwischen Anfallsbegleitung und Anfallsbehandlung das individuelle Vorgehen ausgewählt werden (Schrecke et al. 2020). Als Erstes muss stets eine Überreaktion durch Angehörige und Personal vermieden werden. An folgende Tatsachen sei erinnert:

Antikonvulsiva sind wirkungslos, aber nicht nebenwirkungslos.

Benzodiazepine können dissoziationsfördernd, suchterzeugend und atemdepressiv wirken.

Jeder 3. Patient mit dissoziativen Anfällen war schon mal auf einer Intensivstation, viele werden notfallmäßig intubiert (Reuber et al. 2003; Viarasilpa et al. 2020).

Nachdem also unnötige diagnostische oder therapeutische Maßnahmen beendet oder verhindert wurden und das anwesende medizinische Personal auf ein Minimum reduziert wurde, sollte versucht werden, verbal Kontakt mit dem Patienten aufzunehmen. Bei heftigen motorischen Entäußerungen müssen Verletzungsgefahren minimiert werden, ohne dabei den Patienten festzuhalten oder zu fixieren. Medikamente sollten nicht gegeben werden. Auch ein Placebo sollte nicht verabreicht werden, da dies zwar gelegentlich einen Anfall beenden kann, zugleich aber ein falsches Krankheitsverständnis fördert und langfristig das grundsätzliche Vertrauen gegenüber Therapeuten und Medizinern untergraben kann. Patient und Angehörige müssen informiert werden, dass es sich um einen dissoziativen Anfall handelt, von dem keine akute gesundheitliche Gefahr ausgeht. Weitere Informationen über übliche Anfallsdauer und spontanes Sistieren sollten gegeben werden. Eine simple Schilderung der Umstände („Ich sehe, das linke Bein zuckt heftig und Ihre Augen sind geschlossen. Das laute Piepen ist der EKG-Monitor im Nachbarraum. Sie kriegen jetzt gleich eine Decke") kann den Realitätsbezug stärken und antidissoziativ wirken. Auch andere antidissoziative Skills (z. B. Ammoniak-Riechampulle) können bei längerer Anfallsdauer probiert werden. Im Einzelfall kann versucht werden, durch suggestive Aussagen das Sistieren des Anfalls zu begünstigen („Die Zuckungen werden weniger – der Anfall dürfte gleich aufhören.").

▪ Diagnosevermittlung als Therapiebeginn

Bei einer Krankheit, für die die persönliche Ursachenzuschreibung so wichtig ist und die aufgrund dualistischen („psychosomatischen") Denkens oft missverstanden wird, ist die Diagnosevermittlung nicht einfach der Abschluss der Diagnostik, sondern der Beginn der Therapie (Reuber 2017). Eine nachvollziehbare Erklärung kann Vorurteile ausräumen und zur Therapie motivieren. Gleichzeitig bringt das Diagnosegespräch eine Reihe an Herausforderungen mit sich (s. ▶ Kap. 3). Viele der Bezeichnungen sind unbekannt oder stigmatisiert und die individuelle Ätiologie meist unklar. Oft muss zeitgleich zur Diagnosestellung auch eine vorausgegangene Fehldiagnose revidiert werden, was insbesondere bei langem Krankheitsverlauf ein gravierender Eingriff in das autobiografische und soziale Selbstbild des Patienten bedeutet.

Häufige Fehler bei der Diagnosevermittlung sind: Schönreden und Bagatellisieren („Kein Grund zur Sorge – im MRT und EEG ist alles in Ordnung!"); auf Epilepsie Fokussieren („Die Diagnose lautet: Sie haben keine Epilepsie!"); Totschweigen bis zuletzt (am letzten Tag eines 10-tägigen Krankenhausaufenthalts verkündet der Assistenzarzt mit Übergabe des Entlassungsberichtes erstmals die Diagnose); Spekulationen zur Krankheitsentstehung („Vielleicht hatten Sie ja ein Trauma oder sind depressiv, ohne es zu merken", „Sie sind doch sicherlich gestresst wegen der Kündigung"); den Patienten abservieren („Ich kann nur die Epilepsie ausschließen, den Rest muss Ihnen der Psychiater erklären"). ◘ Tab. 5.7 gibt einen Überblick über eine sinnvolle inhaltliche Strukturierung des Diagnosegesprächs entsprechend veröffentlichter Empfehlungen (Hall-Patch et al. 2010; Reuber 2019). Wenn möglich, sollten Angehörige in das Gespräch mit einbezogen werden. Idealerweise sollte ein Folgetermin angeboten werden, um später aufkommende Fragen zu beantworten, und das Engagement des Neurologen sollte mit dem Diagnoseschlüssel F44.5G nicht abrupt enden. Für manche Patienten können auch schriftliche Informationen hilfreich sein – entsprechende Broschüren sind online verfügbar.

▪ Psychotherapie

Die Therapie der Wahl für dissoziative Anfälle ist die Psychotherapie. Es sind verschiedene Ansätze und Methoden beschrieben, aus denen entsprechend der individuellen Krankheitsausprägung und Komorbidität gewählt werden sollte. Beispielsweise kann die Behandlung eines Patienten mit pharmakoresistenter Epilepsie und zusätzlichen dissoziativen Anfällen in belastenden Ausnahmesituationen (etwa 2/Jahr) primär vom Epileptologen koordiniert werden und durch ambulante Psychotherapie ergänzt werden. Andererseits bedarf ein Patient mit emotional instabiler Persönlichkeitsstörung vom Borderlinetyp mit mehrmals täglich prolongierten dissoziativen Anfällen eher einer vollstationären psychiatrischen Behandlung, die im Verlauf in eine ambulante dialektisch-behaviorale Therapie übergehen kann. Bezüglich der psychotherapeutischen Methoden gibt es eine lange Liste publizierter Ansätze, die sich grob in tiefenpsychologisch fundiert und kognitiv verhaltenstherapeutisch einteilen lassen (Fritzsche et al. 2013; LaFrance und Bjønæs 2019). Bei ersterer Therapieform steht die Bearbeitung von intrapsychischen Konflikten, Traumaerfahrungen und dysfunktionalen Beziehungen im Vordergrund. Letztere bearbeitet affektive, kognitive und körperliche Selbstwahrnehmung und -regulation sowie Vermeidungsverhalten und soziale Kompetenzen. Bezüglich der vielen einzelnen Methoden und der entsprechenden Studienlage muss auf die weiterführende Literatur verwiesen werden (Fritzsche et al. 2013; LaFrance und Bjønæs 2019). ◘ Tab. 5.8 gibt einen Überblick über die verhaltenstherapeutischen Behandlungselemente, die in der bislang größten multizentrischen, randomisiert-kontrollierten Studie zur Behandlung dissoziativer Anfälle angewandt wurden (Goldstein et al. 2020). Ein kürzlich erschienenes, deutschsprachiges Behandlungsmanual vereint verhaltenstherapeutische mit körperpsychotherapeutischen Methoden (Senf-Beckenbach et al. 2020).

▪ Pharmakotherapie

Bislang ist für kein Medikament eine spezifische Wirksamkeit für dissoziative Anfälle nachgewiesen worden. Antikonvulsiva

Tab. 5.7 Empfehlungen zur strukturierten Diagnosevermittlung

Schritt	Formulierungsbeispiel für das Patientengespräch
Beschwerden anerkennen	Sie leiden an Anfällen, die sehr beängstigend sein können und Sie in Ihrem Alltag schwer behindern.
Diagnose benennen und auf Synonyme hinweisen	Diese Art von Anfällen nennt man „dissoziative Anfälle“. Ein anderer Begriff, den Sie vielleicht hören werden, ist „psychogene Anfälle“; allerdings bedeutet das nicht, dass diese Anfälle eingebildet oder vorgespielt sind.
Medizinischer Kontext	Dissoziative Anfälle sind keine Seltenheit. Wir behandeln häufig Patienten mit dieser Erkrankung.
Differenzialdiagnosen	Nicht selten werden dissoziative Anfälle erst als Epilepsie verkannt. Es handelt sich aber um ganz unterschiedliche Erkrankungen. Im Übrigen hätten wir im EEG sonst auch typische Veränderungen gesehen.
Diagnosesicherheit	Die Diagnose beruht aber nicht allein auf dem unauffälligen EEG/MRT, sondern auf den charakteristischen Merkmalen der Anfälle. Angesichts der vorliegenden Informationen bin ich mir in der Diagnose sicher. *Oder:* Um ganz sicher zu sein, möchte ich Sie an eine Spezialklinik überweisen.
Ursachen	Wie solche Anfälle entstehen, ist weitgehend unbekannt, aber das gilt auch für andere Erkrankungen wie Migräne oder Bluthochdruck. Man hat jedoch eine grobe Vorstellung und kennt einige Auslöser und Risikofaktoren.
Erklärungsmodell	Unter Dissoziation kann man sich eine Art „Abkopplung“ des Geistes vorstellen. So etwas wird durch Stress oder Krankheit verursacht und kann sich manchmal als (Schutz-)Reflex verselbstständigen. Bei der Behandlung geht es darum, diesen Reflex „abzutrainieren“.
Psychiatrische Faktoren	Häufig berichten Patienten über psychische Belastungen, Depressionen oder Traumatisierungen oder zurückliegenden Traumatisierungen. Das ist aber nicht bei jedem Patienten der Fall. Wenn man einen Zusammenhang vermutet, lohnt es sich, psychische Probleme in der Behandlung zu berücksichtigen.
Behandlung	Studien haben gezeigt, dass eine Therapie helfen kann. Dabei geht es hauptsächlich um das Erlernen von Fertigkeiten, um das Auftreten von Anfällen abzuwenden. Gewissermaßen muss das Gehirn trainiert werden, nicht den Reflex der Abkopplung/Dissoziation auszulösen.
Medikation	Es gibt keine Medikamente, die dissoziative Anfälle verhindern. Antiepileptische Medikamente helfen leider auch nicht. Manchmal kann aber die Behandlung anderer Probleme (z. B. Schlafstörungen, Depression) die Anfälle bessern.
Prognose	Im Einzelfall ist es schwer, Vorhersagen zu treffen. Mit der richtigen Therapie werden aber viele Patienten ihre Anfälle los oder lernen, gut damit umzugehen.
Nächste Schritte	Als Nächstes werden wir prüfen, wo eine für Sie geeignete Therapie angeboten wird. Für die antiepileptischen Medikamente bekommen Sie einen Abdosierungsplan.

sind nicht wirksam und sollten aufgrund der nicht unerheblichen Risikoprofile direkt nach der Diagnosevermittlung (schrittweise) abgesetzt werden (Oto et al. 2010). Eine spezifische Wirksamkeit von Psychopharmaka ist nicht ausreichend belegt. Dennoch kann bei der medikamentösen Behandlung psychiatrischer Komorbiditäten (z. B. Depression oder Angststörung) auch ein positiver Effekt auf das Anfallsleiden

Tab. 5.8 Elemente der kognitiven Verhaltenstherapie nach Goldstein et al. (2010)

Psychoedukation: Vermittlung eines grundlegenden mechanistischen Verständnisses des Anfallsleidens	Kurz- und langfristige **Therapieziele** festlegen und reevaluieren
Führen eines **Anfalltagebuchs,** in dem alle Details der stattgehabten Anfälle zeitnah notiert werden (subjektives Erleben, Dauer, mögliche Auslöser)	Identifikation von prodromalen oder frühen Anfallssymptomen (**Warnzeichen**) und/oder **Triggern** (Situationen, Gedanken)
Erlernen von **antidissoziativen Techniken/Skills,** mit denen versucht werden kann, auf Warnzeichen oder Trigger zu reagieren	Erlernen von **Atem- oder Entspannungstechniken,** die zur Anfallskontrolle oder zum allgemeinen Stressmanagement eingesetzt werden können
Identifikation von **Vermeidungsverhalten**	Geführte oder selbstständige **Exposition/Konfrontation**
Identifikation von **psychosozialen Faktoren,** die das wiederholte Auftreten von Anfällen begünstigen könnten; hierbei auch Einbezug der Familie	Identifikation von belastenden oder **traumatischen Ereignissen,** die das Auftreten der Krankheit begünstigt haben könnten
Identifikation **negativer Denkmuster** und **dysfunktionaler Emotionsregulation** (z. B. Katastrophisierung)	Vermittlung **problemlösender Kompetenzen**

5

erwartet werden (LaFrance et al. 2014). Ähnliches gilt für die Pharmakotherapie einer relevanten Schlafstörung, Migräne oder anderer Komorbiditäten.

▪ **Fahrerlaubnis**

Die Frage der Fahrerlaubnis bei dissoziativen Anfällen ist bislang nicht zufriedenstellend geklärt. Entscheidend hierzu ist entsprechend den deutschen Begutachtungsleitlinien zur Kraftfahrereignung das zu erwartende Rezidivrisiko, das am besten im Rahmen einer psychiatrisch-psychotherapeutischen Beurteilung abgeschätzt werden sollte (Specht 2007).

5.7 Prognose

Laut einer Metaanalyse werden nach einer Therapie etwa die Hälfte aller Patienten anfallsfrei, und 82 % erfahren eine signifikante Reduktion ihrer Anfälle (Carlson und Nicholson Perry 2017). Allerdings lässt sich die Gesundheit der Patienten nicht mit der Anfallsfrequenz gleichsetzen, da diese nur schwach mit dem allgemeinen Wohlbefinden, der sozialen Funktion und der Lebensqualität korreliert. Kürzlich konnte in einer Metaanalyse auch eine deutliche Verbesserung der gesundheitsbezogenen Lebensqualität sowie diverser körperlicher und psychischer Begleitbeschwerden durch Psychotherapie nachgewiesen werden (Gaskell et al. 2023). Die Prognose des einzelnen Patienten ist jedoch sehr schwer abzuschätzen, und bislang konnten keine nützlichen prädiktiven Faktoren ermittelt werden (Duncan 2017). Die Mortalität von Patienten mit dissoziativen Anfällen ist etwa 2,5- bis 5,5-mal so hoch wie die der Normalbevölkerung (Kerr et al. 2024; Nightscales et al. 2020; Zhang et al. 2022).

Literatur

Asadi-Pooya AA (2015) Neurobiological origin of psychogenic nonepileptic seizures: a review of imaging studies. Epilepsy Behav 52(Pt A):256–259. ▸ https://doi.org/10.1016/j.yebeh.2015.09.020

Asadi-Pooya AA, Tinker J, Fletman EW (2017) How variable are psychogenic nonepileptic seizures? A retrospective semiological study. J Neurol Sci 377:85–87. ▸ https://doi.org/10.1016/j.jns.2017.03.054

Avbersek A, Sisodiya S (2010) Does the primary literature provide support for clinical signs used

to distinguish psychogenic nonepileptic seizures from epileptic seizures? J Neurol Neurosurg Psychiatry 81(7):719–725. ► https://doi.org/10.1136/jnnp.2009.197996
Bahrami Z, Homayoun M, Asadi-Pooya AA (2019) Why is psychogenic nonepileptic seizure diagnosis missed? A retrospective study. Epilepsy Behav 97:135–137. ► https://doi.org/10.1016/j.yebeh.2019.06.001
Benbadis SR (2005) A spell in the epilepsy clinic and a history of „chronic pain" or „fibromyalgia" independently predict a diagnosis of psychogenic seizures. Epilepsy Behav 6(2):264–265. ► https://doi.org/10.1016/j.yebeh.2004.12.007
Benbadis SR, Siegrist K, Tatum WO, Heriaud L, Anthony K (2004) Short-term outpatient EEG video with induction in the diagnosis of psychogenic seizures. Neurology 63(9):1728–1730. ► https://doi.org/10.1212/01.wnl.0000143273.18099.50
Bermeo-Ovalle A, Kanner AM (2018) Comorbidities in psychogenic nonepileptic seizures. In: Gates and Rowan's nonepileptic seizures. LaFrance WC Jr, Schachter SC (Eds), Cambridge University Press, Cambridge, S 245–256. ► https://doi.org/10.1017/9781316275450.024
Bonini F, McGonigal A, Trebuchon A, Gavaret M, Bartolomei F, Giusiano B, Chauvel P (2014) Frontal lobe seizures: from clinical semiology to localization. Epilepsia 55(2):264–277. ► https://doi.org/10.1111/epi.12490
Bowman ES (2018) Posttraumatic stress disorder, abuse, and trauma. In: Gates and Rowan's nonepileptic seizures. LaFrance WC Jr, Schachter SC (Eds), Cambridge University Press, Cambridge, S 231–244. ► https://doi.org/10.1017/9781316275450.023
Bowman ES, Markand ON (1996) Psychodynamics and psychiatric diagnoses of pseudoseizure subjects. Am J Psychiatry 153(1):57–63. ► https://doi.org/10.1176/ajp.153.1.57
Breuer J, Freud S (1895) Studien über Hysterie. F. Deuticke, Wien
Brigo F, Igwe SC, Erro R, Bongiovanni LG, Marangi A, Nardone R, Tinazzi M, Trinka E (2015) Postictal serum creatine kinase for the differential diagnosis of epileptic seizures and psychogenic non-epileptic seizures: a systematic review. J Neurol 262(2):251–257. ► https://doi.org/10.1007/s00415-014-7369-9
Brigo F, Storti M, Lochner P, Tezzon F, Fiaschi A, Bongiovanni LG, Nardone R (2012) Tongue biting in epileptic seizures and psychogenic events: an evidence-based perspective. Epilepsy Behav 25(2):251–255. ► https://doi.org/10.1016/j.yebeh.2012.06.020
Briquet P (1859) Traité clinique et thérapeutique de l'hystérie. J.-B, Baillière et fils, Paris.
Brown RJ, Reuber M (2016) Towards an integrative theory of psychogenic non-epileptic seizures (PNES). Clin Psychol Rev 47:55–70. ► https://doi.org/10.1016/j.cpr.2016.06.003
Bullock KD, Mirza N, Forte C, Trockel M (2015) Group dialectical-behavior therapy skills training for conversion disorder with seizures. J Neuropsychiatry Clin Neurosci 27(3):240–243. ► https://doi.org/10.1176/appi.neuropsych.13120359
Carlson P, Nicholson Perry K (2017) Psychological interventions for psychogenic non-epileptic seizures: a meta-analysis. Seizure 45:142–150. ► https://doi.org/10.1016/j.seizure.2016.12.007
Cengiz O, Jungilligens J, Michaelis R, Wellmer J, Popkirov S (2023) Dissociative seizures in the emergency room: room for improvement. J Neurol Neurosurg Psychiatry. ► https://doi.org/10.1136/jnnp-2023-332063
Chen DK, So YT, Fisher RS (2005) Use of serum prolactin in diagnosing epileptic seizures: report of the therapeutics and technology assessment subcommittee of the American Academy of Neurology. Neurology 65(5):668–675. ► https://doi.org/10.1212/01.wnl.0000178391.96957.d0
Crimlisk HL, Bhatia K, Cope H, David A, Marsden CD, Ron MA (1998) Slater revisited: 6 year follow up study of patients with medically unexplained motor symptoms. BMJ 316(7131):582–586. ► https://doi.org/10.1136/bmj.316.7131.582
Stefano P, Ménétré E, Stancu P, Mégevand P, Vargas MI, Kleinschmidt A, Vulliémoz S, Wiest R, Beniczky S, Picard F, Seeck M (2023) Added value of advanced workup after the first seizure: a 7-year cohort study. Epilepsia 64(12):3246–3256. ► https://doi.org/10.1111/epi.17771
Dhiman V, Sinha S, Rawat VS, Harish T, Chaturvedi SK, Satishchandra P (2013) Semiological characteristics of adults with psychogenic nonepileptic seizures (PNESs): an attempt towards a new classification. Epilepsy Behav 27(3):427–432. ► https://doi.org/10.1016/j.yebeh.2013.03.005
Dickson JM, Dudhill H, Shewan J, Mason S, Grunewald RA, Reuber M (2017) Cross-sectional study of the hospital management of adult patients with a suspected seizure (EPIC2). BMJ Open 7(7):e015696. ► https://doi.org/10.1136/bmjopen-2016-015696
Driver-Dunckley E, Stonnington CM, Locke DE, Noe K (2011) Comparison of psychogenic movement disorders and psychogenic nonepileptic seizures: is phenotype clinically important? Psychosomatics 52(4):337–345. ► https://doi.org/10.1016/j.psym.2011.01.008
Duncan R (2017) Long-term outcomes. In: Dworetzky BA, Baslet GC (Hrsg) Psychogenic nonepileptic seizures: toward the integration of care. Oxford University Press, New York, S 279–289

Duncan R, Razvi S, Mulhern S (2011) Newly presenting psychogenic nonepileptic seizures: incidence, population characteristics, and early outcome from a prospective audit of a first seizure clinic. Epilepsy Behav 20(2):308–311. ► https://doi.org/10.1016/j.yebeh.2010.10.022

Duwicquet C, Toffol B, Corcia P, Bonnin M, El-Hage W, Biberon J (2017) Are the clinical classifications for psychogenic nonepileptic seizures reliable? Epilepsy Behav 77:53–57. ► https://doi.org/10.1016/j.yebeh.2017.09.013

Dworetzky BA, Baslet GC, Rathod J, Benbadis SR (2017) Diagnostic challenges for the neurologist. In: Dworetzky BA, Baslet GC (eds) Psychogenic nonepileptic seizures : Toward the Integration of Care. Oxford Academic Press, New York, online edn ► https://doi.org/10.1093/med/9780190265045.003.0007

Elliott JO, Charyton C (2014) Biopsychosocial predictors of psychogenic non-epileptic seizures. Epilepsy Res 108(9):1543–1553. ► https://doi.org/10.1016/j.eplepsyres.2014.09.003

Fiszman A, Alves-Leon SV, Nunes RG, D'Andrea I, Figueira I (2004) Traumatic events and posttraumatic stress disorder in patients with psychogenic nonepileptic seizures: a critical review. Epilepsy Behav 5(6):818–825. ► https://doi.org/10.1016/j.yebeh.2004.09.002

Fritzsche K, Baumann K, Gotz-Trabert K, Schulze-Bonhage A (2013) Dissociative seizures: a challenge for neurologists and psychotherapists. Dtsch Arztebl Int 110(15):263–268. ► https://doi.org/10.3238/arztebl.2013.0263

Füratsch N, Bohlmann K, Finzel M et al (2015) Leitfaden zum Umgang mit Patienten in dissoziativen Anfällen. Z Epileptol 28:35–39. ► https://doi.org/10.1007/s10309-014-0407-x

Gaskell C, Power N, Novakova B, Simmonds-Buckley M, Reuber M, Kellett S, Rawlings GH (2023) A meta-analytic review of the effectiveness of psychological treatment of functional/dissociative seizures on non-seizure outcomes in adults. Epilepsia 64(7):1722–1738. ► https://doi.org/10.1111/epi.17626

Goldstein LH, Chalder T, Chigwedere C, Khondoker MR, Moriarty J, Toone BK, Mellers JD (2010) Cognitive-behavioral therapy for psychogenic nonepileptic seizures: a pilot RCT. Neurology 74(24):1986–1994. ► https://doi.org/10.1212/WNL.0b013e3181e39658

Goldstein LH, Mellers JD (2006) Ictal symptoms of anxiety, avoidance behaviour, and dissociation in patients with dissociative seizures. J Neurol Neurosurg Psychiatry 77(5):616–621. ► https://doi.org/10.1136/jnnp.2005.066878

Goldstein LH, Robinson EJ, Mellers JDC, Stone J, Carson A, Reuber M, Medford N, McCrone P, Murray J, Richardson MP, Pilecka I, Eastwood C, Moore M, Mosweu I, Perdue I, Landau S, Chalder T; CODES study group (2020) Cognitive behavioural therapy for adults with dissociative seizures (CODES): a pragmatic, multicentre, randomised controlled trial. Lancet Psychiatry 7(6):491–505. ► https://doi.org/10.1016/S2215-0366(20)30128-0

Hall-Patch L, Brown R, House A, Howlett S, Kemp S, Lawton G, Mayor R, Smith P, Reuber M, collaborators N (2010) Acceptability and effectiveness of a strategy for the communication of the diagnosis of psychogenic nonepileptic seizures. Epilepsia 51(1):70–78. ► https://doi.org/10.1111/j.1528-1167.2009.02099.x

Hendrickson R, Popescu A, Dixit R, Ghearing G, Bagic A (2014) Panic attack symptoms differentiate patients with epilepsy from those with psychogenic nonepileptic spells (PNES). Epilepsy Behav 37:210–214. ► https://doi.org/10.1016/j.yebeh.2014.06.026

Indranada AM, Mullen SA, Duncan R, Berlowitz DJ, Kanaan RAA (2018) The association of panic and hyperventilation with psychogenic non-epileptic seizures: a systematic review and meta-analysis. Seizure 59:108–115. ► https://doi.org/10.1016/j.seizure.2018.05.007

Izadyar S, Shah V, James B (2018) Comparison of postictal semiology and behavior in psychogenic nonepileptic and epileptic seizures. Epilepsy Behav 88:123–129. ► https://doi.org/10.1016/j.yebeh.2018.08.020

Jenkins L, Cosgrove J, Chappell P, Kheder A, Sokhi D, Reuber M (2016) Neurologists can identify diagnostic linguistic features during routine seizure clinic interactions: results of a one-day teaching intervention. Epilepsy Behav 64(Pt A):257–261. ► https://doi.org/10.1016/j.yebeh.2016.08.008

Jungilligens J, Michaelis R, Popkirov S (2021) Misdiagnosis of prolonged psychogenic non-epileptic seizures as status epilepticus: epidemiology and associated risks. J Neurol Neurosurg Psychiatry 92(12):1341–1345. ► https://doi.org/10.1136/jnnp-2021-326443

Jungilligens J, Wellmer J, Schlegel U, Kessler H, Axmacher N, Popkirov S (2020) Impaired emotional and behavioural awareness and control in patients with dissociative seizures. Psychol Med 50:2731–2739. ► https://doi.org/10.1017/S0033291719002861

Kandler R, Lawrence S, Pang C, Lai M, Whitehead K (2018) Optimising the use of EEG in non-epileptic attack disorder: results of a UK national service evaluation. Seizure 55:57–65. ► https://doi.org/10.1016/j.seizure.2018.01.005

Kemp S, Graham CD, Chan R, Kitchingman H, Vickerman K, Reuber M (2018) The frequency and management of seizures during psychological treatment among patients with psychogenic nonepileptic seizures and epilepsy. Epilepsia 59(4):844–853. ► https://doi.org/10.1111/epi.14040

Kerr WT, Patterson EH, O'Sullivan IM, Horbatch FJ, Darpel KA, Patel PS, Robinson-Mayer N, Winder GS, Beimer NJ (2024) Elevated mortality rate in patients with functional seizures after diagnosis and referral. Neurol Clin Pract 14(2):e200227. ► https://doi.org/10.1212/CPJ.0000000000200227

Kutlubaev MA, Xu Y, Hackett ML, Stone J (2018) Dual diagnosis of epilepsy and psychogenic nonepileptic seizures: systematic review and meta-analysis of frequency, correlates, and outcomes. Epilepsy Behav 89:70–78. ► https://doi.org/10.1016/j.yebeh.2018.10.010

Kuyk J, Jacobs LD, Aldenkamp AP, Meinardi H, Spinhoven P, van Dyck R (1995) Pseudo-epileptic seizures: hypnosis as a diagnostic tool. Seizure 4(2):123–128

LaFrance WC, Bjønæs H (2019) Designing treatment plans based on etiology of psychogenic nonepileptic seizures. In: Schachter SC, LaFrance JWC (Hrsg) Gates and Rowan's nonepileptic seizures, 4., Aufl. Cambridge University Press, Cambridge, S 283–299. ► https://doi.org/10.1017/9781316275450.029

Consortium NESTT Multicenter pilot treatment trial for psychogenic nonepileptic seizures: a randomized clinical trial. JAMA Psychiat 71(9):997–1005. ► https://doi.org/10.1001/jamapsychiatry.2014.817

LaFrance WC Jr, Baker GA, Duncan R, Goldstein LH, Reuber M (2013) Minimum requirements for the diagnosis of psychogenic nonepileptic seizures: a staged approach: a report from the international league against epilepsy nonepileptic seizures task force. Epilepsia 54(11):2005–2018. ► https://doi.org/10.1111/epi.12356

LaFrance WC Jr, Benbadis SR (2011) Differentiating frontal lobe epilepsy from psychogenic nonepileptic seizures. Neurol Clin 29 (1):149–162. ► https://doi.org/10.1016/j.ncl.2010.10.005

Ludwig L, Pasman JA, Nicholson T, Aybek S, David AS, Tuck S, Kanaan RA, Roelofs K, Carson A, Stone J (2018) Stressful life events and maltreatment in conversion (functional neurological) disorder: systematic review and meta-analysis of case-control studies. Lancet Psychiatry 5(4):307–320. ► https://doi.org/10.1016/S2215-0366(18)30051-8

Matin N, Young SS, Williams B, LaFrance WC Jr, King JN, Caplan D, Chemali Z, Weilburg JB, Dickerson BC, Perez DL (2017) Neuropsychiatric associations with gender, illness duration, work disability, and motor subtype in a U.S. functional neurological disorders clinic population. J Neuropsychiatry Clin Neurosci 29 (4):375–382. ► https://doi.org/10.1176/appi.neuropsych.16110302

McGonigal A, Bartolomei F (2014) Parietal seizures mimicking psychogenic nonepileptic seizures. Epilepsia 55(1):196–197. ► https://doi.org/10.1111/epi.12465

McKenzie PS, Oto M, Graham CD, Duncan R (2011) Do patients whose psychogenic non-epileptic seizures resolve, ‚replace' them with other medically unexplained symptoms? Medically unexplained symptoms arising after a diagnosis of psychogenic non-epileptic seizures. J Neurol Neurosurg Psychiatry 82(9):967–969. ► https://doi.org/10.1136/jnnp.2010.231886

McSweeney M, Reuber M, Levita L (2017) Neuroimaging studies in patients with psychogenic non-epileptic seizures: a systematic meta-review. Neuroimage Clin 16:210–221. ► https://doi.org/10.1016/j.nicl.2017.07.025

Myers L, Vaidya-Mathur U, Lancman M (2017) Prolonged exposure therapy for the treatment of patients diagnosed with psychogenic non-epileptic seizures (PNES) and post-traumatic stress disorder (PTSD). Epilepsy Behav 66:86–92. ► https://doi.org/10.1016/j.yebeh.2016.10.019

Nightscales R, McCartney L, Auvrez C, Tao G, Barnard S, Malpas CB, Perucca P, McIntosh A, Chen Z, Sivathamboo S, Ignatiadis S, Jones S, Adams S, Cook MJ, Kwan P, Velakoulis D, D'Souza W, Berkovic SF, O'Brien TJ (2020) Mortality in patients with psychogenic nonepileptic seizures. Neurology 95(6):e643–e652. ► https://doi.org/10.1212/WNL.0000000000009855

Oto M, Espie CA, Duncan R (2010) An exploratory randomized controlled trial of immediate versus delayed withdrawal of antiepileptic drugs in patients with psychogenic nonepileptic attacks (PNEAs). Epilepsia 51(10):1994–1999. ► https://doi.org/10.1111/j.1528-1167.2010.02696.x

Oto MM (2017) The misdiagnosis of epilepsy: appraising risks and managing uncertainty. Seizure 44:143–146. ► https://doi.org/10.1016/j.seizure.2016.11.029

Ponnusamy A, Marques JL, Reuber M (2012) Comparison of heart rate variability parameters during complex partial seizures and psychogenic nonepileptic seizures. Epilepsia 53(8):1314–1321. ► https://doi.org/10.1111/j.1528-1167.2012.03518.x

Popkirov S, Asadi-Pooya AA, Duncan R, Gigineishvili D, Hingray C, Kanner AM, LaFrance WC Jr, Pretorius C, Reuber M (2019a) The aetiology of psychogenic non-epileptic seizures: risk factors and comorbidities. Epileptic Disord 21(6):529–547. ► https://doi.org/10.1684/epd.2019.1107

Popkirov S, Carson AJ, Stone J (2018) Scared or scarred: could ‚dissociogenic' lesions predispose to nonepileptic seizures after head trauma? Seizure 58:127–132. ▶ https://doi.org/10.1016/j.seizure.2018.04.009

Popkirov S, Grönheit W, Jungilligens J, Wehner T, Schlegel U, Wellmer J (2020) Suggestive seizure induction for inpatients with suspected psychogenic nonepileptic seizures. Epilepsia 61(9):1931–1938. ▶ https://doi.org/10.1111/epi.16629

Popkirov S, Gronheit W, Schlegel U, Wellmer J (2014) Recurrent loss of consciousness despite DDD pacing: psychogenic pseudosyncope in a 19-year-old man. Clin Res Cardiol 103(9):755–757. ▶ https://doi.org/10.1007/s00392-014-0711-5

Popkirov S, Gronheit W, Wellmer J (2015a) Hyperventilation and photic stimulation are useful additions to a placebo-based suggestive seizure induction protocol in patients with psychogenic nonepileptic seizures. Epilepsy Behav 46:88–90. ▶ https://doi.org/10.1016/j.yebeh.2015.04.020

Popkirov S, Gronheit W, Wellmer J (2015b) A systematic review of suggestive seizure induction for the diagnosis of psychogenic nonepileptic seizures. Seizure 31:124–132. ▶ https://doi.org/10.1016/j.seizure.2015.07.016

Popkirov S, Jungilligens J, Gronheit W, Wellmer J (2017) Diagnosing psychogenic nonepileptic seizures: video-EEG monitoring, suggestive seizure induction and diagnostic certainty. Epilepsy Behav 73:54–58. ▶ https://doi.org/10.1016/j.yebeh.2017.05.027

Popkirov S, Stone J, Derry CP (2019b) Abnormal sleep in patients with epileptic or dissociative (non-epileptic) seizures: a polysomnography study. Eur J Neurol 26(2):255–260. ▶ https://doi.org/10.1111/ene.13798

Reuber M (2017) Communicating the diagnosis. In: Dworetzky BA, Baslet GC (eds) Psychogenic nonepileptic seizures toward the integration of care: Towardthe Integration of Care. Oxford Academic Press, New York. ▶ https://doi.org/10.1093/med/9780190265045.003.0010

Reuber M (2019) Dissociative (non-epileptic) seizures: tackling common challenges after the diagnosis. Pract Neurol 19:332–341. ▶ https://doi.org/10.1136/practneurol-2018-002177

Reuber M, Fernandez G, Bauer J, Helmstaedter C, Elger CE (2002) Diagnostic delay in psychogenic nonepileptic seizures. Neurology 58(3):493–495. ▶ https://doi.org/10.1212/wnl.58.3.493

Reuber M, Jamnadas-Khoda J, Broadhurst M, Grunewald R, Howell S, Koepp M, Sisodiya S, Walker M (2011) Psychogenic nonepileptic seizure manifestations reported by patients and witnesses. Epilepsia 52(11):2028–2035. ▶ https://doi.org/10.1111/j.1528-1167.2011.03162.x

Reuber M, Pukrop R, Mitchell AJ, Bauer J, Elger CE (2003) Clinical significance of recurrent psychogenic nonepileptic seizure status. J Neurol 250(11):1355–1362. ▶ https://doi.org/10.1007/s00415-003-0224-z

Rockliffe-Fidler C, Willis M (2019) Explaining dissociative seizures: a neuropsychological perspective. Pract Neurol 19:259–263. ▶ https://doi.org/10.1136/practneurol-2018-002100

Schrecke M, Bien CG, Brandt C (2020) Standards zur Anfallsbegleitung von epileptischen und psychogenen nichtepileptischen Anfällen. Z Epileptol 33:213–217. ▶ https://doi.org/10.1007/s10309-020-00338-4

Schwabe M, Howell SJ, Reuber M (2007) Differential diagnosis of seizure disorders: a conversation analytic approach. Soc Sci Med 65(4):712–724. ▶ https://doi.org/10.1016/j.socscimed.2007.03.045

Seneviratne U, Minato E, Paul E (2017) How reliable is ictal duration to differentiate psychogenic nonepileptic seizures from epileptic seizures? Epilepsy Behav 66:127–131. ▶ https://doi.org/10.1016/j.yebeh.2016.10.024

Senf-Beckenbach P, Devine J, Hoheisel M (2020) Behandlung psychogener nicht epileptischer Anfälle: Psychoedukation und Körperwahrnehmung bei Dissoziation. Hogrefe, Göttingen

Shepard MA, Silva A, Starling AJ, Hoerth MT, Locke DE, Ziemba K, Chong CD, Schwedt TJ (2016) Patients with psychogenic nonepileptic seizures report more severe migraine than patients with epilepsy. Seizure 34:78–82. ▶ https://doi.org/10.1016/j.seizure.2015.12.006

Sigurdardottir KR, Olafsson E (1998) Incidence of psychogenic seizures in adults: a population-based study in Iceland. Epilepsia 39(7):749–752

Specht U (2007) Fahreignung bei psychogenen nicht-epileptischen Anfällen. Z Epileptologie 20(4):208–216. ▶ https://doi.org/10.1007/s10309-007-0275-8

Stone J, Carson A, Duncan R, Roberts R, Warlow C, Hibberd C, Coleman R, Cull R, Murray G, Pelosi A, Cavanagh J, Matthews K, Goldbeck R, Smyth R, Walker J, Sharpe M (2010) Who is referred to neurology clinics? The diagnoses made in 3781 new patients. Clin Neurol Neurosurg 112(9):747–751. ▶ https://doi.org/10.1016/j.clineuro.2010.05.011

Stone J, Carson AJ (2013) The unbearable lightheadedness of seizing: wilful submission to dissociative (non-epileptic) seizures. J Neurol Neurosurg Psychiatry 84(7):822–824. ▶ https://doi.org/10.1136/jnnp-2012-304842

Stone J, Warlow C, Sharpe M (2012) Functional weakness: clues to mechanism from the nature of onset. J Neurol Neurosurg Psychiatry 83(1):67–69. ▶ https://doi.org/10.1136/jnnp-2011-300125

Syed TU, LaFrance WC Jr, Kahriman ES, Hasan SN, Rajasekaran V, Gulati D, Borad S, Shahid A, Fernandez-Baca G, Garcia N, Pawlowski M, Loddenkemper T, Amina S, Koubeissi MZ (2011) Can semiology predict psychogenic nonepileptic seizures?

A prospective study. Ann Neurol 69(6):997–1004. ► https://doi.org/10.1002/ana.22345

Szaflarski JP, Ficker DM, Cahill WT, Privitera MD (2000) Four-year incidence of psychogenic nonepileptic seizures in adults in Hamilton County. OH. Neurology 55(10):1561–1563

Tannemaat MR, van Niekerk J, Reijntjes RH, Thijs RD, Sutton R, van Dijk JG (2013) The semiology of tilt-induced psychogenic pseudosyncope. Neurology 81(8):752–758. ► https://doi.org/10.1212/WNL.0b013e3182a1aa88

Teodoro T, Edwards MJ, Isaacs JD (2018) A unifying theory for cognitive abnormalities in functional neurological disorders, fibromyalgia and chronic fatigue syndrome: systematic review. J Neurol Neurosurg Psychiatry 89(12):1308–1319. ► https://doi.org/10.1136/jnnp-2017-317823

van der Kruijs SJ, Vonck KE, Langereis GR, Feijs LM, Bodde NM, Lazeron RH, Carrette E, Boon PA, Backes WH, Jansen JF, Aldenkamp AP, Cluitmans PJ (2016) Autonomic nervous system functioning associated with psychogenic nonepileptic seizures: analysis of heart rate variability. Epilepsy Behav 54:14–19. ► https://doi.org/10.1016/j.yebeh.2015.10.014

Vein AM, Djukova GM, Vorobieva OV (1994) Is panic attack a mask of psychogenic seizures? A comparative analysis of phenomenology of psychogenic seizures and panic attacks. Funct Neurol 9(3):153–159

Viarasilpa T, Panyavachiraporn N, Osman G, Akioyamen NO, Wasade VS, Barkley G, Mayer SA (2020) Intubation for psychogenic non-epileptic attacks: frequency, risk factors, and impact on outcome. Seizure 76:17–21. ► https://doi.org/10.1016/j.seizure.2019.12.025

Villagrán A, Eldøen G, Duncan R, Aaberg KM, Hofoss D, Lossius MI (2021) Incidence and prevalence of psychogenic nonepileptic seizures in a Norwegian county: a 10-year population-based study. Epilepsia 62(7):1528–1535. ► https://doi.org/10.1111/epi.16949

Walsh S, Levita L, Reuber M (2018) Comorbid depression and associated factors in PNES versus epilepsy: systematic review and meta-analysis. Seizure 60:44–56. ► https://doi.org/10.1016/j.seizure.2018.05.014

Walther K, Volbers B, Erdmann L, Dogan Onugoren M, Gollwitzer S, Kasper BS, Kurzbuch K, Lang J, Schwab S, Schwarz M, Hamer HM (2019) Psychological long-term outcome in patients with psychogenic nonepileptic seizures. Epilepsia 60(4):669–678. ► https://doi.org/10.1111/epi.14682

Zhang L, Beghi E, Tomson T, Beghi M, Erba G, Chang Z (2022) Mortality in patients with psychogenic non-epileptic seizures a population-based cohort study. J Neurol Neurosurg Psychiatry 93(4):379–385. ► https://doi.org/10.1136/jnnp-2021-328035

Funktionelle Paresen und Sensibilitätsstörungen

Inhaltsverzeichnis

6.1 Funktionelle Paresen – 54

6.2 Funktionelle Sensibilitätsstörungen – 63

6.3 Erklärungsmodell für funktionelle sensomotorische Ausfälle – 67

Literatur – 69

S. Popkirov, *Funktionelle neurologische Störungen*,
https://doi.org/10.1007/978-3-662-69215-8_6

▪ **Einleitung und Begriffsbestimmung**

Als funktionelle Parese wird eine lokalisierte Schwäche beschrieben, die nicht auf eine strukturelle Veränderung im motorischen System zurückzuführen ist, sondern auf eine Funktionsstörung der willkürlichen Bewegungskontrolle. Analog dazu können auch im somatosensiblen System nicht-strukturell bedingte Veränderungen der bewussten Wahrnehmung auftreten, die sich als funktionelle Sensibilitätsstörungen manifestieren. Da sensible und motorische Defizite oft gemeinsam stattfinden und gewisse pathophysiologische Gemeinsamkeiten aufweisen, werden sie im selben Kapitel behandelt.

Funktionelle Paresen und Sensibilitätsstörungen werden auch als dissoziative, psychogene, somatoforme, nicht-organische, pseudoneurologische, hysterische oder Konversionsstörungen bezeichnet. Einige dieser Begriffe stellen implizit die Authentizität der Beschwerden infrage oder unterstellen eine psychodynamische Ätiologie, die nicht immer den Tatsachen entspricht. Die Bezeichnung „funktionell" hat sich international durchgesetzt, da sie sich in diesem Kontext als wenig stigmatisierend, ätiologisch neutral und ausreichend spezifisch erwiesen hat (Stone et al. 2002).

6.1 Funktionelle Paresen

▪ **Epidemiologie**

In einer repräsentativen Umfrage der deutschen Allgemeinbevölkerung (n = 2050) gaben 2 % der Befragten an, an einer Lähmung oder fokalen Kraftminderung ohne bekannte Ursache zu leiden (Rief et al. 2001). Aus klinischen Daten kann eine jährliche Inzidenz von mindestens 4–5/100.000 geschätzt werden (Stone und Aybek 2016). Funktionelle Paresen machen zudem einen Großteil der Stroke Mimics in der neurologischen Notfallversorgung aus (Jones et al. 2019; Popkirov et al. 2020). Etwa 8 % aller initial vermuteten Schlaganfälle und immerhin 1,3 % der Fälle, bei denen eine Thrombolyse durchgeführt wird, weisen ein funktionelles Defizit auf (Gargalas et al. 2017; Keselman et al. 2019). In ► Kap. 16 wird gesondert auf Empfehlungen zur Akutdiagnostik und Versorgung von derartigen Stroke Mimics eingegangen. Im unfallchirurgischen und orthopädischen Bereich sind funktionelle Paresen auch anzutreffen, allerdings ist der Übergang zur schmerzbedingten Minderinnervation fließend, und genaue Zahlen, die diese Unterscheidung berücksichtigen, liegen nicht vor. In einer prospektiven Beobachtung von 219 Wirbelsäulenoperationen kam es in 6 Fällen (2,7 %) zu einer postoperativen funktionellen Parese (Janssen et al. 1995). Funktionelle Paresen können bei Kindern und Erwachsenen auftreten (am häufigsten in der 4. Lebensdekade) und betreffen Frauen etwas häufiger als Männer (Stone und Aybek 2016).

▪ **Anamnese und Krankheitsbild**

Der Symptombeginn ist meistens akut oder subakut, was zur häufigen Vorstellung als Stroke Mimic beiträgt. Gelegentlich treten funktionelle Paresen aus dem Schlaf heraus oder im Anschluss an eine Operation auf (Stone et al. 2012). In der Mehrzahl der Fälle werden Panik oder dissoziative Symptome zu Beginn der Störung berichtet. Lokale Schmerzen sind typisch, oft in Verbindung mit einer peripheren Verletzung (Stone et al. 2009). Weitere auslösende Ereignisse sind Migräne, Erschöpfung oder dissoziative Anfälle.

Das Paresemuster entspricht in den meisten Fällen einer Hemiparese, es kommen aber auch Mono-, Para-, Tri- und Tetraparesen vor (Baker und Silver 1987; Binzer et al. 1997; Heruti et al. 2002). Die Krafteinschränkung kann unterschiedlich stark ausgeprägt sein, von einer leichten

Schwäche (typisch bei Monoparesen) bis zur kompletten Lähmung (typisch bei Paraplegien). Die Beschwerden haben üblicherweise einen fluktuierenden Verlauf und können eine tageszeitliche Variabilität aufweisen. In der Anamnese fallen gelegentlich Diskrepanzen zwischen den fokalen Defiziten und der Mobilität bzw. Funktionalität auf (z. B. komplette Paraparese, aber Kniestabilität beim Bett-Rollstuhl-Transfer).

Patienten mit funktionellen Paresen berichten neben der Schwäche und dem Schweregefühl der betroffenen Körperteile gelegentlich auch über ein körperliches Entfremdungsgefühl („Der Arm gehört mir irgendwie nicht") (Stone und Aybek 2016). Diese Form der **Depersonalisierung** muss vom Neglect unterschieden werden, bei dem eine Nichtbeachtung des Körperteils vorliegt. Häufig werden im paretischen Körperteil auch sensible Ausfälle berichtet (s. unten). Typische allgemeine Begleitbeschwerden sind körperliche Erschöpfung, Schlafstörungen und chronische Schmerzen (Stone et al. 2010). Frühkindliche Traumatisierung und psychiatrische Komorbiditäten (insbesondere affektive Störungen und Persönlichkeitsstörungen) sind häufig, aber nicht obligat (Stone et al. 2004, 2010, 2019).

▪ Klinische Untersuchung

Die Diagnose einer funktionellen Parese wird anhand des klinischen Befundes gestellt. Entscheidend ist dabei der Nachweis mehrerer charakteristischer Untersuchungsbefunde, anhand derer die Umkehrbarkeit oder physiologische Unstimmigkeit der Störung nachgewiesen wird (s. ◘ Tab. 6.1). Manche der im Folgenden erläuterten Untersuchungstechniken können falsch positive Befunde ergeben, wenn Patienten die Anweisungen nicht verstanden haben oder bemüht sind, dem Untersucher ihre („organischen") Symptome zu „demonstrieren". Daher sollten nur eindeutig positive Befunde bei uneingeschränkter Mitarbeit zur Diagnosestellung herangezogen werden.

Noch vor der körperlichen Untersuchung können mitunter Diskrepanzen zwischen der berichteten Kraftminderung und automatischen Bewegungen beobachtet werden. Beispielsweise kann beim beiläufigen Wegpacken der Tasche oder beim Ausziehen der Jacke eine vorübergehende Besserung einer funktionellen Armparese auffallen. Auch können sich Fluktuation im Schweregrad und im Paresemuster zeigen, beispielsweise in Form eines wechselhaften Gangbildes beim Hereinkommen und Verlassen des Untersuchungszimmers.

▪▪ Allgemeine klinische Zeichen

In der Einzelkraftprüfung sind oft eine **Wechselinnervation** und ein Einbrechen oder **Einknicken** im Gelenk während der isometrischen Einzelkrafttestung zu verzeichnen, was nur selten bei strukturell bedingten Paresen zu beobachten ist und somit eine sehr hohe Spezifität hat. Differenzialdiagnostisch muss an schmerzbedingtes Nachgeben, mangelnde Mitarbeit und Myasthenie gedacht werden.

Wenn die Kraft einer Extremität in Richtung der Schwerkraft getestet wird (z. B. Knieflexion bei ausgestrecktem Bein im Sitzen), kann gelegentlich eine **Kokontraktion** antagonistischer Muskelgruppen (in diesem Fall der Kniestrecker) zur Aufhebung der Schwerkraft nachgewiesen werden (das Bein erscheint „leichter"), was als Zeichen einer funktionellen Parese gewertet werden kann (s. ◘ Abb. 6.1).

Die **Muskeldehnungsreflexe** sind in der Regel erhalten und können im Rahmen eines erhöhten psychomotorischen Erregungsniveaus überdurchschnittlich brüsk sein (Stone et al. 2013). Gelegentlich kann die Reflexantwort bei Patienten mit einer funktionellen Lähmung dazu genutzt werden, dem Patienten die Intaktheit der

Tab. 6.1 Spezifische Untersuchungstechniken und Zeichen zur Diagnose der funktionellen Parese

Zeichen	Durchführung	Befund	Sens.[a]	Spez.[a]
Einknicken bei der Kraftprüfung	Normale Einzelkraftprüfung	Variabler Widerstand mit kurzem „Einbrechen" der Kraft (DD: schmerzbedingtes Einknicken)	20–90 %	95–100 %
Kokontraktion der Antagonisten	Kraft der paretischen Extremität wird in Richtung der Schwerkraft geprüft	Kraftausübung ist geringer als das Gewicht der Extremität – Zeichen für antagonistische Kompensation	20–40 %	100 %
Parese Arm				
Absinken ohne Pronation	Armhalteversuch mit geschlossenen Augen	Betroffener Arm sinkt unregelmäßig und/oder ohne zu pronieren ab; die Hand ist flach und gestreckt	47–93 %	100 %
Plegie Arm				
Zeichen der synkinetischen Fingerabduktion	Maximale Fingerabduktion der nicht-betroffenen Seite gegen Widerstand über 2 min	Synkinetische Fingerbewegungen der betroffenen Hand	100 %	100 %
Parese Bein				
Hoover-Zeichen	Hüftflexion und -extension gegen Widerstand	Antagonistische Aktivierung des betroffenen Beins während der Testung des kontralateralen Beins	63–100 %	86–100 %
Zeichen der Hüftabduktion	Hüftabduktion gegen Widerstand	Antagonistische Aktivierung des betroffenen Beins	100 %	100 %
Schleifender Gang	Normale Gangprüfung, ggf. mit Hilfsmitteln	Das paretische Bein wird hinterhergezogen (und nicht zirkumduziert), wobei der Fuß über den Boden schleift	8–11 %	100 %
Plegie Bein				
Spinal-Injuries-Center-Test	Beine werden im Liegen angewinkelt aufgestellt	Die Beine fallen nicht direkt zur Unterlage als Hinweis auf erhaltenen Muskeltonus	100 %	98 %

[a] Testgüteparameter (Sens. = Sensitivität; Spez. = Spezifizität) aus Stone und Aybek (2016) ohne Konfidenzintervalle und basierend auf teilweise geringen Fallzahlen und heterogener Studienqualität.

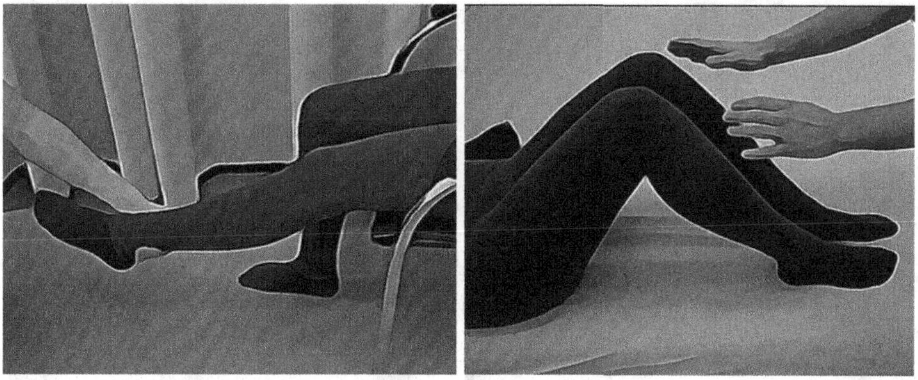

Abb. 6.1 Links: Wenn die Kraft der betroffenen Extremität in Richtung der Schwerkraft getestet wird (hier: Knieflexion links), kann bei funktionellen Paresen eine Kokontraktion der Antagonisten (Knieextensoren) bemerkt werden (das Bein ist „leichter"). Rechts: Spinal-Injuries-Center-Test. Die passiv aufgestellten Beine bleiben nach dem Loslassen bei der funktionellen Plegie in angewinkelter Position, während sie bei der organischen Paraplegie direkt wieder auf die Unterlage fallen. (© Stoyan Popkirov 2020; all rights reserved)

motorischen Bahnen und somit das Potenzial zur Genesung zu demonstrieren.

Untersuchungstechniken bei der Armparese

Bei der leicht- bis mittelgradigen Armparese kann der Armhalteversuch die diagnostische Zuordnung erleichtern. Bei der zentralen Parese kommt es zum gleichmäßigen Absinken des betroffenen Arms, was von einer Pronation und Hohlhandbildung begleitet wird. Bei der funktionellen Parese wird hingegen ein unregelmäßiges **Absinken ohne Pronation** mit flach gehaltener Hand beobachtet (s. Abb. 6.2).

Bei der vollständigen Parese (Plegie) der Hand bzw. des Arms kann der Armhalteversuch schwer zu beurteilen sein. In diesem Fall kann folgende Untersuchungstechnik helfen: Der Patient wird gebeten, die Finger der nicht-betroffenen Hand mit maximaler Kraft gegen den Widerstand des Untersuchers 2 min lang zu abduzieren. Bei gesunden Kontrollen sowie bei Patienten mit funktioneller Armplegie kann eine dezente **synkinetische Fingerabduktion** der betroffenen Hand beobachtet werden, die bei organischen Erkrankungen nicht auftritt (s. Abb. 6.2) (Tinazzi et al. 2008).

Untersuchungstechniken bei der Beinparese

Für die Diagnose einer funktionellen Beinparese hat sich der **Hoover-Test** als einfache und nützliche Untersuchungstechnik etabliert. Bei der Durchführung im Sitzen wird der Patient aufgefordert, zuerst das betroffene Bein gegen den Zug des Untersuchers auf den Boden zu drücken, wobei das Defizit der Hüftextension zum Ausdruck kommt (der Untersucher kann das Bein anheben). Umgekehrt kann auch eine Schwäche der Hüftflexion demonstriert werden, wenn der Patient aufgefordert wird, das Bein gegen den Druck des Untersuchers zu heben. Wenn nun die gesunde Gegenseite ebenso getestet wird (eine Hand bleibt am betroffenen Bein), kann der Untersucher während der maximalen Anspannung der Hüftflexion des nicht betroffenen Beins eine automatische Normalisierung der Kraft der Hüftextension am betroffenen Bein spüren (s. Abb. 6.3). Umgekehrt kann während der aktiven Hüftextension des nicht betroffenen Beins eine Normalisierung der Flexion auf der paretischen Seite bemerkt werden. Dieser Test kann auch im Liegen durchgeführt werden, wobei die Aufforderung zur Hüftextension gut erklärt werden muss („Das Bein

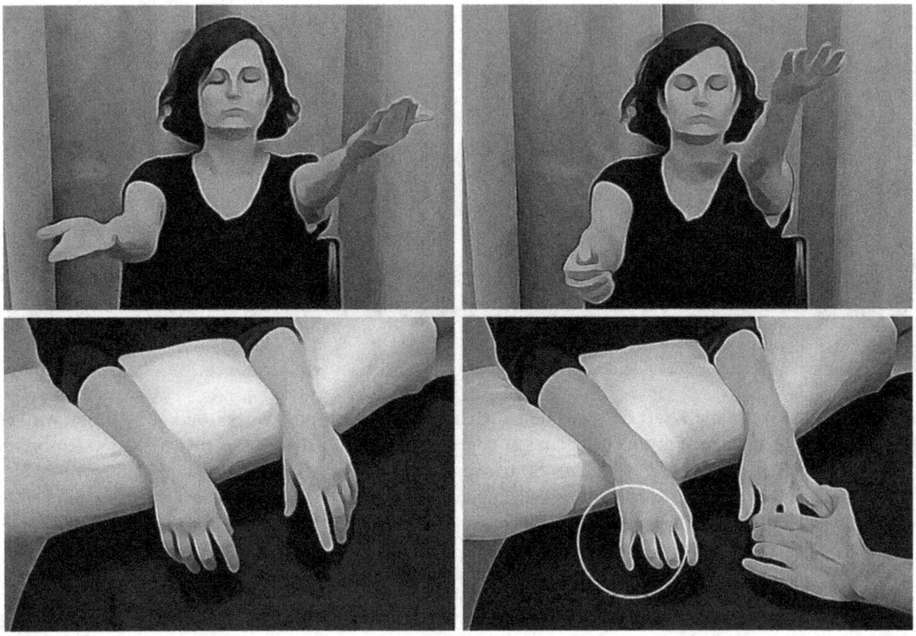

Abb. 6.2 Oben: Absinken im Armhalteversuch gilt als Paresezeichen. Während bei der zentralen Parese das Absinken von einer Pronation begleitet wird (rechts), bleibt diese bei der funktionellen Armparese (links) typischerweise aus. Unten: Bei der vollständigen Hand- oder Armplegie (im Beispiel rechter Arm) kann keine Fingerbewegung durchgeführt werden. Bei der kontinuierlichen Fingerabduktion der kontralateralen (nicht-betroffenen) Hand gegen Widerstand kommt es nach spätestens 2 min zu einer synkinetischen Fingerabduktion der betroffenen Hand (eingekreist). Diese synkinetische Bewegung würde bei einer organischen Plegie ausbleiben. (© Stoyan Popkirov 2020; all rights reserved)

kräftig ins Bett drücken; mich nicht den Oberschenkel anheben lassen“).

Eine ähnliche Untersuchungstechnik, die die automatische Aktivierung antagonistischer Muskelgruppen der Gegenseite ausnutzt, ist der **Test der Hüftabduktion.** Der Patient wird gebeten, gegen den Widerstand des Untersuchers den Oberschenkel zu abduzieren. Auf der betroffenen Seite kann die Abduktion nicht mit voller Kraft erfolgen, und das Bein wird nach innen gedrückt. Wird die gesunde Seite getestet, spürt der Untersucher die reflektorische Kraftentwicklung der kontralateralen, betroffenen Seite (s. ◘ Abb. 6.4). Die Untersuchung kann im Sitzen und im Liegen durchgeführt werden. Sowohl der Hoover-Test als auch der Hüftabduktionstest haben bei funktionellen Paresen mit Beinbeteiligung eine sehr gute Sensitivität und exzellente Spezifität.

Beim Gehen ziehen Patienten mit einer funktionellen Beinparese typischerweise das paretische Bein schleifend hinterher, sodass der Vorfuß stets am Boden bleibt. Dieser **schleifende Gang** ist klar von dem Wernicke-Mann-Gangbild zu unterscheiden, bei dem das paretische Bein kreisförmig nach vorn bewegt wird (Zirkumduktion). Funktionelle Gangstörungen werden gesondert im nächsten Kapitel besprochen (s. ► Kap. 7).

Bei der einseitigen Beinplegie oder Paraplegie kann der sogenannte **Spinal-Injuries-Center-Test** wegweisend sein. Dabei werden die Beine des auf dem Rücken liegenden Patienten passiv im Knie angewinkelt und

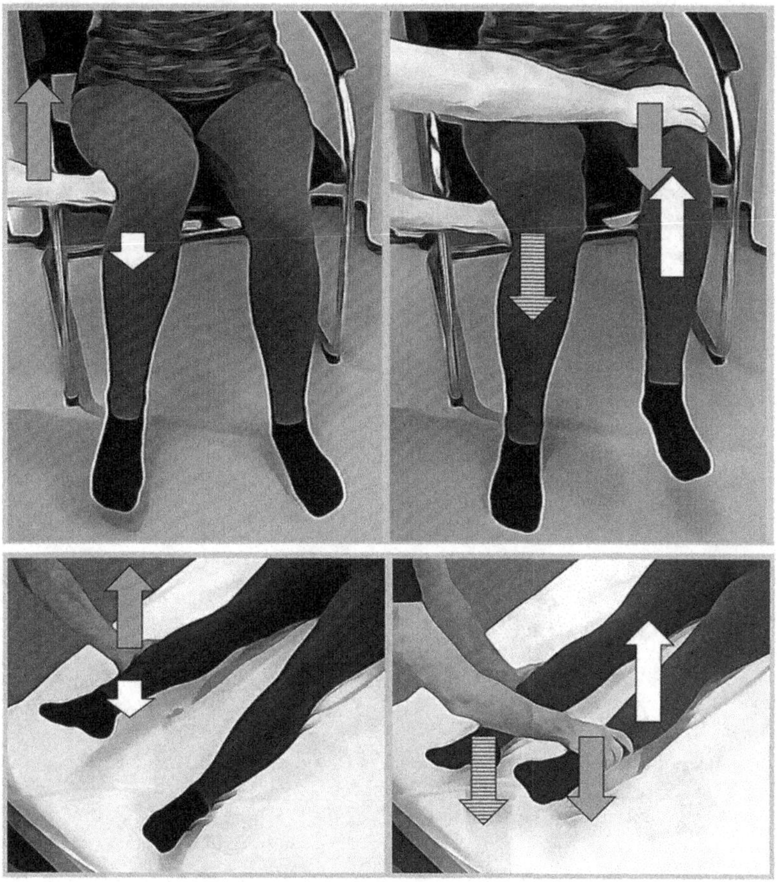

Abb. 6.3 Hoover-Test im Sitzen (oben) und im Liegen (unten). Die Hüftextension gegen Widerstand ist bei einer funktionellen Beinparese (des linken Beins) eingeschränkt. Wird der Patient nun gebeten, das nicht betroffene Bein gegen Widerstand zu heben, so kann im betroffenen Bein eine Normalisierung der Kraft gespürt werden. Graue Pfeile: Bewegung des Untersuchers; weiße Pfeile: bewusste Kraftausübung des Patienten; gestreifte Pfeile: automatische Kraftausübung des Patienten. (© Stoyan Popkirov 2020; all rights reserved)

stabilisiert (Yugue et al. 2004). Während bei der organischen Paraplegie die Beine auf die Unterlage fallen, sobald sie vom Untersucher losgelassen werden, verbleiben sie bei Patienten mit funktioneller Plegie in der angewinkelten Position (s. Abb. 6.1).

Kopf und Gesicht

Bei strukturell bedingten Ischämien kann gelegentlich eine Asymmetrie der Platysmakontraktion beobachtet werden. Diese kommt bei funktionellen Hemiparesen nicht vor und ist somit spezifisch für eine organische Erkrankung (Horn et al. 2017). Eine Schwäche der Kopfrotation zur betroffenen Seite wird in der Literatur als Zeichen für eine funktionelle Störung beschrieben (Horn et al. 2017), tritt aber ebenso bei organischen Hemiparesen auf und kann daher nicht als spezifisches Zeichen dienen (Balagura und Katz 1980). Funktionelle Lähmungserscheinungen im Gesicht (Ptosis oder Asymmetrie

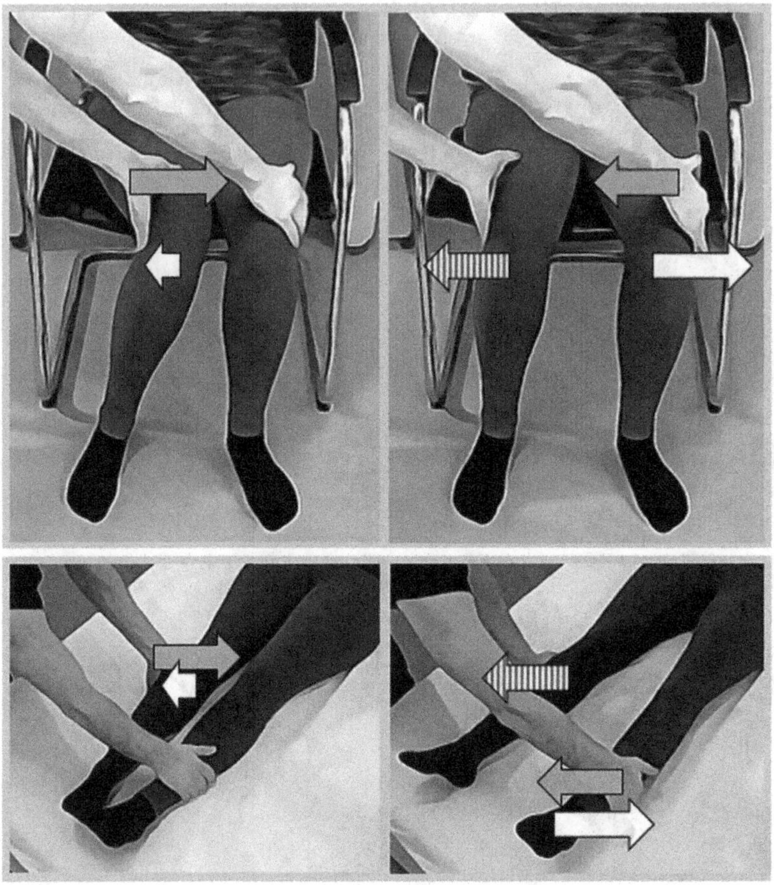

Abb. 6.4 Test der Hüftabduktion im Sitzen (oben) und im Liegen (unten). Die Hüftabduktion gegen Widerstand ist hier links aufgrund einer funktionellen Beinparese eingeschränkt. Wird der Patient nun gebeten, das nicht betroffene Bein gegen Widerstand zu abduzieren, so kann im betroffenen Bein eine Normalisierung der Kraft gespürt werden. Graue Pfeile: Bewegung des Untersuchers; weiße Pfeile: bewusste Kraftausübung des Patienten; gestreifte Pfeile: automatische Kraftausübung des Patienten. (© Stoyan Popkirov 2020; all rights reserved)

des Mundwinkels) werden im nächsten Kapitel besprochen (s. ► Kap. 7).

In der Literatur sind diverse weitere klinische Zeichen und Untersuchungstechniken beschrieben, für die jedoch bislang keine ausreichende diagnostische Trennschärfe oder Zuverlässigkeit nachgewiesen worden ist (zur Übersicht s. Stone und Aybek 2016; Daum et al. 2015).

▪ Elektrophysiologie

Wenn die Anamnese und die klinische Untersuchung keine sicheren diagnostischen Rückschlüsse erlauben, können elektrophysiologische Zusatzuntersuchungen hilfreich sein (Dafotakis und Paus 2017). Mit der transkraniellen Magnetstimulation können durch kortikale oder spinale Stimulation **motorische evozierte Potenziale** (MEP) an der innervierten Muskulatur abgeleitet werden. Weisen diese eine normale Latenz und Morphologie auf, so ist von einer weitgehend intakten motorischen Bahn auszugehen (Cantello et al. 2001). Diese Methode kann z. B. herangezogen werden, wenn nach Wirbelsäuleneingriffen eine postoperative

Beinparese wegen der postoperativen Schmerzen oder der Verbände nicht sicher beurteilt werden kann (Janssen et al. 1995). Die Aussagekraft der Untersuchung hängt von der Schwere der Parese ab: Bei einer Plegie der Extremität ist der Nachweis normaler MEPs beweisend für eine funktionelle Störung; bei leichtgradigen Paresen schließen normale MEPs einen strukturellen Schaden nicht sicher aus (Meyer et al. 1992). Ergänzende Untersuchungen mittels Elektromyografie (EMG) oder Elektroneurografie/Nervenleitgeschwindigkeit (NLG) können in der Abgrenzung zu peripheren Lähmungen helfen (Dafotakis und Paus 2017; Valls-Sole 2016).

Differenzialdiagnosen

▪▪ Schmerzbedingte Minderinnervation

Die schmerzvermeidende bzw. schmerzbedingte Minderinnervation ist eine der wichtigsten Differenzialdiagnosen funktioneller Paresen. In der klinischen Untersuchung ist insbesondere das schmerzbedingte Einknicken bei der Kraftprüfung zu beachten, was vom schmerzlosen Einknicken bei der funktionellen Parese unterschieden werden muss. Die chronische schmerzbedingte Immobilisierung kann mit trophischen Störungen (z. B. Muskelatrophie) einhergehen und in Einzelfällen in ein komplexes regionales Schmerzsyndrom münden (s. ▶ Kap. 13) (Hoyer et al. 2000; Popkirov et al. 2019).

▪▪ Diagnostische Fallstricke

Die möglichen strukturellen Ursachen motorischer Ausfälle sind zahlreich und können hier nicht detailliert behandelt werden. Im Folgenden werden nur einige seltene Erkrankungen besprochen, die aufgrund scheinbarer Unstimmigkeiten der Symptome zur Fehldiagnose verleiten können.

Lakunäre Syndrome durch umschriebene, mikroangiopathische Hirnischämien können diverse ungewohnte Ausfälle verursachen. Bei der „ataktischen Hemiparese“ tritt eine rein motorische, beinbetonte Hemiparese in Kombination mit einer ipsilateralen Hemiataxie ohne weitere zerebelläre Zeichen auf. Bei der „thalamischen Abasie“ liegt eine Standunfähigkeit ohne zerebelläre Ataxie oder höhergradige Paresen vor (s. ▶ Kap. 7). Lakunäre Syndrome müssen klinisch erkannt werden, da die ursächlichen Ischämien in etwa 40 % der Fälle im MRT nicht nachweisbar sind (De Reuck et al. 2008).

Die armbetonte Hemiparese bei Läsionen des Parietallappens geht oft mit einem motorischen Neglect einher, sodass das Ausmaß der Parese je nach Aufmerksamkeit des Patienten variiert und der Eindruck einer funktionellen Parese entstehen kann (Ghika et al. 1998). Die Kraftregulation ist auch bei gezielten Handlungen gestört, und es kann eine bizarr anmutende Apraxie hinzukommen. Bei entsprechendem Verdacht kann die Bildgebung wegweisend sein.

Einige atypische Verlaufsformen der Myasthenia gravis beginnen mit isolierten, distalen Paresen, die eine hohe Variabilität aufweisen können (anamnestisch und in der klinischen Testung) (Rodolico et al. 2016). Die Antikörperdiagnostik und repetitive Nervenstimulationen können die Diagnose sichern.

▪ Therapie

Zu Beginn der Therapie spielt die gründliche und effektive **Aufklärung** eine essenzielle Rolle. Es ist wichtig, den Unterschied zur Simulation klarzustellen und die Begründung der Diagnose nachzuvollziehen. Dabei ist es sinnvoll, sich auf Details aus der Anamnese zu beziehen (z. B. Variabilität der Funktionsstörung), aber auch die klinischen Befunde zu demonstrieren (z. B. positives Hoover-Zeichen) (Stone und Edwards 2012). Ein vereinfachtes und individuell angepasstes Krankheitsmodell, das die Entwicklung einer funktionellen Parese verständlich macht, wird die Akzeptanz der Diagnose begünstigen und zur Therapie motivieren. Psychologische Faktoren sollten gemeinsam mit dem Patienten besprochen werden, allerdings wird von vereinfachten „Psychogenese"-Erklärungen oder psychiatrischen Spekulationen („Vielleicht haben Sie eine zugrunde liegende Depression") abgeraten (s. ▶ Kap. 7 für weitere Kommunikationsstrategien).

▪▪ Physiotherapie

Die spezialisierte Physiotherapie kann bei funktionellen Paresen gute Ergebnisse erbringen (s. hierzu auch ▶ Kap. 7) (Nielsen et al. 2015). In der Befundaufnahme sollte zwischen isolierter Kraftprüfung und alltäglicher Funktionalität (bzw. Behinderung) unterschieden werden. Der Fokus der Behandlung sollte stets auf die Funktionalität im Alltag gelegt werden. Folgende Empfehlungen stammen aus einem Expertenkonsens (Nielsen et al. 2015):

Wenn eine Beinparese mit entsprechender Gangstörung vorliegt, sollte so früh wie möglich eine Gewichtsbelastung des Beins angestrebt werden. Schrittweise Erhöhungen des Belastungsgrades sollen darauf abzielen, von Hilfsmitteln freizukommen. Laufbandtraining vor dem Spiegel, mit oder ohne Gurtsystem, kann hilfreich sein. Übungen zur Verlagerung des Körpergewichts von rechts nach links oder von vorn nach hinten können die Stabilität fördern. Bei der funktionellen Parese des Arms sollte der Schonhaltung und der Nichtnutzung entgegengewirkt werden, indem der paretische Arm zur Stabilisierung von Gegenständen genutzt wird (z. B. das Blatt beim Schreiben oder den Teller beim Essen halten). Automatische Bewegungen im Arm können durch Haltereflexe angeregt werden, indem der Patient auf einem Gymnastikball sitzt und dabei die Arme auf einem Tisch liegen hat. Ziel ist es stets, automatisierte Bewegungen hervorzurufen, die der Patient dann wahrnehmen und erweitern kann.

▪▪ Psychotherapie

Zu psychotherapeutischen Ansätzen siehe die entsprechenden Empfehlungen in ▶ Kap. 7.

▪▪ Experimentelle Verfahren

Die Behandlung mittels transkranieller Magnetstimulation (TMS) wurde in mehreren Studien positiv beurteilt (Schonfeldt-Lecuona et al. 2016). Allerdings ist bei standardisiertem Vorgehen und Minimierung der suggestiven (Placebo-)Komponente eine anhaltende Wirkung kaum nachweisbar (McWhirter et al. 2016). Wenn das paretische Bein bei der Ermittlung der kortikalen Reizschwelle zuckt, wird eindrücklich die Intaktheit der motorischen Bahnen demonstriert, was wiederum die Erwartungshaltung des Patienten positiv beeinflussen kann. Ob ein zusätzlicher neuromodulatorischer Effekt vorliegt, ist umstritten. Idealerweise sollte eine TMS-Behandlung in ein psychotherapeutisch ausgerichtetes, multidisziplinäres Gesamtkonzept eingebettet sein.

▶ Fallbeispiel

Ein 48-jähriger Mann stellt sich elektiv aufgrund einer Schwäche des rechten Beins vor. Angefangen haben die Beschwerden vor genau einem Monat. Er sei mit starken Rückenschmerzen aufgewacht und habe kaum aufstehen können. Die Notfalldiagnostik im nahe gelegenen Krankenhaus habe einen Bandscheibenvorfall ausschließen können, und der Patient sei mit niedrig dosierten Opioidanalgetika entlassen worden. Die rezeptierte ambulante Physiotherapie habe er bislang nicht in Anspruch nehmen können. Seitdem sei nun die Schwäche im rechten Bein durchgehend ein Problem.

In der klinischen Untersuchung wird folgender Befund erhoben: Der Gang ist nur mit einem Rollator möglich; das rechte Bein knickt immer wieder im Kniegelenk ein, ohne dass der Patient stürzt. Der Hoover-Test sowie der Test der Hüftabduktion zeigen jeweils eine hochgradige Schwäche

des rechten Beins bei gezielter Kraftausübung und eine vollständige Normalisierung der Kraft bei Anspannung des nicht-betroffenen Beins. Der Patient berichtet, dass sich das rechte Bein „komisch" anfühle. Auf näheres Nachfragen gibt er an: „Das klingt jetzt bizarr, aber es ist, als würde mir das Bein irgendwie nicht ganz gehören."
Am Ende der Anamnese und der klinischen Untersuchung wird noch einmal der Hoover-Test durchgeführt. Diesmal wird bei der Normalisierung der Kraft der Patient darauf hingewiesen. Er zeigt sich erstaunt, dass tatsächlich nun Kraft im Bein zu sein scheint. Beim Versuch, diese bewusst auszulösen, ist das Bein jedoch wieder kraftlos. Der Zusammenhang zwischen Aufmerksamkeit und Bewegungskontrolle wird besprochen, außerdem das offensichtliche Potenzial zur Besserung. Die Diagnose einer funktionellen Beinparese wird gestellt und als eine Art „Kontrollverlust", möglicherweise begünstigt durch die starken Rückenschmerzen, erläutert. Der Patient wird dazu angehalten, die ambulante Physiotherapie zu beginnen, sich im häuslichen Rahmen selbstständig zu mobilisieren und nach Möglichkeit auf den Rollator zu verzichten. Er bekommt einen Plan zum Ausschleichen der Analgetika, da die akuten Rückenschmerzen mittlerweile weitgehend abgeklungen sind. Der Arzt bietet an, telefonisch Kontakt mit dem Physiotherapeuten aufzunehmen, um die Diagnose und Therapie persönlich zu besprechen. Eine kurzfristige Wiedervorstellung zur Verlaufskontrolle in 2 Wochen wird vereinbart. ◀

6.2 Funktionelle Sensibilitätsstörungen

■ Klinisches Bild

Unter dem Begriff der funktionellen Sensibilitätsstörung können diverse Formen der subjektiven Fehlwahrnehmung zusammengefasst werden, die nicht auf eine strukturell bedingte Erkrankung zurückzuführen sind. Prinzipiell können alle sensiblen Qualitäten betroffen sein; am häufigsten das Schmerzempfinden, gefolgt von der verminderten Berührungs- und Temperaturempfindung (Stone und Vermeulen 2016). Allerdings ist die Beschreibung subjektiver Missempfindungen nicht einfach und unterliegt sprachlichen und sozialpsychologischen Einflüssen. Oft wird auf generische Beschreibungen zurückgegriffen: „Es fühlt sich anders/komisch/nicht normal an." Werden dann konkretere Beschreibungen ärztlicherseits angeboten, kann ein suggestiver Effekt nicht ausgeschlossen werden. Gelegentlich kann auch ein Defizit in der (metakognitiven) Beurteilung der Wahrnehmung erahnt werden. So hört der Untersucher oft bei der Testung der Berührungsempfindung Aussagen wie „Kann ich so nicht sagen" oder „Können Sie das nochmal machen?". Im Folgenden sollen vorrangig die Hypästhesie, Parästhesie und Anästhesie behandelt werden, welche isoliert oder in Kombination mit funktionellen Paresen oder Bewegungsstörungen auftreten. Hyperalgesie, Allodynie und chronische Schmerzen werden in ▶ Kap. 13 behandelt.

Ein häufiges Verteilungsmuster der funktionellen Sensibilitätsstörung ist die **Hemihypästhesie** mit einer Inzidenz von 2/100.000/Jahr (Toth 2003). Im Gegensatz zu ischämisch bedingten Hemisyndromen sind bei funktionellen Störungen positive Symptome (Parästhesien) häufiger (Koh et al. 2021). Sensible Ausfälle der Extremitäten zeigen sich typischerweise **handschuh- bzw. strumpfförmig** oder exakt bis zur Schulter/Leiste reichend. Diese Verteilungen entsprechen nicht den Dermatomen oder Innervationsgebieten sensibler Nerven, sondern eher den Laienvorstellungen von Nervenfunktion, und können daher diagnostisch wegweisend sein (Stone et al. 2017). Gelegentlich werden auch fleckenhaft-diffus verteilte Sensibilitätsstörungen oder eine Anästhesie des gesamten Körpers beschrieben. Scharf begrenzte segmentale Hypästhesien funktioneller Natur sind selten. Eine Sonderform stellt die Reithosenanästhesie dar, die eine erweiterte Diagnostik hinsichtlich eines Cauda-equina-Syndroms erforderlich macht, aber auch funktionell sein kann (Hoeritzauer et al. 2018).

■ Untersuchungstechniken und klinische Zeichen

Die Prüfung der Oberflächen- und Tiefensensibilität ist grundlegender Bestandteil jeder klinischen Untersuchung. Allerdings wurde in diversen Studien gezeigt, dass unter allen Komponenten der neurologischen Untersuchung bei der Sensibilität die geringste Übereinstimmung zwischen Untersuchern, also die **schlechteste Interrater-Reliabilität** erreicht wird (Thaller und Hughes 2014). Der diagnostische Nutzen aller im Folgenden beschriebenen Untersuchungstechniken und Befunde muss daher kritisch betrachtet werden. Strukturierte Untersuchungsvorgänge mit speziellen Instrumenten können die Reliabilität deutlich verbessern, finden aber in der klinischen Routine kaum Anwendung (Connell und Tyson 2012; Steimann et al. 2012).

Diverse Untersuchungstechniken und klinische Zeichen sind zur Identifizierung funktioneller Sensibilitätsstörungen beschrieben (s. ◘ Tab. 6.2) (Stone und Vermeulen 2016). Im Gegensatz zu den Zeichen für funktionelle Paresen oder Bewegungsstörungen haben sie jedoch in der Regel keine ausreichend hohe Spezifität (Popkirov et al. 2020). Daher ist es besonders wichtig, die sensible Testung im Gesamtkontext der Anamnese und des Untersuchungsbefundes zu beurteilen und durch die notwendige Ausschlussdiagnostik zu ergänzen.

■■ Nicht-anatomische Verteilungsmuster

Variable oder nicht-anatomische Verteilungsmuster werden als diagnostisch hinweisend beschrieben, können aber auch

◘ **Tab. 6.2** Zeichen für funktionelle Hypästhesie

Zeichen	**Durchführung**	**Befund**	**Sens.**[a]	**Spez.**[a]
Nicht-anatomische Verteilung	Sensibilität wird systematisch getestet.	Ausfälle entsprechen nicht den Versorgungsgebieten von Nerven, Nervenwurzeln oder spinalen Segmenten.	85 %	95–100 %
Mediane Begrenzung	Die Grenzen der normalen bzw. gestörten Berührungsempfindung am Rumpf werden bestimmt.	Die Begrenzung entspricht exakt dem Körpermedian.	20–26 %	86–93 %
Lateralisiertes Vibrationsempfinden	Die Vibrationsgabel wird seitlich an das Sternum oder die Stirn gelegt.	Vibration wird auf der betroffenen Seite trotz Knochenleitung schwächer oder gar nicht empfunden.	38–95 %	14–89 %

[a] Testgüteparameter (Sens. = Sensitivität; Spez. = Spezifizität) ohne Konfidenzintervalle und basierend auf teilweise geringen Fallzahlen und heterogener Studienqualität (nach Stone und Vermeulen 2016).

bei Schädigungen des Parietallappens, der Multiplen Sklerose, der Polyneuropathie vom Multiplextyp (Mononeuritis multiplex) und anderen Erkrankungen auftreten. Strumpfförmige Sensibilitätsausfälle sind typisch bei der distal-symmetrischen Polyneuropathie. Nur wenn der klinische Befund mit entsprechender apparativer Ausschlussdiagnostik (MRT, Neurografie, evozierte Potenziale) kombiniert wird, kann ein atypisches Verteilungsmuster diagnostisch hilfreich sein.

▪▪ Unstimmigkeit

Hinweisend auf eine funktionelle Störung kann auch eine klare **Unstimmigkeit** im sensiblen Befund sein. Zum Beispiel, wenn bei komplettem subjektivem Ausfall der Tiefensensibilität (Vibration und passive Lageveränderung werden nicht wahrgenommen) gleichzeitig die Stand- und Gangprüfung unauffällig ist. Des Weiteren kann ein erhaltenes Temperaturempfinden bei erloschenem Schmerzempfinden nicht durch periphere Nervenverletzungen erklärt werden.

▪▪ Mediane Begrenzung

Da die sensiblen Nerven an der Vorderseite des Rumpfes (*Rami anteriores* der Spinalnerven) um jeweils 1–2 cm die Mittellinie überlappen, sind strukturell bedingte Hemihypästhesien typischerweise paramedian begrenzt, während bei funktionellen Störungen eine exakte, mediane Begrenzung vorliegt (Toth 2003). Allerdings kann dieser Befund (der Anatomie zum Trotz) auch bei Patienten mit organischen Störungen häufig erhoben werden (Chabrol et al. 1995; Gould et al. 1986; Rolak 1988). Bei Patienten mit zusätzlicher funktioneller Parese steigt die Spezifität des Befundes in Kombination mit anderen klinischen Zeichen wieder an (Daum et al. 2015; Stone et al. 2010).

▪▪ Lateralisierte Pallanästhesie

Als weitere Untersuchungstechnik wird die Prüfung des Vibrationsempfindens (Pallästhesie) seitlich an der Stirn oder am Sternum empfohlen. Da die Vibration dank Knochenleitung auf beiden Seiten gleichermaßen zu spüren sein dürfte, spricht eine lateralisierte Pallanästhesie über mediane Knochenstrukturen für eine funktionelle Sensibilitätsstörung. Allerdings ist auch dieser physiologisch nicht gut erklärliche Befund erstaunlich häufig bei Patienten mit gesicherten organischen Schäden und hat somit eine niedrige Spezifität (Gould et al. 1986; Rolak 1988).

▪▪ Höhere Fehlerquote

Bei der Lagesinntestung muss der Patient angeben, in welche Richtung sein Finger oder Zeh passiv bewegt wird. Wird eine vollständige Empfindungsstörung angegeben, so müssten dennoch statistisch gesehen 50 % der Antworten richtig geraten werden. Wenn bei oft wiederholter Prüfung eine deutlich höhere Fehlerquote besteht, kann dies als Zeichen einer funktionellen Störung oder Simulation interpretiert werden (Daum et al. 2014). Diese Beobachtung (auch „forced choice" oder „systematic failure" genannt) kann auf alle Untersuchungstechniken, die eine dichotome Ja/nein-Antwort erfordern, übertragen werden. Allerdings muss eine ausreichende Anzahl von Testungen durchgeführt werden.

▪ Zusatzuntersuchungen und Differenzialdiagnosen

Die in der klinischen Routine verfügbaren elektrophysiologischen Untersuchungen, wie die Neurografie oder die somatosensiblen evozierten Potenziale (SEP), sind nicht sensitiv oder spezifisch genug, um strukturelle Ursachen sensibler Defizite sicher auszuschließen (Dafotakis und Paus 2017). In Kombination mit anderen Untersuchungsmethoden wie der MRT-Bildgebung und der Liquoranalyse können jedoch wichtige Differenzialdiagnosen wie die **Multiple Sklerose** oder die **Polyneuropathie** (insbesondere vom Multiplextyp) ausgeschlossen oder nachgewiesen werden. Eine rein sensible Halbseitensymptomatik macht etwa 5 % aller (ischämischen) Schlaganfälle aus und betrifft in den meisten Fällen die gesamte Körperhälfte (Arboix et al. 2005). **Lakunäre Ischämien,** insbesondere im Thalamus, sind die häufigste Ursache. Eine mediane Begrenzung der Hemihypästhesie ist hierbei nicht selten. Die Sensibilitätsstörungen, die beim komplexen regionalen Schmerzsyndrom (CRPS) auftreten, haben häufig nicht-anatomische Verteilungsmuster und andere funktionelle Charakteristika (Rommel et al. 2001), sodass eine pathophysiologische Überlappung zwischen dem klassischen funktionellen sensomotorischen Ausfall und dem CRPS diskutiert wird (Popkirov et al. 2019).

Zeitlich variable oder paroxysmale Sensibilitätsstörungen werden von 71 % aller Patienten mit **Migräne mit Aura** berichtet (Viana et al. 2017). Ebenso treten Sensibilitätsstörungen in Form von Parästhesien, Hypästhesien oder Kälteempfinden im Rahmen von **Hyperventilation** auf. Die Missempfindungen sind in 10–30 % der Fälle einseitig und können von Benommenheit, Schwindel, Herzrasen und Angst begleitet sein (Brodtkorb et al. 1990; Perkin und Joseph 1986). Sensible Missempfindungen können auch Ausdruck zönästhetischer bzw. **taktiler Halluzinationen** sein. Diese können medikamenten- und drogeninduziert sein (insbesondere durch Stimulanzien und Parkinson-Medikamente oder im Alkoholentzug) (Nakamura und Koo 2016) oder im Rahmen einer wahnhaften Störung auftreten (z. B. Dermatozoenwahn oder Schizophrenie).

▪ Prognose

In einer Nachbeobachtung von Patienten mit rein sensiblen Ausfällen zeigte sich nach durchschnittlich 16 Monaten eine Remissionsrate von 80 % (Toth 2003). Andere Langzeitbeobachtungen zum natürlichen Verlauf funktioneller Sensibilitätsstörungen stammen aus Studien mit gemischten sensomotorischen Ausfällen. Stone und Kollegen fanden bei 42 Patienten mit funktionellen motorischen und sensiblen Ausfällen 9–16 Jahre nach Erstkontakt bei 83 % persistierende Defizite (Stone et al. 2003). Dabei hatte etwa die Hälfte der Patienten mit initial rein sensiblen Ausfällen zusätzliche motorische Defizite entwickelt. Angesichts dieser widersprüchlichen Beobachtungen scheint eine zuverlässige Prognose beim einzelnen Patienten kaum möglich.

▪ Behandlung

Behandlungsempfehlungen für funktionelle Sensibilitätsstörungen werden aus der allgemeinen Erfahrung mit funktionellen neurologischen Störungen abgeleitet. Als Erstes sollte die Diagnose eindeutig benannt und in verständlicher Weise erklärt werden. Die Begründung der Diagnose (charakteristische klinische Erscheinung, Ausschluss relevanter Differenzialdiagnosen) sollte nachvollzogen werden. Anhand alltäglicher Beispiele kann die funktionelle Sensibilitätsstörung als Folge einer fehlerhaften Wahrnehmung des eigenen Körpers erklärt werden. Die meisten Patienten werden zum Beispiel das Phänomen kennen, ihr Handy gelegentlich vibrieren zu spüren, ohne dass der Vibrationsalarm tatsächlich ausgelöst wurde. Dieser Effekt verdeutlicht, wie eine Missempfindung aus vorausgegangenen Erfahrungen oder einer konkreten Erwartungshaltung herrühren kann. Die niederschwellige Wahrnehmung von unspezifischen Missempfindungen kann auch durch den Vergleich mit einer Musikanlage veranschaulicht werden, bei der der Lautstärkeregler so hochgedreht wurde, dass auch bei Stille dauerhaft ein Rauschen zu hören ist (Parästhesien als „Hintergrundrauschen" des Berührungsempfindens). Eine funktionelle Hypästhesie oder Anästhesie kann als eine Art psychische „Abspaltung" der Wahrnehmung erklärt werden, wie sie manchen Patienten aus der Hypnose bekannt sein dürfte.

Weiterführende Therapieverfahren richten sich nach dem klinischen Gesamtbild. Bei begleitenden motorischen Störungen kann die spezialisierte Physiotherapie (s. oben und ▶ Kap. 7) im Verlauf auch die Sensibilitätsstörung lindern. Wenn die Funktionalität im Alltag eingeschränkt ist, sollte eine Ergotherapie initiiert werden. Bei psychiatrischen Störungen ist eine Psychotherapie notwendig, wobei die Auswahl der Methode sich nach den individuellen Risikofaktoren und Komorbiditäten richtet.

6.3 Erklärungsmodell für funktionelle sensomotorische Ausfälle

▪▪ Auslösende Umstände

Funktionelle Paresen und Sensibilitätsstörungen treten nur selten aus heiterem Himmel auf. Entsprechend der klassischen Konversionstheorie werden ursächlich zurückliegende innerpsychische und soziale Konflikte vermutet. In den meisten Fällen bestimmen jedoch physische oder physiologische Prozesse den Beginn der Symptomatik (s. ◘ Abb. 6.5). So gehen zum Beispiel in fast der Hälfte der Fälle körperliche **Verletzungen** dem funktionellen sensomotorischen Ausfall voraus (Stone et al. 2009). In einer Untersuchung an 107 Patienten mit funktionellen Paresen waren zudem in einem Drittel aller Fälle die diagnostischen Kriterien für eine **Panikattacke** zu Symptombeginn erfüllt, und ein Viertel berichtete über **dissoziative Symptome** wie Derealisation oder Depersonalisation (Stone et al. 2012). Wenn die Symptome im Zusammenhang mit dem Aufwachen auftraten, bestanden in 38 % der Fälle begleitende **Schmerzen.** Die Rate vorausgehender lokaler Verletzungen liegt bei Patienten, deren funktionelle Störung als komplexes regionales Schmerzsyndrom chronifiziert, definitionsgemäß bei fast 100 % (Popkirov et al. 2019). Die Auslösung funktioneller neurologischer Symptome durch eine akute körperliche Funktionsstörung im Kontext von Bedrohung, Angst und/oder Dissoziation findet sich häufig auch bei funktionellen Bewegungsstörungen (Parees et al. 2014), funktionellen Schwindelsyndromen (Popkirov et al. 2018b) und dissoziativen Anfällen (Popkirov et al. 2018a).

▪▪ Vorhersagefehler

Doch wie geht eine physiologische Sensibilitätsstörung (Migräneaura, Hyperventilation, Verletzung) oder Bewegungseinschränkung (schmerzbedingte Minderinnervation, Gipsverband, Verletzung) in einen unwillkürlichen Dauerzustand über? Eine neuere Erklärung aus den theoretischen Neurowissenschaften basiert auf der Annahme, dass die neuronale Informationsverarbeitung im Gehirn den Gesetzmäßigkeiten Bayes'scher Inferenzstatistik folgt (Edwards et al. 2012). Dieses sogenannte Predictive-Coding-Modell (in etwa: „vorausschauende Berechnung") geht davon aus, dass innerhalb hierarchisch aufgebauter neuronaler Systeme (wie es das motorische und das sensorische System sind) afferente Informationen mit efferent vorausgeschickten Vorhersagen abgeglichen werden und lediglich der berechnete Vorhersagefehler an die nächsthöhere Verarbeitungsebene weitergegeben wird. Diese Funktionsweise ist wesentlich effektiver als eine direkte Verarbeitung aller afferenten Rezeptorsignale. (Zur Verdeutlichung dieses Prinzips kann man sich einen Firmenchef vorstellen, der sich ein Bild von der Firmenarbeit macht, indem er von den Teamleitern nur hört, was *nicht* nach Plan läuft, anstatt dass er sich von jedem Arbeiter alle Details im Einzelnen berichten lässt.) Die Absicht, eine Bewegung durchzuführen (höchste, bewusste

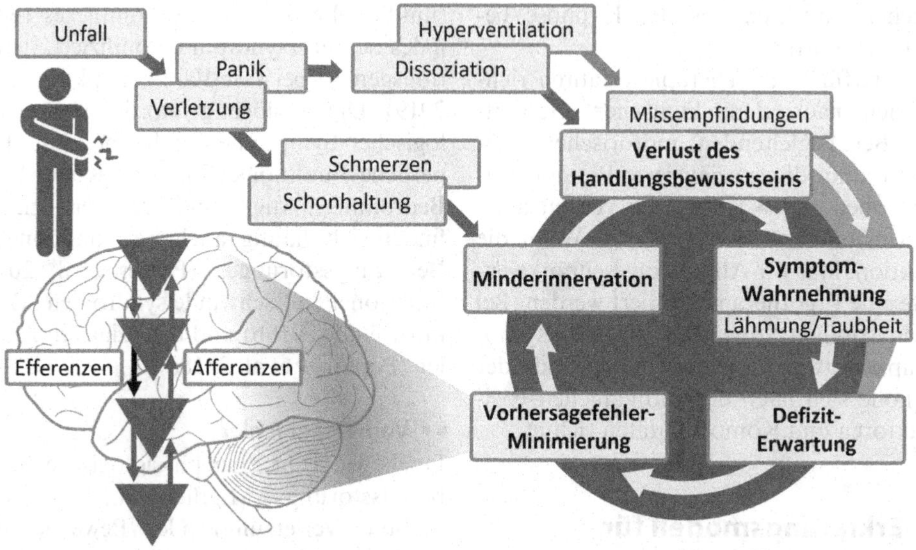

Abb. 6.5 Beispielhafte schematische Darstellung der Vorgänge, die aufgrund eines Unfalls zu dauerhaften funktionellen Ausfällen der Motorik und Sensibilität führen können. Die schmerzbedingte Schonhaltung kann im Rahmen einer peritraumatischen Dissoziation als Bewegungsunfähigkeit erlebt und als Symptom (Lähmung) interpretiert werden. Dieser Eindruck kann eine unbewusste „Erwartungshaltung" im motorischen System entstehen lassen, die eine Ausführung von Willkürbewegungen unmöglich macht. Auch sensible Missempfindungen, wie sie beispielsweise im Rahmen einer Hyperventilation vorkommen, können als Symptomerwartung verinnerlicht werden und im Rahmen der automatischen Minimierung von Vorhersagefehlern afferente Signale überspielen

Verarbeitungsebene), geht mit gewissen visuellen und propriozeptiven Vorhersagen bzw. Erwartungen einher (wie es aussehen und sich anfühlen wird, die Bewegung auszuführen) und wird in prä-/supplementär-motorischen Rindenarealen in entsprechende motorische Programme übertragen (intermediäre Verarbeitungsebene). Diese werden mitsamt der jeweiligen propriozeptiven Vorhersage an die primären Rindenareale und so entlang der motorischen und sensiblen Bahnen bis zu den Muskeln und Muskelspindeln weitergegeben. Auf jeder Verarbeitungsebene werden Vorhersage und Rückmeldung abgeglichen und der Vorhersagefehler berechnet. Dabei ist die Minimierung des Vorhersagefehlers eine intrinsische Eigenschaft der neuronalen Netzwerke, und die Korrektur erfolgt meistens durch eine Anpassung der Erwartung. So führt zum Beispiel beim Hinabsteigen einer Treppe eine plötzliche Änderung der Stufenhöhe zuerst zu einer Fehlerdetektion und automatischen Korrektur auf unterster Verarbeitungsebene (Standstabilisierung über Muskeldehnungsreflexe u. Ä.). Diese Fehlerkorrektur wird dann an höhere Verarbeitungsebenen weitergegeben, damit beim nächsten Schritt Vorhersage und sensible Rückkopplung besser übereinstimmen. Oft erreichen derartige Anpassungen gar nicht erst das Bewusstsein.

▪▪ Symptomerwartung

Wie ein Vorhersagefehler korrigiert wird, hängt vom zugeteilten Sicherheitsgrad der Vorhersage ab. Wenn man zum Beispiel in einem Lied den Text einmal falsch verstanden hat, kann es sein, dass man ihn stets so hört, auch wenn eigentlich etwas anderes gesungen wird. Erst wenn man auf den korrekten Text hingewiesen wird, kann man auf einmal die tatsächlich gesungenen Wörter hören, obwohl sich der akustische Inhalt nicht geändert hat. Ähnlich Effekte lassen sich in allen Sinnesmodalitäten nachvollziehen – auch bei derjenigen der Tiefensensibilität, die über Reflexverschaltungen die Motorik reguliert.

Die Erwartung, einen Arm nicht bewegen oder spüren zu können, muss nicht immer von der höchsten Ebene der bewussten Wahrnehmung ausgehen. Derartige „Vorhersagen" können sich unter dem Einfluss verschiedener Systemreaktionen (z. B. Panik oder Schmerz) auch auf intermediären neuronalen Verarbeitungsebenen verfestigen, wo sie dem Bewusstsein nicht direkt zugänglich sind. In einem zweiten Schritt werden die Funktionsstörungen auf bewusster Ebene als Symptom interpretiert, sodass sich die fehlerhaften Vorhersagen auf bewusster und unbewusster Ebene im Tandem verfestigen. (Der verletzte Arm lässt sich im Rahmen der Schonhaltung kaum bewegen; die Überzeugung, gelähmt zu sein, stabilisiert dieses sensomotorische Vorhersagemodell.) So kommt es, dass die dadurch entstehenden „Verzerrungen" des sensorischen Inputs oder der motorischen Funktion gerade dann in Erscheinung treten, wenn das System bewusst aktiviert wird. Das erklärt, warum funktionelle Ausfälle oft unter vollständiger Ablenkung verschwinden und durch Fokussierung oder Suggestion verstärkt auftreten.

▪▪ Abkopplung

In diesem Erklärungsmodell können (peritraumatische) dissoziative Phänomene als eine Abkopplung der höchsten Verarbeitungsebenen verstanden werden: bei der Depersonalisation können sensible Rückmeldungen und Bewegungsprogramme nicht vollständig mit den höheren Modellen von Selbst und Körper integriert werden (Wilkinson et al. 2017). Es lässt sich auch das Konzept des „ideogenen" Ausfalls in dieses Modell übertragen, wobei die *Vorstellung* einer Funktionsstörung im Kern der Erkrankung liegt (Koehler 2003; Reynolds 1869).

Literatur

Arboix A, Garcia-Plata C, Garcia-Eroles L, Massons J, Comes E, Oliveres M, Targa C (2005) Clinical study of 99 patients with pure sensory stroke. J Neurol 252(2):156–162. ► https://doi.org/10.1007/s00415-005-0622-5

Baker JH, Silver JR (1987) Hysterical paraplegia. J Neurol Neurosurg Psychiatry 50(4):375–382. ► https://doi.org/10.1136/jnnp.50.4.375

Balagura S, Katz RG (1980) Undecussated innervation to the sternocleidomastoid muscle: a reinstatement. Ann Neurol 7(1):84–85. ► https://doi.org/10.1002/ana.410070116

Binzer M, Andersen PM, Kullgren G (1997) Clinical characteristics of patients with motor disability due to conversion disorder: a prospective control group study. J Neurol Neurosurg Psychiatry 63(1):83–88. ► https://doi.org/10.1136/jnnp.63.1.83

Brodtkorb E, Gimse R, Antonaci F, Ellertsen B, Sand T, Sulg I, Sjaastad O (1990) Hyperventilation syndrome: clinical, ventilatory, and personality characteristics as observed in neurological practice. Acta Neurol Scand 81(4):307–313. ► https://doi.org/10.1111/j.1600-0404.1990.tb01560.x

Cantello R, Boccagni C, Comi C, Civardi C, Monaco F (2001) Diagnosis of psychogenic paralysis: the role of motor evoked potentials. J Neurol 248(10):889–897

Chabrol H, Peresson G, Clanet M (1995) Lack of specificity of the traditional criteria for conversion disorders. Eur Psychiatry J Assoc Eur Psychiatr 10(6):317–319. ► https://doi.org/10.1016/0924-9338(96)80314-2

Connell LA, Tyson SF (2012) Measures of sensation in neurological conditions: a systematic review. Clin Rehabil 26(1):68–80. ► https://doi.org/10.1177/0269215511412982

Dafotakis M, Paus S (2017) Psychogene neurologische Störungen: Klinik und elektrophysiologische Diagnostik (Psychogenic neurological disorders: clinical tests und electrophysiology). Klin Neurophysiol 48(04):187–197. ► https://doi.org/10.1055/s-0043-119042

Daum C, Hubschmid M, Aybek S (2014) The value of ‚positive' clinical signs for weakness, sensory and gait disorders in conversion disorder: a systematic and narrative review. J Neurol Neurosurg Psychiatry 85(2):180–190. ► https://doi.org/10.1136/jnnp-2012-304607

Daum C, Gheorghita F, Spatola M, Stojanova V, Medlin F, Vingerhoets F, Berney A, Gholam-Rezaee M, Maccaferri GE, Hubschmid M, Aybek S (2015) Interobserver agreement and validity of bedside ‚positive signs' for functional weakness, sensory and gait disorders in conversion disorder: a pilot study. J Neurol Neurosurg Psychiatry 86(4):425–430. ► https://doi.org/10.1136/jnnp-2013-307381

De Reuck J, De Groote L, Van Maele G (2008) The classic lacunar syndromes: clinical and neuroimaging correlates. Eur J Neurol 15(7):681–684. ► https://doi.org/10.1111/j.1468-1331.2008.02147.x

Edwards MJ, Adams RA, Brown H, Parees I, Friston KJ (2012) A Bayesian account of ‚hysteria'. Brain 135(Pt 11):3495–3512. ► https://doi.org/10.1093/brain/aws129

Gargalas S, Weeks R, Khan-Bourne N, Shotbolt P, Simblett S, Ashraf L, Doyle C, Bancroft V, David AS (2017) Incidence and outcome of functional stroke mimics admitted to a hyperacute stroke unit. J Neurol Neurosurg Psychiatry 88(1):2–6. ► https://doi.org/10.1136/jnnp-2015-311114

Ghika J, Ghika-Schmid F, Bogousslasvky J (1998) Parietal motor syndrome: a clinical description in 32 patients in the acute phase of pure parietal strokes studied prospectively. Clin Neurol Neurosurg 100(4):271–282. ► https://doi.org/10.1016/s0303-8467(98)00054-7

Gould R, Miller BL, Goldberg MA, Benson DF (1986) The validity of hysterical signs and symptoms. J Nerv Ment Dis 174(10):593–597. ► https://doi.org/10.1097/00005053-198610000-00003

Heruti RJ, Reznik J, Adunski A, Levy A, Weingarden H, Ohry A (2002) Conversion motor paralysis disorder: analysis of 34 consecutive referrals. Spinal Cord 40(7):335–340. ► https://doi.org/10.1038/sj.sc.3101307

Hoeritzauer I, Pronin S, Carson A, Statham P, Demetriades AK, Stone J (2018) The clinical features and outcome of scan-negative and scan-positive cases in suspected cauda equina syndrome: a retrospective study of 276 patients. J Neurol 265(12):2916–2926. ► https://doi.org/10.1007/s00415-018-9078-2

Horn D, Galli S, Berney A, Vingerhoets F, Aybek S (2017) Testing head rotation and flexion is useful in functional limb weakness. Mov Disord Clin Pract 4(4):597–602

Hoyer A, Eickhoff W, Rumberger E (2000) Alterations in electromyograms due to inactivity-induced atrophy of the human muscle. Electromyogr Clin Neurophysiol 40(5):267–274

Janssen BA, Theiler R, Grob D, Dvorak J (1995) The role of motor evoked potentials in psychogenic paralysis. Spine 20(5):608–611

Jones AT, O'Connell NK, David AS (2019) The epidemiology of functional stroke mimic (FSM) patients: a systematic review and meta-analysis. Eur J Neurol. ► https://doi.org/10.1111/ene.14069

Keselman B, Cooray C, Vanhooren G, Bassi P, Consoli D, Nichelli P, Peeters A, Sanak D, Zini A, Wahlgren N, Ahmed N, Mazya MV (2019) Intravenous thrombolysis in stroke mimics: results from the SITS International Stroke Thrombolysis Register. Eur J Neurol 26(8):1091–1097. ► https://doi.org/10.1111/ene.13944

Koehler PJ (2003) Freud's comparative study of hysterical and organic paralyses: how Charcot's assignment turned out. Arch Neurol 60(11):1646–1650. ► https://doi.org/10.1001/archneur.60.11.1646

Koh PX, Ti J, Saffari SE, Lim ZYIC, Tu T (2021) Hemisensory syndrome: hyperacute symptom onset and age differentiates ischemic stroke from other aetiologies. BMC Neurol 21(1):179. ► https://doi.org/10.1186/s12883-021-02206-8

McWhirter L, Ludwig L, Carson A, McIntosh RD, Stone J (2016) Transcranial magnetic stimulation as a treatment for functional (psychogenic) upper limb weakness. J Psychosom Res 89:102–106. ► https://doi.org/10.1016/j.jpsychores.2016.08.010

Meyer BU, Britton TC, Benecke R, Bischoff C, Machetanz J, Conrad B (1992) Motor responses evoked by magnetic brain stimulation in psychogenic limb weakness: diagnostic value and limitations. J Neurol 239(5):251–255. ► https://doi.org/10.1007/bf00810346

Nakamura M, Koo J (2016) Drug-induced tactile hallucinations beyond recreational drugs. Am J Clin Dermatol 17(6):643–652. ► https://doi.org/10.1007/s40257-016-0219-z

Nielsen G, Stone J, Matthews A, Brown M, Sparkes C, Farmer R, Masterton L, Duncan L, Winters A, Daniell L, Lumsden C, Carson A, David AS, Edwards M (2015) Physiotherapy for functional motor disorders: a consensus recommendation. J Neurol Neurosurg Psychiatry 86(10):1113–1119. ► https://doi.org/10.1136/jnnp-2014-309255

Parees I, Kojovic M, Pires C, Rubio-Agusti I, Saifee TA, Sadnicka A, Kassavetis P, Macerollo A, Bhatia KP, Carson A, Stone J, Edwards MJ (2014) Physical precipitating factors in functional movement disorders. J Neurol Sci 338(1–2):174–177. ► https://doi.org/10.1016/j.jns.2013.12.046

Perkin GD, Joseph R (1986) Neurological manifestations of the hyperventilation syndrome. J R Soc Med 79(8):448–450. ► https://doi.org/10.1177/014107688607900805

Popkirov S, Carson AJ, Stone J (2018a) Scared or scarred: could ‚dissociogenic' lesions predispose to nonepileptic seizures after head trauma? Seizure 58:127–132.► https://doi.org/10.1016/j.seizure.2018.04.009

Popkirov S, Hoeritzauer I, Colvin L, Carson AJ, Stone J (2019) Complex regional pain syndrome and functional neurological disorders – time for reconciliation. J Neurol Neurosurg Psychiatry 90(5):608–614. ► https://doi.org/10.1136/jnnp-2018-318298

Popkirov S, Staab JP, Stone J (2018b) Persistent postural-perceptual dizziness (PPPD): a common, characteristic and treatable cause of chronic dizziness. Pract Neurol 18(1):5–13.► https://doi.org/10.1136/practneurol-2017-001809

Popkirov S, Stone J, Buchan AM (2020) Functional neurological disorder: a common and treatable stroke mimic. Stroke 51(5):1629–1635. ► https://doi.org/10.1161/STROKEAHA.120.029076

Reynolds JR (1869) Remarks on paralysis, and other disorders of motion and sensation. Dependent on idea. Br Med J 2(462):483–485. ► https://doi.org/10.1136/bmj.2.462.483

Rief W, Hessel A, Braehler E (2001) Somatization symptoms and hypochondriacal features in the general population. Psychosom Med 63(4):595–602. ► https://doi.org/10.1097/00006842-200107000-00012

Rodolico C, Parisi D, Portaro S, Biasini F, Sinicropi S, Ciranni A, Toscano A, Messina S, Musumeci O, Vita G, Girlanda P (2016) Myasthenia gravis: unusual presentations and diagnostic pitfalls. J Neuromuscul Dis 3(3):413–418. ► https://doi.org/10.3233/jnd-160148

Rolak LA (1988) Psychogenic sensory loss. J Nerv Ment Dis 176(11):686–687. ► https://doi.org/10.1097/00005053-198811000-00007

Rommel O, Malin JP, Zenz M, Janig W (2001) Quantitative sensory testing, neurophysiological and psychological examination in patients with complex regional pain syndrome and hemisensory deficits. Pain 93(3):279–293. ► https://doi.org/10.1016/s0304-3959(01)00332-3

Schonfeldt-Lecuona C, Lefaucheur JP, Lepping P, Liepert J, Connemann BJ, Sartorius A, Nowak DA, Gahr M (2016) Non-invasive brain stimulation in conversion (functional) weakness and paralysis: a systematic review and future perspectives. Front Neurosci 10:140. ► https://doi.org/10.3389/fnins.2016.00140

Steimann L, Missala I, van Kaick S, Walston J, Malzahn U, Heuschmann PU, Steinhagen-Thiessen E, Dohle C (2012) Rivermead assessment of somatosensory performance: Validierung einer deutschen Version (RASP DT). Nervenarzt 83(12):1632–1637. ► https://doi.org/10.1007/s00115-012-3614-6

Stone J, Aybek S (2016) Functional limb weakness and paralysis. Handb Clin Neurol 139:213–228. ► https://doi.org/10.1016/b978-0-12-801772-2.00018-7

Stone J, Edwards M (2012) Trick or treat? Showing patients with functional (psychogenic) motor symptoms their physical signs. Neurology 79(3):282–284. ► https://doi.org/10.1212/wnl.0b013e31825fdf63

Stone J, Vermeulen M (2016) Functional sensory symptoms. Handb Clin Neurol 139:271–281. ► https://doi.org/10.1016/b978-0-12-801772-2.00024-2

Stone J, Wojcik W, Durrance D, Carson A, Lewis S, MacKenzie L, Warlow CP, Sharpe M (2002) What should we say to patients with symptoms unexplained by disease? The „number needed to offend". BMJ 325(7378):1449–1450. ► https://doi.org/10.1136/bmj.325.7378.1449

Stone J, Sharpe M, Rothwell PM, Warlow CP (2003) The 12 year prognosis of unilateral functional weakness and sensory disturbance. J Neurol Neurosurg Psychiatry 74(5):591–596. ► https://doi.org/10.1136/jnnp.74.5.591

Stone J, Sharpe M, Binzer M (2004) Motor conversion symptoms and pseudoseizures: a comparison of clinical characteristics. Psychosomatics 45(6):492–499. ► https://doi.org/10.1176/appi.psy.45.6.492

Stone J, Carson A, Aditya H, Prescott R, Zaubi M, Warlow C, Sharpe M (2009) The role of physical injury in motor and sensory conversion symptoms: a systematic and narrative review. J Psychosom Res 66(5):383–390. ► https://doi.org/10.1016/j.jpsychores.2008.07.010

Stone J, Warlow C, Sharpe M (2010) The symptom of functional weakness: a controlled study of 107 patients. Brain 133(Pt 5):1537–1551. ► https://doi.org/10.1093/brain/awq068

Stone J, Warlow C, Sharpe M (2012) Functional weakness: clues to mechanism from the nature of onset. J Neurol Neurosurg Psychiatry 83(1):67–69. ► https://doi.org/10.1136/jnnp-2011-300125

Stone J, Reuber M, Carson A (2013) Functional symptoms in neurology: mimics and chameleons. Pract Neurol 13(2):104–113. ► https://doi.org/10.1136/practneurol-2012-000422

Stone J, Mutch J, Giannokous D, Hoeritzauer I, Carson A (2017) Hurst revisited: are symptoms and signs of functional motor and sensory disorders „dependent on idea"? J Neurol Sci 381:188–191. ► https://doi.org/10.1016/j.jns.2017.08.3248

Stone J, Warlow C, Deary I, Sharpe M (2019) Predisposing risk factors for functional limb weakness: a case-control study. J Neuropsychiatr Clin Neurosci. ► https://doi.org/10.1176/appi.neuropsych.19050109

Thaller M, Hughes T (2014) Inter-rater agreement of observable and elicitable neurological signs. Clin Med (Lond) 14(3):264–267. ► https://doi.org/10.7861/clinmedicine.14-3-264

Tinazzi M, Simonetto S, Franco L, Bhatia KP, Moretto G, Fiaschi A, Deluca C (2008) Abduction finger sign: a new sign to detect unilateral functional paralysis of the upper limb. Mov Disord 23(16):2415–2419. ► https://doi.org/10.1002/mds.22268

Toth C (2003) Hemisensory syndrome is associated with a low diagnostic yield and a nearly uniform benign prognosis. J Neurol Neurosurg Psychiatry 74(8):1113–1116. ▶ https://doi.org/10.1136/jnnp.74.8.1113

Valls-Sole J (2016) The utility of electrodiagnostic tests for the assessment of medically unexplained weakness and sensory deficit. Clin Neurophysiol Pract 1:2–8. ▶ https://doi.org/10.1016/j.cnp.2016.02.002

Viana M, Sances G, Linde M, Ghiotto N, Guaschino E, Allena M, Terrazzino S, Nappi G, Goadsby PJ, Tassorelli C (2017) Clinical features of migraine aura: results from a prospective diary-aided study. Cephalalgia 37(10):979–989. ▶ https://doi.org/10.1177/0333102416657147

Wilkinson S, Dodgson G, Meares K (2017) Predictive processing and the varieties of psychological trauma. Front Psychol 8:1840. ▶ https://doi.org/10.3389/fpsyg.2017.01840

Yugue I, Shiba K, Ueta T, Iwamoto Y (2004) A new clinical evaluation for hysterical paralysis. Spine 29(17):1910–1913

Funktionelle Bewegungsstörungen

Inhaltsverzeichnis

7.1 Krankheitsbild und Begriffsbestimmung – 74

7.2 Epidemiologie – 74

7.3 Allgemeine diagnostische Merkmale – 74

7.4 Funktioneller Tremor – 75

7.5 Funktionelle Dystonie – 80

7.6 Funktionelle Myoklonien – 83

7.7 Funktionelle Gangstörung – 84

7.8 Funktionelle Tics – 86

7.9 Funktioneller Parkinsonismus – 87

7.10 Pathophysiologie und Erklärungsmodelle – 88

7.11 Therapie – 90

7.12 Prognose – 95

Literatur – 95

S. Popkirov, *Funktionelle neurologische Störungen*,
https://doi.org/10.1007/978-3-662-69215-8_7

7.1 Krankheitsbild und Begriffsbestimmung

Funktionelle Bewegungsstörungen umfassen persistierende und paroxysmale, hyper- und hypokinetische Funktionsstörungen der Willkürmotorik. Häufige Ausprägungsformen sind Tremor, Dystonien, Myoklonien und Gangstörungen. Obwohl die Symptomatik in der Regel durch Verlagerung der Aufmerksamkeit zu beeinflussen ist, obliegt sie nicht der bewussten Kontrolle der Patienten und wird als unwillkürlich wahrgenommen. Die Symptomausprägung wird von vorausgegangenen physiologischen und pathophysiologischen Beschwerden sowie individuellen Krankheitsvorstellungen bestimmt. Neuropsychologische Defizite in der Körperwahrnehmung und Bewegungskontrolle sind entscheidend für die Krankheitsentstehung. Obwohl diverse neurologische und psychiatrische Komorbiditäten ätiologisch relevant sein können, werden funktionelle Bewegungsstörungen nicht durch spezifische strukturelle Schäden des Nervensystems verursacht.

Wie bei allen Formen von funktionellen neurologischen Störungen sind auch hier diverse alternative Bezeichnungen anzutreffen. Als „dissoziativ" werden funktionelle Bewegungsstörungen entsprechend der ICD-10 bezeichnet, wobei hier die Dissoziation im Sinne einer Abspaltung psychischer Teilprozesse (Kompartmentalisierung) zu verstehen ist. Da die Dysfunktion sich oft durch Gedanken und Gefühle beeinflussbar zeigt und psychische Belastungen ätiologisch relevant sein können, bevorzugen manche die Bezeichnung „psychogen". Allerdings kann in diesem Begriff auch leicht die Unterstellung einer ursächlichen psychiatrischen Erkrankung gesehen werden. „Nicht-organisch" kann als negierend und abwertend wahrgenommen werden und erhebt fälschlicherweise das Fehlen von Strukturschäden zum zentralen Diagnosemerkmal.

7.2 Epidemiologie

Funktionelle Bewegungsstörungen sind als häufige Unterform der funktionellen neurologischen Störung in allen Bereichen der Krankenversorgung anzutreffen. Sie sind bevorzugt bei Frauen und im mittleren Erwachsenenalter anzutreffen, können aber von der Kindheit bis ins Senium auftreten (Perez et al. 2021). In Spezialambulanzen für Bewegungsstörungen machen funktionelle Störungen 4–10 % der Fälle aus (Ertan et al. 2009; Park 2018; Thomas et al. 2006). Das Auftreten in der neurologischen Primärversorgung ist kaum systematisch untersucht. Auf allgemeinen neurologischen Stationen sind bei etwa 1–2 % der Patienten funktionelle Bewegungsstörungen zu erwarten (Lempert et al. 1990). Im neurogeriatrischen Setting wurde eine Inzidenz von 11 % festgestellt (Matzold et al. 2019).

Die meisten Patienten mit funktionellen Bewegungsstörungen weisen eine Mischung verschiedener motorischer Symptome auf (Aybek et al. 2020). Trotzdem ist es sinnvoll, die einzelnen Beschwerden (Tremor, Schwäche, Gangstörung, Dystonie, Myoklonien usw.) zunächst einzeln zu betrachten, nicht zuletzt, weil so das gleichzeitige Auftreten funktioneller und strukturell bedingter Bewegungsstörungen erfasst werden kann (Espay und Lang 2015). Die funktionelle Parese wird meistens nicht zu den funktionellen Bewegungsstörungen gezählt, was eher mit den allgemein-neurologischen Gepflogenheiten als mit pathophysiologischen Überlegungen zu erklären ist (s. ► Kap. 6).

7.3 Allgemeine diagnostische Merkmale

Die Diagnose einer funktionellen Bewegungsstörung basiert auf dem Nachweis von Inkonsistenz und Inkongruenz der Funktionsstörung (Espay und Lang 2015;

Weißbach et al. 2023, 2024). Gemeint ist hiermit die **Unstimmigkeit** der Beschwerden, ausgehend von den bekannten pathophysiologischen Gesetzmäßigkeiten strukturell bedingter Bewegungsstörungen. Als **Inkongruenz** wird die Unstimmigkeit bezüglich bekannter struktureller Störungsmuster beschrieben: Ein akut aufgetretener heftiger irregulärer Tremor beider Hände nach leichtem Kopftrauma entspricht zum Beispiel keinem bekannten strukturell bedingten Störungsbild. Als (interne) **Inkonsistenz** wird hingegen die physiologische Unstimmigkeit der akuten Beschwerde bezeichnet, beispielsweise das wiederholte Sistieren eines Tremors unter Ablenkung. Die Detektion klinischer Inkongruenzen setzt eine umfassende Kenntnis diverser neurologischer Bewegungsstörungen voraus. Klinische Zeichen interner Inkonsistenz können subtil oder nur durch gezielte Untersuchungstechniken (einschließlich Elektrophysiologie) nachweisbar sein. Daher ist für die sichere Diagnose einer funktionellen Bewegungsstörung eine gründliche Untersuchung durch erfahrene Spezialisten notwendig.

Da bei den verschiedenen Formen von Bewegungsstörungen jeweils andere physiologische Gesetzmäßigkeiten und Differenzialdiagnosen berücksichtigt werden müssen, werden die häufigsten Krankheitsformen (Tremor, Dystonie, Myoklonien, Tics, Gangstörungen) im Folgenden separat behandelt (zur funktionellen Parese s. ► Kap. 6).

7.4 Funktioneller Tremor

Der Tremor ist die häufigste Form der funktionellen Bewegungsstörung. Der Beginn der Symptomatik ist in den meisten Fällen akut und folgt oft einem physischen oder psychischen Auslöser (s. ◘ Tab. 7.1) (Deuschl et al. 1998; Kim et al. 1999). Gelegentlich kann ein verstärkter physiologischer Tremor, z. B. aufgrund einer akuten Erregung oder muskulären Erschöpfung, dem Störungsbild als Auslöser und Symptomschablone dienen. Der funktionelle Tremor kann als Ruhe-, Halte- und/oder Aktionstremor in Erscheinung treten. Mitunter wird ein Auftreten in allen Modalitäten in gleicher Amplitude beobachtet, was für andere Tremorerkrankungen untypisch ist (Ausnahme: Holmes-Tremor). Am häufigsten sind die Arme betroffen (ein- oder

◘ **Tab. 7.1** Anamnestische Merkmale des funktionellen Tremors

Anamnestische Merkmale	Häufigkeit	Cave! Auch bei…
Plötzlicher Beginn	80–90 %	Morbus Wilson Zerebrale Ischämie/Blutung Medikamentös/toxisch
Gleiche Ausprägung in Ruhe, Haltung und Aktion	33 %	Holmes-Tremor Essenzieller Tremor Dystoner Tremor Medikamenten-/toxisch induzierter Tremor Morbus Parkinson (Aktionstremor selten)
Auslöser (sowohl psychologische als auch physische Trigger häufig)	51–76 %	Andere Tremorerkrankungen können im Rahmen einer Anstrengungs- oder Belastungsreaktion erstmals *bemerkt* werden
Psychiatrische Komorbidität (insbesondere depressive, somatoforme und Angststörungen)	30–85 %	Häufig bei Morbus Parkinson und anderen neurodegenerativen Erkrankungen

beidseitig), aber auch Bein-, Kopf- und Ganzkörpertremores werden beobachtet (Deuschl et al. 1998; Kim et al. 1999). Der Tremor kann sich im Laufe der Krankheit ausbreiten oder von einer auf die andere Extremität wechseln. Der Symptomverlauf ist unterschiedlich: Sowohl stabile und chronisch-progrediente als auch stark variierende und spontan remittierende Verläufe sind möglich. Der funktionelle Tremor kann dauerhaft, episodisch oder paroxysmal auftreten. Die Symptomatik ist oft variabel und kann von der Aktivität (Gehen, Liegen, Schreiben) oder der geistigen Verfassung (entspannt, gestresst, fokussiert) beeinflusst werden.

Typische psychiatrische Komorbiditäten sind depressive, somatoforme und Angststörungen (Jankovic et al. 2006). Viele Patienten berichten über begleitende Erschöpfung (Fatigue), Schlafstörungen, Kopfschmerzen und andere Schmerzen, die von entscheidender Bedeutung für die allgemeine Symptomlast und Behinderung sein können (Gelauff et al. 2018; Jankovic et al. 2006).

▪ Diagnostik

Die Diagnose „funktioneller Tremor" wird anhand des klinischen oder elektrophysiologischen Nachweises interner Inkonsistenz gesichert. Hierzu werden verschiedene Techniken angewandt, um die Generierung des Tremors durch das System der Willkürmotorik nachzuweisen (s. ◘ Tab. 7.2), was aber nicht dem subjektiven Gefühl der Unwillkürlichkeit des Patienten widerspricht.

▪▪ Entrainment

Bittet man den Patienten, die Arme nach vorn zu strecken und mit der weniger betroffenen Hand ein vorgemachtes rhythmisches Fingertippen synchron zum Untersucher nachzumachen, kann oft eine Phasenkopplung des willkürlich nachgemachten Fingertippens mit dem unwillkürlich generierten Tremor der Gegenseite beobachtet werden. Dieses Phänomen der Phasenkopplung wird aus dem Englischen auch Entrainment genannt. Manchmal kommt es nicht zum 1:1-Entrainment, sondern zu einem 1:2-Verhältnis oder zu einem Sistieren des Tremors. Alternativ kann gelegentlich eine Unfähigkeit zum synchronen Fingertippen auf der gesunden Seite bei sonst intakter Feinmotorik beobachtet werden. Alle diese Befunde sprechen für einen pathologischen Entrainment-Test (Roper et al. 2013).

Das Entrainment kann natürlich auch elektromyografisch oder akzelerometrisch objektiviert werden (Schwingenschuh et al. 2011b). Falsch positive Befunde können gelegentlich beim Parkinson-Tremor auftreten, wenn eine allgemeine Tonuserhöhung im Rahmen der Anstrengung/Konzentration den bestehenden Haltetremor dämpft oder wenn Spiegelbewegungen (engl. "mirror movements") ein Entrainment vortäuschen. Falsch negative Befunde können auftreten, wenn der funktionelle Tremor nicht durch abwechselnde, sondern durch gleichzeitige tonische Anspannung antagonistischer Muskelgruppen generiert wird (Koaktivierung).

Wenn ein Tremor durch tonische Koaktivierung generiert wird, kann dies bei Tremorbeginn in der Oberflächenelektromyografie nachgewiesen werden und als diagnostisches Zeichen dienen.

▪▪ Ablenkbarkeit

Ein weiteres zentrales diagnostisches Merkmal ist die Ablenkbarkeit des Tremors entweder im Rahmen der allgemeinen Anamnese- und Untersuchungssituation (z. B. während der Okulomotoriktestung) oder durch gezielte Aufgaben. Hierzu kann der Patient gebeten werden, Rechen- oder Wortfindungsaufgaben durchzuführen. Die Schwere der Aufgaben muss an das Leitungsniveau des Patienten angepasst werden. Manchmal können aufgrund der Fokussierung auf das Symptom selbst leichte Aufgaben nur sehr langsam oder gar nicht durchgeführt werden, was ebenfalls als auffälliger Befund zu werten ist.

Tab. 7.2 Spezifische klinische Zeichen zur Diagnose eines funktionellen Tremors

Merkmal	Durchführung	Befund	Sens.[a]	Spez.[a]
Entrainment	Rhythmisches Fingertippen soll mit der weniger betroffenen Seite synchron nachgemacht werden.	Der Tremor wird an die vorgegebene Frequenz gekoppelt *oder* ändert sich merklich *oder* das Mit-Tippen misslingt gänzlich.	39–91 %	91–100 %
Ablenkbarkeit	Rechen-, Sprach- oder motorische Aufgaben.	Der Tremor sistiert oder nimmt merklich ab.	92 %	94 %
Koaktivierung	Oberflächen-EMG über antagonistische Muskelgruppen.	Bei Beginn des Tremors wird eine Koaktivierung sichtbar.	46 %	96 %
Ballistische Bewegungen	Der Patient wird aufgefordert, wiederholt auf Kommando eine ballistische (proximal schleudernde) Bewegung des nicht oder weniger betroffenen Arms durchzuführen.	Der Tremor sistiert während der Bewegung kurz.	42 %	100 %
Gewichtsbelastung	Ein schwerer Gegenstand (standardisiert 0,5 kg) wird in die betroffene Hand gegeben.	Die Amplitude des Tremors nimmt zu.	22–33 %	92 %
Kohärenz	Wenn mehr als ein Körperteil betroffen ist, wird beobachtet oder gemessen, ob die Tremores jeweils synchron/gekoppelt sind.	Kohärenz zwischen den Tremores der unterschiedlichen Extremitäten.	56 %	96 %
Variabilität (Frequenz, Achse, und/oder Verteilung)	Längere Beobachtung und ggf. technische Quantifizierung.	Eine Frequenzvariabilität über 1,75 Hz gilt als typisch (Cave: auch bei einem gesteigerten physiologischen Tremor).	–	–

[a] Sens. = Sensibilität; Spez. = Spezifität. Werte aus (Schwingenschuh et al. 2011b; van der Stouwe et al. 2016).

Eine Sonderform der motorischen Ablenkung ist die Durchführung von **ballistischen Bewegungen** (Kumru et al. 2004). Der Patient wird gebeten, die stärker betroffene Extremität in der Position des maximalen Tremors zu halten und dann mit dem kontralateralen Arm wiederholt auf Kommando große, grob-schleudernde, proximale Bewegungen durchzuführen. In der Regel ist dabei mit bloßem Auge oder elektromyografisch jeweils eine kurze Tremorpause zu beobachten.

▪▪ Variabilität

In der klinischen Beobachtung kann häufig eine Variabilität der Frequenz (>1,75 Hz) und der Achse (z. B. von Pronation/Supination zu Flexion/Extension) beobachtet werden. Wichtig sind hierbei eine ausreichend lange Beobachtungszeit und die Untersuchung in verschiedenen Positionen und Aktivierungsgraden. Das Zeichnen sogenannter Archimedes-Spiralen kann diesbezüglich nützlich sein (s. ◘ Abb. 7.1) (Hess et al. 2014). Auch die Lokalisation des Tremors kann variieren (z. B. Ausbreitung vom Arm zum Kopf). Gelegentlich kommt es bei forcierter Unterdrückung des Tremors (z. B. Festhalten der Hand) zur Ausprägung eines Tremors an einer proximalen/anderen Körperstelle (sogenanntes Whack-a-Mole-Zeichen) (Park et al. 2015).

▪▪ Kohärenz und Gewichtsbelastung

Wenn ein Tremor in mehr als einer Extremität auftritt, kann charakteristischerweise eine Kohärenz der Bewegungsrhythmen nachgewiesen werden (ggf. nur elektrophysiologisch); dieser Befund ist spezifisch für den funktionellen Tremor, da bei anderen Tremorursachen separate neurophysiologische Tremorgeneratoren vorliegen.

Eine weitere Untersuchungstechnik besteht in der Gewichtsbelastung des betroffenen Arms mit einem schweren Gegenstand (standardisiert 500 g). Beim funktionellen Tremor kommt es darunter typischerweise zu einer Zunahme der Tremoramplitude, wohingegen andere Tremorarten dadurch eher abschwächen.

▪▪ Elektrophysiologie

Wenn mehrere dieser klinischen Zeichen beobachtet werden, kann die Diagnose eines funktionellen Tremors als gesichert gelten (Espay und Lang 2015; Gironell 2016). In Einzelfällen kann unterstützend eine elektrophysiologische Tremoranalyse zum Nachweis der oben genannten Merkmale sinnvoll sein (Apartis 2014; Dafotakis und Paus 2017; McAuley et al. 1998; Schwingenschuh et al. 2016).

▶ Fallbeispiel

Eine 63-jährige Patientin wird stationär eingewiesen zur weiteren Diagnostik eines seit etwa 2 Jahren bestehenden Tremors. Ein auswärts durchgeführtes MRT des Kopfes habe lediglich unspezifische Marklagerveränderungen gezeigt. Eine DaTSCAN™-Szintigrafie hat einen unauffälligen Befund ergeben. Die Patientin ist besorgt, dass es sich um den Beginn einer Parkinson-Krankheit handeln könnte.

In der klinischen Untersuchung zeigt sich ein leichtgradiger Tremor der rechten Hand. Die Tremoramplitude und die Frequenz variieren deutlich. Wird die Patientin gebeten, mit der linken Hand ein rhythmisches Fingertippen nachzumachen, nimmt der Tremor rechts kurzzeitig die selbe Frequenz ein (Entrainment-Zeichen). Sobald die vorgegebene Tippfrequenz dynamisch variiert wird, sistiert der Tremor vorübergehend. Bei der Aufgabe, das Wort „Radio" rückwärts zu buchstabieren, kann eine kurze Tremorpause beobachtet werden. Wenn die Patientin auf Aufforderung eine volle Wasserflasche in die rechte Hand nimmt, vergrößert sich die Tremoramplitude vorübergehend. Die neurologische Untersuchung ergibt keine weiteren fokal-neurologischen Defizite. Die Diagnose eines funktionellen Tremors wird gestellt.

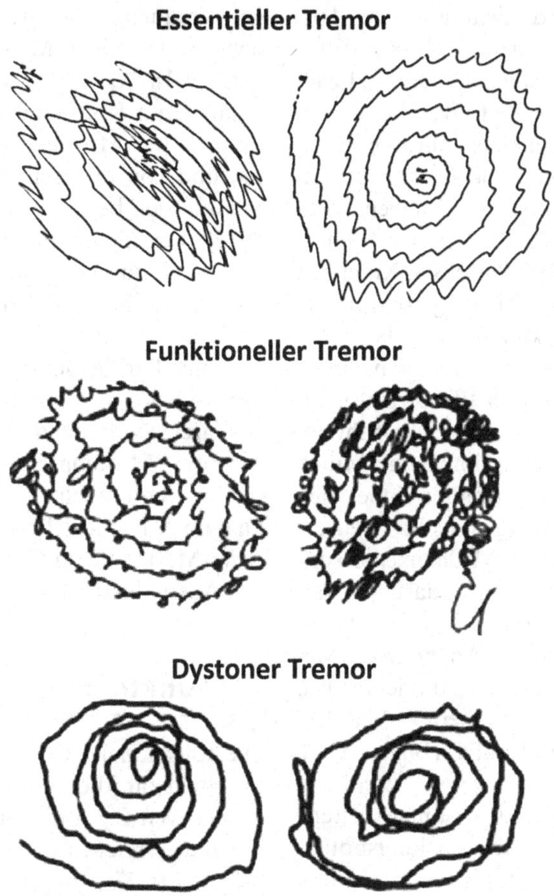

Abb. 7.1 Patienten wurden gebeten, sogenannte Archimedes-Spiralen abzuzeichnen. Die Ausrichtung der Oszillationen beim essenziellen Tremor ist gleichbleibend (90° Drehung der Achse zwischen linker und rechter Hand). Beim Patienten mit funktionellem Tremor fällt wiederum eine deutliche Unregelmäßigkeit der Ausrichtung der Oszillationen auf; zudem zeigt sich eine hohe Dichte der Oszillationen und, bei wiederholter Testung, eine klare Unregelmäßigkeit. Beim dystonen Tremor ist die Achse der Oszillationen ebenfalls variabel, aber der allgemeine Befund ist wesentlich konsistenter. (Adaptiert nach Hess et al.2014; Michalec et al. 2014; mit freundlicher Genehmigung von © 2014 Elsevier B. V. und © 2014 Elsevier Ltd.; all rights reserved)

Der Patientin wird demonstriert, dass der Tremor sistiert, sobald sie sich auf eine feinmotorische Aufgabe der anderen Hand konzentriert (z. B. Fingertippen). Dieser Effekt beeindruckt die Patientin, die bislang davon ausgegangen war, dass die Hand durchgehend zittere. Zusammen mit der Ergotherapeutin auf der Station übt sie, durch gezielte Ablenkung im Alltag den Tremor immer wieder selbst zu stoppen. Sie wird mit der Empfehlung zum selbstständigen Üben entlassen. Bei der ambulanten Verlaufskontrolle soll mit der niedergelassenen Neurologin besprochen werden, ob eine weiterführende ambulante Ergo- oder Physiotherapie notwendig ist. ◀

▪ Differenzialdiagnosen

Obwohl die Diagnose in erster Linie auf dem Nachweis oben genannter diagnostischer

Kriterien beruht (und nicht auf den Ausschluss anderer Ursachen), soll an dieser Stelle in Kürze auf einige Differenzialdiagnosen eingegangen werden. Beim **essenziellen Tremor** wird nur selten ein abrupter Symptombeginn geschildert, und in den meisten Fällen besteht eine positive Familienanamnese (Kenney et al. 2007). Bei der tremordominanten Form der **Parkinson-Krankheit** kann oft ein horizontaler Fingertremor bei nach vorn ausgestreckten Armen beobachtet werden. Wenn ein Fingertremor nicht ersichtlich ist, kann er durch Willkürbewegungen kurzfristig provoziert und elektrophysiologisch objektiviert werden (Lakie und Mutch 1989). Ein solcher Fingertremor findet sich bei funktionellen Störungen nicht (Deuschl et al. 1998). Verschiedene **Medikamente** können einen Tremor verursachen, darunter Valproat, Carbamazepin, Phenytoin, Tetrabenazin, Lithium, L-Thyroxin, Amiodaron, Metoclopramid sowie diverse Antidepressiva, Bronchodilatatoren, Chemotherapeutika, Stimulanzien und Neuroleptika (Bhatia et al. 2018).

7

Zu nennen sind zudem einige seltene Tremorursachen, die Verwechslungspotenzial bergen: der Holmes-Tremor (Ruhe-, Halte- und Aktionstremor mit niedriger Frequenz und großer Amplitude auf dem Boden einer Mittelhirnläsion) (Bocci et al. 2018); der dystone Tremor (sehr irregulär, kann Kopf und Arm betreffen); der Tremor bei Morbus Wilson (kann variieren und von diversen neuropsychiatrischen Symptomen begleitet werden) (Elmali et al. 2017). Letztlich kann ein funktioneller Tremor auch zusätzlich zu einer anderen Tremorerkrankung auftreten, wie zum Beispiel als funktionelle Überlagerung beim Morbus Parkinson (Colosimo 2015; Zeuner und Schwingenschuh 2024) oder nach erfolgreicher Behandlung eines essenziellen Tremors (McKeon et al. 2008). Solche Raritäten verdeutlichen die Bedeutung einer Diagnose auf dem Boden spezifischer klinischer Merkmale im Gegensatz zur apparativen Ausschlussdiagnostik.

7.5 Funktionelle Dystonie

Die funktionelle Dystonie beginnt im Unterschied zur idiopathischen oder heredodegenerativen Dystonie meist akut oder subakut und erreicht rasch ihre maximale Ausprägung (s. ◘ Tab. 7.3) (Ganos et al. 2014). Es handelt sich in den meisten Fällen um

◘ Tab. 7.3 Spezifische Charakteristika der funktionellen Dystonie

	Funktionelle Dystonie	**Organische Dystonie**
Krankheitsbeginn	Akut oder subakut	Schleichend
Auslöser	Häufig Verletzungen	In der Regel kein äußerer Trigger
Krankheitsverlauf	Rasch progredient	Chronisch progredient
Mobilität der Dystonie	Fixierte Dystonie in Ruhe	Mobile Dystonie, bewegungsinduziert
Sensible Reize	Variabler Widerstand bei Manipulation	*Geste antagoniste* möglich
Ablenkbarkeit	Oft	Nicht ablenkbar
Antwort auf Suggestion/Placebo	Oft vorhanden	Selten, minimal
Schmerzhaftigkeit	Typisch	Nur bei der zervikalen Dystonie (Torticollis spasmodicus)
Begleitsymptome	Diverse funktionelle Begleitsymptome typisch	Meistens isoliert, selten zusätzlicher, dystoner Tremor

eine fixierte Dystonie, die in Ruhe zu beobachten ist, was sonst nur im Langzeitverlauf nach langer „mobiler“ Phase oder langsam progredient beim kortikobasalen Syndrom anzutreffen ist (Schmerler und Espay 2016). Spontane Remissionen oder paroxysmale Verschlechterungen sind häufig, während sie für organische Dystonieformen untypisch sind.

Die sogenannte "*geste antagoniste*", die eine Besserung der dystonen Verkrampfung durch einen bestimmten taktilen Reiz erlaubt, fehlt bei der funktionellen Dystonie. Im Gegenteil wird oft eine Verstärkung der Dystonie durch Berührung oder passive Manipulation provoziert. Es sind passagere Linderungen durch Suggestion möglich, entweder im Rahmen gezielt suggestiver Prozeduren oder als Placebo-Antwort auf eine Therapie. Während das Botulinumtoxin bei der Behandlung der Dystonie frühestens nach einigen Tagen seine pharmakologische Wirkung am Muskel entfaltet, kann der Placebo-Effekt bei funktionellen/fixierten Dystonien zu einem sofortigen Therapieerfolg unmittelbar post injectionem führen und somit die Diagnose „funktionelle Dystonie“ sichern (Edwards et al. 2011). Organische Dystonien sind selten mit anderen Bewegungsstörungen vergesellschaftet (Ausnahmen: dystoner Tremor oder Parkinson-Syndrome). Hingegen sind bei der funktionellen Dystonie regelhaft begleitende funktionelle Störungen (Paresen, Verlangsamung, Hypästhesien) anzutreffen. Eine eigenständige Betrachtung einiger fokaler Unterformen der funktionellen Dystonien ist aufgrund von spezifischen Unterscheidungsmerkmalen zu den organischen **Differenzialdiagnosen** sinnvoll.

▪ Funktionelle Dystonie der Hand

Im Gesicht kann die funktionelle Dystonie Mund und Platysma betreffen und somit an eine oromandibuläre Dystonie denken lassen (Fasano et al. 2012; Stone et al. 2018). Charakteristisch sind hierbei das unilaterale Herunterziehen der Unterlippe (engl. "lip pulling sign", s. ◘ Abb. 7.2) und gelegentlich des Unterkiefers, oft begleitet durch Platysmakontraktion. Das Sprechen kann dabei gestört sein, der Schluckakt bleibt jedoch unbeeinträchtigt (im Gegensatz zur oromandibulären Dystonie). Begleitend hierzu oder eigenständig kann ein dyston anmutender Augenschluss/Lidkrampf vorliegen, der vom essenziellen Blepharospasmus (bzw. dem Meige-Syndrom) abgegrenzt werden muss.

▪▪ Blepharospasmus

Der funktionelle Blepharospasmus tritt akut und oft einseitig auf, während der essenzielle Blepharospasmus sich meistens im späteren Erwachsenenalter schleichend und bilateral manifestiert (Schwingenschuh et al. 2011a). Allerdings werden bei beiden Formen gelegentlich auslösende Ereignisse sowie vorausgehende Augenbeschwerden und Lichtempfindlichkeit berichtet, was die klinische Unterscheidung erschweren kann. In Zweifelsfällen kann beim funktionellen Blepharospasmus elektrophysiologisch eine normale R2-Blinkreflexerholungskurve beim Aufzeichnen des Doppelblinkreflexes nachgewiesen werden (Schwingenschuh et al. 2011a).

Dystone Verkrampfungen im Gesicht können auch paroxysmal für Sekunden bis Minuten auftreten.

▪▪ Spasmus hemifacialis

Zur Unterscheidung vom Spasmus hemifacialis kann das Babinski-2-Zeichen dienen: Beim Spasmus hemifacialis ist immer eine gleichzeitige Kontraktion des M. orbicularis oculi und des ipsilateralen M. frontalis zu sehen oder zu messen (Stirnfalten auf der Seite des Augenschlusses) (s. ◘ Abb. 7.2) (Reichel et al. 2009). Diese einseitige Kokontraktion kann nicht zentralmotorisch (oder willkürlich) erfolgen, sodass deren Auftreten daher eindeutig gegen eine funktionelle Störung spricht.

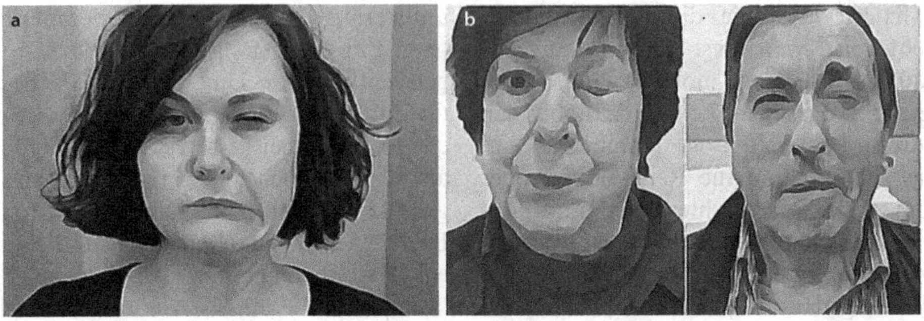

■ **Abb. 7.2** **a** Das sogenannte "lip pulling sign" ist charakteristisch für eine funktionelle dystone Bewegungsstörung im Gesicht; typisch ist auch die einseitige Kontraktion des ipsilateralen Platysmas. (© Stoyan Popkirov 2020; All Rights Reserved). **b** Das sogenannte Babinski-2-Zeichen beschreibt die gleichzeitige Kontraktion des M. orbicularis oculi und des ipsilateralen M. frontalis beim Spasmus hemifacialis, die nicht willkürlich produziert werden kann und eine funktionelle Störung ausschließt. (Adaptiert nach Varanda et al. 2017; mit freundlicher Genehmigung von © 2017 Elsevier B. V.: all rights reserved)

7

■■ Funktioneller Torticollis

Der funktionelle Torticollis entwickelt sich typischerweise unmittelbar nach einem (leichten) Trauma und erreicht innerhalb weniger Tage seine maximale Ausprägung (Sa et al. 2003). Er ist fast immer fixiert und schmerzhaft. Neben der Schulterhebung auf der Seite der Kopfneigung (meistens Laterocollis) kann oft auch eine Schultersenkung auf der Gegenseite beobachtet werden, die ihn sicher von der idiopathischen zervikalen Dystonie (Torticollis spasmodicus) unterscheidet (Schmerler und Espay 2016).

■■ Funktionelle Dystonie der Hand

Die funktionelle Handdystonie ist in der Regel fixiert, was sie von idiopathischen/primären fokalen Dystonien unterscheidet. Die fixierten Dystonien, die bei neurodegenerativen Bewegungsstörungen auftreten können, entwickeln sich im Gegensatz zur funktionellen Störung schleichend. Selbst die fokale Dystonie nach zerebraler Ischämie oder anderen akuten Läsionen der Basalganglien entwickelt sich erst nach Monaten bis Jahren (Bansil et al. 2012). Die charakteristische Handhaltung bei der funktionellen Handdystonie ist eine fixierte Flexion der Finger mit Aussparung des Daumens und gelegentlich des Zeigefingers, sodass der Pinzettengriff noch möglich ist (s. ■ Abb. 7.3) (Schmerler und Espay 2016; Schrag et al. 2004). Diese isolierte Aussparung des Daumens bei zur Faust geballter Hand kommt bei aktionsspezifischen oder neurodegenerativen Handdystonien nicht vor (Cordivari et al. 2001; Jhunjhunwala et al. 2015).

■■ Funktionelle Dystonie des Fußes

Die fixierte dystone Plantarflexion des Fußes entwickelt sich meistens akut nach leichtem Trauma und kann früh zum Mobilitätsverlust führen (s. ■ Abb. 7.3) (Schmerler und Espay 2016). Starke Schmerzen und dysautonome Störungen als Folge der Immobilisierung können entweder sekundär im Verlauf auftreten oder der funktionellen Dystonie vorausgehen. Bei letzterer Abfolge wird oft die Diagnose des komplexen regionalen Schmerzsyndroms gestellt, wobei die funktionelle Bewegungsstörung aus dem Fokus geraten kann (s. ► Kap. 13) (Popkirov et al. 2019). Im Oberflächen-EMG kann bei der Fußdystonie kurz vor intendierten Bewegungen eine Koaktivierung antagonistischer Muskelgruppen

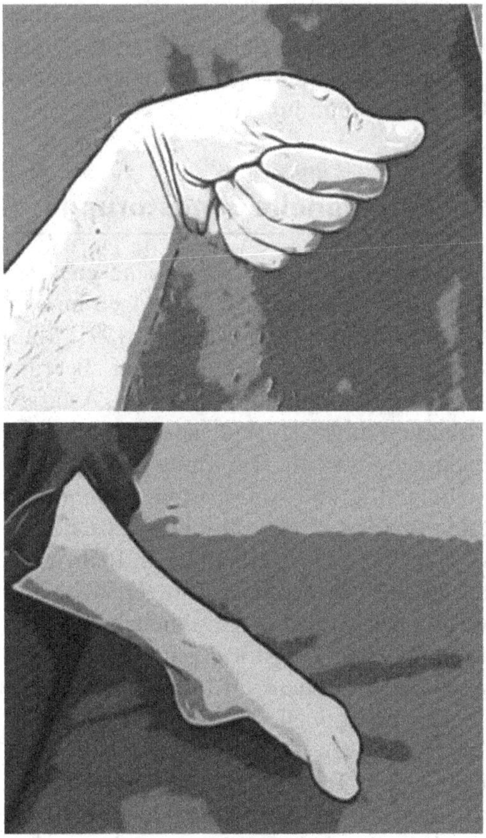

◻ Abb. 7.3 Typische dystone Haltung der Extremitäten bei der funktionellen Dystonie

(Mm. gastrocnemius et tibialis anterior) beobachtet werden, die bei Patienten mit genetisch bedingter Dystonie nicht auftritt (Mehta et al. 2013).

7.6 Funktionelle Myoklonien

Unter funktionellen Myoklonien werden abrupte, intermittierende Zuckungen beschrieben, die neurophysiologisch willkürlichen Bewegungen gleichen. Da die Symptomatik naturgemäß nur sehr kurz und in unregelmäßigen Abständen in Erscheinung tritt, kann die Abgrenzung zu kortikal, subkortikal, retikulär oder spinal generierten Myoklonien schwierig sein. Wie allgemein für funktionelle Bewegungsstörungen gültig, sind ein akuter Beginn nach auslösendem Ereignis (z. B. Unfall oder Einschlafmyoklonus) sowie ein episodischer oder variabler Krankheitsverlauf typisch (Dreissen et al. 2016; Monday und Jankovic 1993). Funktionelle Myoklonien treten oft zusammen mit anderen funktionellen neurologischen Symptomen auf. Allerdings ist diese Beobachtung nur von einem begrenzten diagnostischen Nutzen, da die Komorbidität von funktionellen und „organischen" neurologischen Erkrankungen verhältnismäßig häufig ist.

▪ Diagnostik

Ist die Frequenz der Zuckungen ausreichend hoch, kann eine Abnahme der Myoklonien unter Ablenkung oder durch (Placebo-)Suggestion beobachtet werden (Monday und Jankovic 1993). Eventuell kann eine Kopplung an willkürliche rhythmische Bewegungen analog zum Entrainmentphänomen beim funktionellen Tremor erzielt werden (Dreissen et al. 2016).

▪▪ Elektromyografie

Pathognomonisch ist der Nachweis von Variabilität bezüglich der Dauer des Myoklonus, des Ausbreitungsmusters und – im Fall von stimulussensitiven Myoklonien – der Latenz. Eine Myoklonusdauer von unter 75 ms im EMG ist spezifisch für einen kortikalen Myoklonus und schließt den funktionellen Myoklonus aus (Edwards und Bhatia 2012). Allerdings können nicht-kortikal generierte Myoklonien, ähnlich wie die funktionellen Muskelzuckungen, eine höhere Dauer von über 200 ms aufweisen. Zur weiteren Unterscheidung kann hier eine Mehrkanalpolymyografie durchgeführt werden, um die räumliche Ausbreitung der Myoklonien über benachbarte Muskelpartien aufzuzeichnen. Strukturell bedingte Myoklonien haben eine stereotype Ausbreitung: rostrokaudal bei kortikaler Generierung und unidirektional nach kranial oder kaudal beim propriospinalen Myoklonus. Beim funktionellen Myoklonus hingegen kann eine nicht-anatomische und zwischen den einzelnen Zuckungen variable, nicht-stereotype Ausbreitung gemessen werden. Wenn die Myoklonien durch Stimuli ausgelöst werden, ist die Latenz zwischen Reiz und EMG-Antwort bei der funktionellen Form variabler und länger (>100 ms; kortikal ca. 50 ms, retikulär 40–90 ms) (Dafotakis und Paus 2017).

▪▪ EEG

7

In Einzelfällen kann die gleichzeitige EEG-EMG-Aufzeichnung zielführend sein. Einerseits kann dann beim Nachweis korrespondierender Spikes im EEG eine kortikale Generierung nachgewiesen werden; andererseits kann bei ausreichender Myoklonusfrequenz durch die digitale Aufsummierung von mindestens 30–40 Myokloniekorrelaten im EEG („jerk-locked back averaging") manchmal ein sogenanntes „Bereitschaftspotenzial" gemessen werden. Dabei handelt es sich um eine Negativierung im EEG, die etwa 1 s vor der Bewegung auftritt und als spezifisches Merkmal von selbstgenerierter Spontanmotorik gilt. Weitere EEG-Marker der Willkürmotorik (z. B. ereigniskorrelierte Desynchronisierung) müssen noch validiert werden (Meppelink et al. 2016).

▪ Propriospinaler Myoklonus

Eine verhältnismäßig häufige Form ist der axiale oder propriospinale Myoklonus. Die Unterscheidung zwischen funktioneller Störung und der symptomatischen Form bei spinaler Läsion kann schwierig sein, da beide Formen akut nach Trauma beginnen und subakut zunehmen können (van der Salm et al. 2014). Wenn elektrophysiologisch keine sichere Unterscheidung gelingt, muss zwingend eine Ausschlussdiagnostik mittels Myelon-MRT erfolgen. Zudem sollte explizit auf klinische Hinweise einer Myelopathie geachtet werden (z. B. Dranginkontinenz, pathologische Reflexe, thorakale Missempfindungen).

7.7 Funktionelle Gangstörung

Funktionelle Gangstörungen sind eine der häufigsten funktionellen Störungen im stationären Bereich (Lempert et al. 1991; Matzold et al. 2019). Die früheren Begriffe „Abasie" (Gangunfähigkeit) und „Astasie" (Standunfähigkeit) sind heutzutage nicht mehr gebräuchlich. Das klinische Bild kann mannigfaltig und von diversen Komorbiditäten überlagert sein. Die Differenzialdiagnose schließt neben einer langen Reihe neurologischer Bewegungsstörungen auch diverse orthopädische Krankheitsbilder ein. Funktionelle Gangstörungen begleiten typischerweise andere, im Vordergrund stehende funktionelle motorische Ausfälle oder Störungen (Baik und Lang 2007). Die Diagnose kann dennoch unter Berücksichtigung wichtiger Differenzialdiagnosen anhand des klinischen Bildes gestellt werden (s. dazu die Übersicht „Klinische Merkmale funktioneller Gangstörungen").

Übersicht

Klinische Merkmale funktioneller Gangstörungen[a]

- Einknicken der Knie
- Übermäßig langsame, zögerliche Bewegungen
- Anstrengungs- und Erschöpfungszeichen (angestrengte Atmung, Stöhnen, Grimassieren)[b]
- Unregelmäßiges Oberkörperschwanken
- Rudernde Bewegungen der Arme
- Dystone Haltung der Hände oder Füße
- Zittern der Beine

Hinterherziehen der Beine
Starke Variabilität des Gangbildes
Unökonomische Haltung und Bewegungsabläufe
Bizarre Gangart, die durch keine bekannte neurologische Störung erklärt werden kann

[a]Charakteristische Merkmale, die in mindestens 3 von 5 größeren Studien zum Thema aufgeführt sind (Baik und Lang 2007; Hayes et al. 1999; Jordbru et al. 2012, 2014; Keane 1989; Lempert et al. 1991)
[b]In einer Studie an 131 Patienten mit funktionellen Gangstörungen konnte für Anstrengungs- und Erschöpfungszeichen *(huffing and puffing sign)* eine Sensitivität von 44 % und eine Spezifität von 100 % errechnet werden (Laub et al. 2015)

Oft dominiert eine phobische Komponente, insbesondere bei älteren Patienten mit ausgeprägter Angst vor Stürzen (Jahn et al. 2019). In diesen Fällen ist das Gangbild betont langsam, kleinschrittig und vorsichtig, als würde der Patient auf Eis gehen (engl. *Ice walking pattern*) (Jordbru et al. 2012; Lempert et al. 1991). Die Arme sind meistens nach außen gestreckt und suchen Halt. Es kann zu vermehrtem Oberkörperschwanken und rudernden Armbewegungen kommen. Dieses Gangbild kann klinisch und pathophysiologisch mit dem phobischen Schwankschwindel überlappen (s. ► Kap. 8).

Wenn die funktionelle Gangstörung mit weiteren, lokalisierten funktionellen Ausfällen vergesellschaftet ist, werden diese in das Gangbild inkorporiert. So können zum Beispiel dystone Haltungen der Hände und Füße oder ein Hinterherschleifen des Beines beobachtet werden. Typisch sind zudem ein Einknicken der Knie sowie ein irreguläres Zittern der Beine.

Weitere Hinweise auf das Vorliegen einer funktionellen Gangstörung sind eine erhebliche Variabilität der Bewegungsabläufe; die Beeinflussbarkeit durch kognitive oder motorische Ablenkung; „unökonomische" Stellungen oder Bewegungsabläufe und extrem bizarre, zuvor nie gesehene Gangbilder (setzt eine ausreichende persönliche Erfahrung in der Beurteilung von Gangstörungen voraus). Ein weiteres klinisches Zeichen ist das Auftreten von ausdrucksvollen Anstrengungs- und Erschöpfungszeichen („huffing and puffing sign "): Stöhnen, Grimassieren, Weinen oder angestrengtes Atmen (ohne dass Schmerzen vorliegen) ist charakteristisch und spezifisch für eine funktionelle Störung oder Überlagerung (Laub et al. 2015).

Ein klinischer Test zur Objektivierung der Diskrepanz zwischen erhaltener motorischer Funktion und der Unfähigkeit zu gehen (Abasie) ist der Bürostuhltest (Okun et al. 2007). Hierbei wird nach einer standardisierten Gangprüfung der Patient gebeten, sich auf einen Bürostuhl zu setzen und sich sitzend mit den Beinen fortzubewegen. Wird eine normale Motorik der Beine beobachtet, kann der Befund hinweisend für eine funktionelle Gangstörung sein.

Beim „Shoulder-Tap-Test" wird im Anschluss an die reguläre Prüfung der posturalen Stabilität durch ruckartiges Zurückziehen des Patienten (Pull-Test) lediglich beherzt auf die Schultern geklopft. Bei Patienten mit einer funktionellen Gangstörung (insbesondere vom phobischen Typ) kommt es dabei oft zu antizipatorischen Kompensationsbewegungen mit sekundärer Destabilisierung (Coebergh et al. 2021).

▪ Differenzialdiagnosen

Die Liste möglicher strukturell bedingter Gangstörungen ist angesichts der Komplexität des Bewegungsapparates und der motorischen Kontrolle unüberschaubar lang. Neben den klassischen neurologischen Gangbildern (z. B. spastischer, hemiparetischer, ataktischer oder akinetisch-rigider Gang) müssen auch orthopädische Störungen bedacht werden (z. B. Schonhinken, Verkürzungshinken, Versteifungshinken usw.). Manche seltenen neurologischen Gangstörungen können aufgrund der ungewohnten oder variablen Bewegungsabläufe, scheinbarer Unstimmigkeiten oder psychiatrischer Begleitsymptome zur Fehldiagnose „funktionelle Gangstörung“ verleiten.

▪▪ Stiff-Person-Syndrom

Die phobische und steifbeinige Gangstörung beim Stiff-Person-Syndrom ist durch eine langsam progrediente Muskeltonuserhöhung der Rücken- und Oberschenkelmuskulatur charakterisiert (Schirinzi et al. 2018). Emotionale Erregung und verstärkte Schreckreaktionen können zu einschießenden Verkrampfungen führen und den Gang destabilisieren. Stürze ohne Abfangreaktion können daher als „Red Flag“ gelten. Begleitende neuropsychiatrische Auffälligkeiten, etwa eine Agoraphobie, können zusätzlich zur Fehldiagnose „funktionelle Störung“ verleiten (Tesch et al. 1998). Diagnostisch wegweisend sind die EMG- und Antikörperbefunde.

▪▪ Läsionen des Frontallappens

Läsionen des Frontallappens führen zu einem kleinschrittigen und torkelnden Gangbild, oft begleitet von frontalen (Enthemmungs-)Zeichen und Inkontinenz (Thompson 2012). Eine häufige Form dieses Gangbildes findet sich bei der subkortikalen arteriosklerotischen Enzephalopathie (SAE; Morbus Binswanger). Im frühen Stadium zeigt sich ein kleinschrittiges, breitbasiges Gangbild mit Trippelschritten und Starthemmung, was an ein akinetisch-rigides Syndrom erinnern kann. Im weiteren Verlauf kommen ein starkes Ungleichgewicht mit torkelndem Gang und übertriebene Ausgleichbewegungen der Arme hinzu (Thompson 2012). Die Diagnose kann durch den Nachweis frontaler (Marklager-) Läsionen gesichert werden.

▪▪ Thalamische Astasie

Als thalamische Astasie wird eine erhebliche Fallneigung ohne bedeutende motorische Ausfälle oder Zeichen einer zerebellären Ataxie beschrieben (Masdeu und Gorelick 1988; Takahashi et al. 2017). Ursächlich ist meistens eine kleine, einseitige Läsion im oder um den Thalamus herum. Die Diskrepanz zwischen der erhaltenen motorischen Funktion im Liegen und der absoluten Standunfähigkeit kann einen funktionellen Aspekt nahelegen. „Red Flags“ sind hierbei ein perakuter Beginn und eine Hemihypästhesie; die Diagnose kann durch Bildgebung gesichert werden.

▪▪ Dystonie

Diverse, teils bizarre Gangstörungen können bei generalisierten, segmentalen und fokalen Dystonien auftreten (Thompson 2012). Im Gegensatz zur funktionellen Dystonie (s. oben) handelt es sich im frühen Stadium dieser Erkrankung um mobile, bewegungsassoziierte dystone Haltungen. Auch ein juveniler Morbus Parkinson oder das Segawa-Syndrom (Dopa-responsive Dystonie) können gelegentlich ein dystones Gangbild bedingen. „Red Flags“ sind hierbei ein sehr stereotypes Gangbild unter verschiedenen Bedingungen und ein Rückgang fokaler Dystonien in Ruhe.

7.8 Funktionelle Tics

Die Unterscheidung zwischen funktionellen Störungen mit Tic-artigen Bewegungen und primären Tic-Erkrankungen wie dem Gilles-de-la-Tourette-Syndrom ist schwierig, da es in beiden Fällen zu wiederholten physiologischen Bewegungsabläufen kommt und die eigentliche Störung jeweils in der willkürlichen Kontrolle liegt (Ganos et al. 2019). Während sich primäre Tic-Erkrankungen schleichend in der Kindheit manifestieren, beginnen funktionelle Störungen in der Regel erst im Erwachsenenalter und dann abrupt; auch fehlt die typische Familienanamnese (Baizabal-Carvallo und Jankovic 2014; Demartini et al. 2015).

Während der Coronavirus-Pandemie wurde eine deutliche Zunahme von funktionellen Tic-Störungen unter Jugendlichen beobachtet, welche in Teilen auf den Einfluss populärer Social-Media-Videos zurückzuführen war. Dieser rasante Anstieg von Fällen ermöglichte große diagnostische Studien und es wurden erstmals Diagnosekriterien formuliert und validiert (Nilles et al. 2024; Pringsheim et al. 2023).

Übersicht

Diagnosekriterien für funktionelle Tics

Für eine gesicherte Diagnosen müssen alle drei Hauptkriterien erfüllt sein. Für eine klinisch wahrscheinliche Diagnose müssen zwei Haupt- und ein Nebenkriterium erfüllt sein. Zur Übersicht wird hier eine gekürzte Version der Diagnosekriterien gezeigt. Zu den vollständigen Kriterien siehe Pringsheim et al. 2023.

Hauptkriterien

Krankheitsbeginn nach dem 12. Lebensjahr

Symptomatik entwickelt sich innerhalb von Stunden bis Tagen und nimmt über wenige Wochen zu

Symptomatik erfüllt mindestens 4 der folgenden 9 Kriterien:

1. Mehr komplexe als einfache motorische Tics
2. Variabilität/Inkonsistenz innerhalb der Tics
3. Komplexe Arm- und Handbewegungen, oft kontextabhängig oder gewalttätig und ballistisch, potentiell auto- oder fremdaggressiv
4. Tics folgen zu Beginn nicht dem typischen rostro-kaudalen Verlauf
5. Vokalisationen umfassen mehrere Wörter und Aussagen, sind oft kontextabhängig und beleidigend
6. Konkrete soziale oder kulturelle Einflüsse in der Symptomatik erkennbar
7. Erhebliche Schwankung der Symptomhäufigkeit und -intensität im Tagesverlauf
8. Täglich bis wöchentlich neue Tics
9. Zunahme der Tics im Rahmen der körperlichen Untersuchung

Nebenkriterien

Komorbide Angst- und depressive Symptome, selbstverletzendes Verhalten, Suizidgedanken, belastende/traumatische Lebensereignisse und Schwierigkeiten mit sozialen Beziehungen

Gegenwärtige oder zurückliegende andere funktionelle neurologische Symptome oder somatoforme Störungen

Die höchste Spezifität (ca. 95 %) weisen das Alterskriterium sowie das Vorhandensein von mindestens zwei komplexen motorischen und einem komplexen vokalen Tic bei Erstvorstellung auf (Nilles et al. 2024). Neben den o. g. Kriterien ist zudem typisch für funktionelle Tics, dass sie willkürliche Bewegungsabläufe wie das Sprechen unterbrechen, während dies für primäre Tic-Störungen ungewöhnlich ist (Espay und Lang 2015; Ganos et al. 2019). Die Differenzialdiagnose kann dadurch erschwert werden, dass Patienten gleichzeitig eine in der Kindheit vorherrschende primäre Tic-Störung und auch eine später hinzu gekommene funktionelle Störung (Überlagerung) aufweisen können (Ganos et al. 2019; Müller-Vahl et al. 2024). In Einzelfällen können theoretisch auch elektrophysiologische Messungen wie bei Myoklonien oder Tremor (s. oben) hilfreich sein (Vial et al. 2019).

7.9 Funktioneller Parkinsonismus

Im Rahmen funktioneller Bewegungsstörungen ist eine lokale oder allgemeine Verlangsamung der Bewegung häufig, was in Kombination mit der häufigsten Erscheinungsform, dem Tremor, gelegentlich den Anschein eines Parkinson-Syndroms erwecken kann (Thenganatt und Jankovic 2016). Die Verlangsamung ist oft durch Anstrengungs- und Erschöpfungszeichen begleitet (Stöhnen, Grimassieren, angestrengtes Atmen). Auch ist die Dynamik der Parkinsonspezifischen Bradykinesie (zunehmende Verlangsamung bei repetitiven Bewegungen) nicht nachweisbar. In der Untersuchungssituation kann eine Diskrepanz zwischen den verlangsamten Zielbewegungen und verhältnismäßig normalen beiläufigen Bewegungen (z. B. beim An- und Ausziehen) beobachtet werden. Gangstörung und Tremor sollten nach den oben genannten Kriterien beurteilt werden. Die Diagnostik kann durch die Tatsache erschwert werden, dass Patienten mit etabliertem Morbus Parkinson zusätzliche funktionelle neurologische Störungen haben können (Onofrj et al. 2011), welche der Parkinson-Diagnose vorausgehen oder im Sinne einer funktionellen Überlagerung im Verlauf auftreten (s. ► Kap. 15) (Wissel et al. 2018; Zeuner und Schwingenschuh 2024).

7.10 Pathophysiologie und Erklärungsmodelle

Unter neurophysiologischen Gesichtspunkten betreffen funktionelle Bewegungsstörungen die Willkürmotorik. Allerdings werden sie subjektiv als unwillkürlich erlebt. Ein pathophysiologisches Krankheitsmodell muss also einerseits erklären, warum die gestörten Bewegungen auftreten, und andererseits, warum sie nicht als willkürlich wahrgenommen werden. Zudem sollte auch der ätiologische Zusammenhang mit Emotionalität, vorausgegangenen Verletzungen und psychischen Belastungen berücksichtigt werden. Eine Reihe an experimentell-psychologischen und bildgebenden Versuchsreihen haben im letzten Jahrzehnt die Formulierung eines neurophysiologischen Erklärungsmodells erlaubt. Dieses kann weder der klinischen Vielfalt funktioneller Bewegungsstörungen gerecht werden, noch ist es zum jetzigen Zeitpunkt ausreichend empirisch belegt. Allerdings kann es dabei hilfreich sein, manche klinischen Merkmale und therapeutischen Ansätze besser zu verstehen (s. ◘ Abb. 7.4).

▪▪ Vorhersagefehler

Das motorische System ist äußerst komplex, lässt aber grob betrachtet eine hierarchisch strukturierte „Befehlskette“ vom motorischen Kortex bis zu den Muskeln erkennen. Diverse sensible Systeme (Nozizeption, Propriozeption usw.) gewährleisten die notwendige Rückkopplung in Form somatosensibler Afferenzen, die ebenfalls vom Rezeptor bis zum Kortex hierarchisch aufgebaut sind. Die neuronale Verarbeitung immenser „Datenmengen“ innerhalb solcher komplexer Netzwerke wird ermöglicht, indem mit jedem motorischen Kommando parallel auch eine Vorhersage bezüglich der erwarteten somatosensorischen Folgen zur nächsten Verarbeitungsebene mitgeschickt wird. Diese „Vorwärtskopplung“ erlaubt, dass auf jeder hierarchischen Ebene lediglich der Unterschied zwischen rückgekoppelter afferenter Informationen und entsprechender vorwärtsgekoppelter Erwartungen berechnet und an die nächste Ebene rückgekoppelt wird (s. ► Kap. 6). Das System minimiert dann automatisch den berechneten Vorhersagefehler, indem es die Erwartungen anpasst (man denke an einen Wechsel der Stufenhöhe beim Treppensteigen). Wenn jedoch die Vorhersage als so unverrückbar sicher eingestuft ist, dass sie nicht angepasst werden kann, wird der Vorhersagefehler durch eine Abänderung der Efferenzen erzielt. Die Minimierung des Vorhersagefehlers kann prinzipiell auf allen Ebenen der neuronalen Verschaltung erfolgen, also auch auf Ebenen, die dem Bewusstsein nicht zugänglich sind.

Verschiedene Umstände können dazu führen, dass eine Vorhersage unverrückbar wird. Wenn zum Beispiel ein verstärktes physiologisches Zittern im Rahmen einer Belastungssituation als das Parkinson-Symptom „Tremor“ fehlinterpretiert

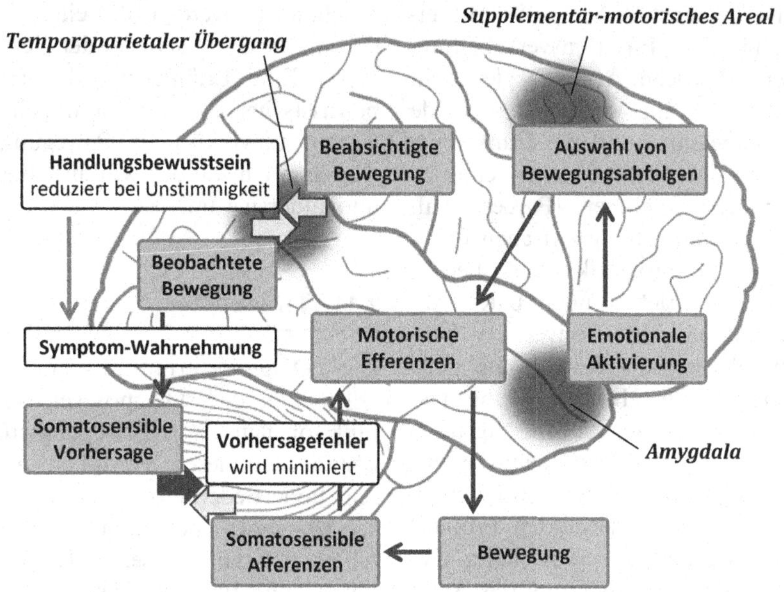

Abb. 7.4 Schematische Darstellung eines Erklärungsmodells für funktionelle Bewegungsstörungen

wird, können Angst und Überzeugung die Symptomerwartung so weit verfestigen, dass im weiteren Verlauf das Symptom auf unbewusster Ebene „ausgeführt" wird, um den Vorhersagefehler zu minimieren. Als Schlüsselregionen solcher intermediärer Verschaltungen werden sekundäre motorische Rindenareale wie das **supplementär-motorische Areal** vermutet (Edwards et al. 2012). Ebendort findet auch die Auswahl und Organisation komplexer Bewegungen statt, was sich elektrophysiologisch als Bereitschaftspotenzial abbilden lässt (s. oben).

Das Handlungsbewusstsein

Auf der Ebene der bewussten Wahrnehmung wird durch den kontinuierlichen Abgleich zwischen erwarteten und tatsächlichen Handlungsfolgen das Handlungsbewusstsein generiert. Wenn eine Bewegung des eigenen Arms beobachtet wird, die nicht intendiert war (z. B. Tremor), wird diese nicht durch das Gefühl begleitet, der Urheber besagter Bewegung zu sein. Dieser Abgleich erfolgt im Bereich des **rechten temporoparietalen Übergangs** (engl. „temporoparietal junction"). Ebendort konnte mittels funktioneller MRT-Bildgebung bei Patienten mit funktionellem Tremor während der Symptomatik eine geminderte Aktivität gemessen werden (Voon et al. 2010b). In psychologischen Versuchen zeigt sich das Handlungsbewusstsein von Patienten mit funktionellen Bewegungsstörungen generell beeinträchtigt und mit einer Minderaktivierung des rechten temporoparietalen Übergangs verbunden (Baek et al. 2017). Ebenso ist die Verbindungsstärke zum supplementär-motorischen Areal schwächer, was mit den Defiziten bei der Abschätzung der Handlungsfolgen in Verbindung stehen könnte (Maurer et al. 2016; Voon et al. 2010b).

Einfluss der Emotionsverarbeitung

Patienten mit funktionellen Bewegungsstörungen haben überdurchschnittlich häufig affektive Komorbiditäten, die mit einer Störung der Emotionsverarbeitung einhergehen. Panische Angst begleitet in vielen Fällen die auslösenden Umstände des Symptombeginns, und die Funktionsstörung kann im Verlauf unter emotionaler Belastung zunehmen (Parees et al. 2014). Der Zusammenhang zwischen Emotionalität und Symptomatik wurde bereits von Briquet beschrieben und später von Freud im Rahmen der Konversionstheorie konzeptualisiert (s. ► Kap. 2). Im Zeitalter der modernen Hirnbildgebung lassen sich erste Hinweise auf die zugrunde liegende Neurophysiologie finden. Patienten mit funktionellen Bewegungsstörungen zeigen im Vergleich zu gesunden Probanden bei der Betrachtung emotionaler Gesichter eine stärkere Aktivierung der **Amygdala** sowie einen höheren Vernetzungsgrad der Amygdala mit dem supplementär-motorischen Areal (Aybek et al. 2015; Voon et al. 2010a). Ähnliche neurophysiologische Besonderheiten werden auch beobachtet, wenn Patienten mit traumatischen Erinnerungen konfrontiert werden (Aybek et al. 2014). Es ist denkbar, dass im Rahmen einer problematischen Emotionsverarbeitung zuvor verinnerlichte Bewegungsmuster automatisch aktiviert werden und mit reduziertem Handlungsbewusstsein ausgeführt werden (Aybek et al. 2014; Voon et al. 2011).

7

Die wachsende neurowissenschaftliche Literatur zum Thema und die Vielfalt der klinischen Manifestationen bedeuten, dass derartige Erklärungsmodelle im Einzelfall unzulänglich sein können (Baizabal-Carvallo et al. 2019). Dennoch kann eine Konzeptualisierung der Bewegungskontrolle als neuronale „Befehlskette" dem Patienten verdeutlichen, warum sich manche Bewegungsabläufe auf unbewusster Ebene reflexartig verfestigen können. Auch können so die emotionalen „Kurzschlüsse" veranschaulicht werden, die eine Bewegungsstörung in Gang setzen oder sie verschlimmern. Eine Erläuterung des Handlungsbewusstseins kann verständlich machen, warum unwillkürliche Bewegungen unter manchen Umständen willkürlich erscheinen und andersherum.

7.11 Therapie

Der Diagnosevermittlung (s. Übersicht "Elemente der Diagnosevermittlung bei funktionellen Bewegungsstörungen") kommt bei dieser Krankheitsgruppe eine sehr hohe Bedeutung zu, da die **Akzeptanz der Diagnose,** oder zumindest eine Bereitschaft, sich damit auseinanderzusetzen, Voraussetzung für den Therapieerfolg ist. Es gibt mehrere Problemfelder, die im Diagnosegespräch bedacht werden müssen (Michaelis und Popkirov 2023; Popkirov et al. 2024).

Der kategorische Unterschied zur Simulation sollte am besten direkt angesprochen und klargestellt werden. Ebenso ist es sinnvoll, synonyme Bezeichnungen, die stigmatisierend oder verwirrend wirken können (z. B. psychogen, psychosomatisch, Konversion), früh zu entschärfen. Das Problem solcher Begriffe ist dabei nicht nur, dass eine zusätzliche psychische Krankheit unterstellt wird, die nicht zwingend vorliegt. Die darin implizierte unmittelbare Kausalität zwischen psychischer Störung und Bewegungsstörung kann für den Laien als Unterstellung von Simulation oder Einbildung missverstanden werden. Wenn relevante Belastungserfahrungen oder psychiatrische Probleme bestehen, sollten diese als Anfälligkeitsfaktoren (und nicht als Ursachen) konzeptualisiert werden. Dass Gemütszustände und Gedanken körperliche Vorgänge *begünstigen* können, kann anhand gängiger Alltagsbeispiele verdeutlicht werden (z. B. Migräne oder Magenschmerzen bei psychischer Belastung). Ein vereinfachtes Krankheitsmodell kann dem Patienten grundlegende Zusammenhänge zwischen auslösendem Ereignis, bestehenden Komorbiditäten und der konkreten Funktionsstörung verdeutlichen. Wenn sich beispielsweise eine funktionelle Gangstörung in der Folge einer Sportverletzung entwickelt hat, kann es hilfreich sein, über Schonhaltung, Reflexe und automatische Lernvorgänge zu sprechen. Ein funktioneller Tremor bei einem Patienten mit bekannter Panikstörung kann als verbliebener Bewegungsautomatismus nach „Zitterattacke" (gesteigerter physiologischer Tremor im Rahmen einer Panikattacke) gedeutet werden. Diese Erklärungsmodelle sollten nicht zu spekulativ sein und das Krankheitsgeschehen nicht unnötig „psychologisieren" – sie fördern aber das Kohärenzgefühl des Patienten und erhöhen damit seine Rehabilitationsaussichten.

Zur Veranschaulichung grundlegender Störungsmerkmale und um die Begründung der Diagnose zu verdeutlichen, kann es sehr nützlich sein, Details aus der Anamnese und Schlüsselbefunde aus der Untersuchung, auf denen die Diagnose beruht, dem Patienten zu erläutern und zu demonstrieren (Stone und Edwards 2012). Wenn beispielsweise der funktionelle Tremor der rechten Hand während einer Feinmotorikaufgabe der linken Hand sistiert, sollte der Patient darauf aufmerksam gemacht werden. Allerdings darf nicht der Eindruck einer „Überführung" entstehen („Wenn Sie nicht darauf achten, dann zittern Sie ja gar nicht!"), sondern der Zusammenhang zwischen Aufmerksamkeit und Symptom verdeutlicht werden („Erst wenn Sie sich bemühen, den Arm ruhig zu halten, fängt er an zu zittern"). Auch kann anhand solcher Befunde die Unterscheidung zu anderen Erkrankungen verdeutlicht sowie die **Umkehrbarkeit** der Beschwerden demonstriert werden.

Übersicht

Elemente der Diagnosevermittlung bei funktionellen Bewegungsstörungen
Echtheit und Unwillkürlichkeit der Bewegungsstörung klarstellen.
Störung liegt in der richtigen Steuerung der Bewegung, also in der „Software", nicht der „Hardware".
Funktionelle Bewegungsstörungen sind keine Seltenheit; eigene Vertrautheit mit der Krankheit zusichern.
Funktionelle Bewegungsstörungen sind ernst zu nehmende Krankheiten mit teilweise langen Verläufen und hohem Grad der Behinderung.
Beschwerden sind prinzipiell reversibel, da kein Gewebe-(Hardware-)Schaden vorliegt (durch Anamnese oder Untersuchungsbefunde belegen).
Psychische Probleme können die Bewegungsstörung begünstigen und in manchen Fällen aufrechterhalten (Risikofaktoren).
Therapie beruht auf einer „Umschulung" der Bewegungskontrolle mittels spezieller Physiotherapie.
Unterstützend kann auch eine Verhaltenstherapie hilfreich sein, wenn Emotionen und Verhalten das Krankheitsbild prägen.

- **Physiotherapie**

Die Physiotherapie bietet einen geeigneten Ansatz, um funktionelle Bewegungsstörungen zu behandeln (Degen-Plöger et al. 2023). Prinzipiell kann sie ambulant, teil- oder vollstationär erfolgen. Wichtig ist, dass die Therapiemodalität dem Beeinträchtigungsgrad angepasst ist und dass die Behandlungsstrategien einem kognitiv-verhaltenstherapeutischen Konzept folgen. Die Behandlungsstrategien sollten daher speziell auf funktionelle Bewegungsstörungen ausgerichtet und nicht „allgemein neurologisch" sein. Vorteilhaft erscheint bei schwer betroffenen Patienten ein **multidisziplinäres Therapieprogramm,** in dem die Physiotherapie von medizinischen sowie ergo- und psychotherapeutischen Methoden ergänzt wird (Hausteiner-Wiehle und Schmidt 2024; Mainka und Ganos 2020; Schmidt und Ebersbach 2023). Allerdings ist das Angebot solcher speziell auf funktionelle Bewegungsstörungen ausgerichteter Therapieprogramme in Deutschland begrenzt.

Neben einer Reihe an Beobachtungsstudien zum Thema (Nielsen 2016) liegen mittlerweile auch erste Ergebnisse aus randomisierten kontrollierten Studien vor, die die **Wirksamkeit der Physiotherapie** zur Behandlung funktioneller Bewegungsstörungen belegen. In einer Pilotstudie mit insgesamt 60 Patienten konnte bei 3/4 der Patienten der Behandlungsgruppe mit funktionellen Bewegungsstörungen nach einem fünftägigen Therapieprogramm eine anhaltende Symptombesserung verzeichnet werden, während dies in der Kontrollgruppe (Überweisung zur üblichen Physiotherapie) nur bei 18 % zutraf (Nielsen et al. 2017). In einer weiteren randomisierten kontrollierten Studie wurden Patienten mit funktionellen Gangstörungen im Rahmen eines dreiwöchigen stationären Therapieprogramms bestehend aus Physiotherapie nach dem Adapted-Physical-Activity-Prinzip zusammen mit psychoedukatorischen und verhaltenstherapeutischen Ansätzen behandelt (Jordbru et al. 2014). Im Vergleich zur Kontrollgruppe (Patienten auf der Warteliste) zeigten die behandelten Patienten eine deutliche Symptombesserung, die auch in der Verlaufskontrolle nach einem Jahr nachweisbar blieb.

▪▪ Empfehlungen

Die im Folgenden zusammengefassten Empfehlungen zur physiotherapeutischen Behandlung basieren auf einer 2014 veröffentlichten Experten-Konsensempfehlung (Nielsen et al. 2015). Im Rahmen einer ausführlichen ersten Befunderhebung sollten alle Beschwerden und die damit in Verbindung stehenden Beeinträchtigungen im Alltag erfasst werden. Eine Schilderung der typischen Tagesroutine kann dabei hilfreich sein. Bezüglich der Symptome ist es sinnvoll, den bisherigen Krankheitsverlauf zu besprechen, um mögliche auslösende, aufrechterhaltende oder lindernde Umstände zu identifizieren. Nach Begleitbeschwerden, insbesondere Schmerzen und Erschöpfung, sollte konkret gefragt werden, da diese bei der Therapieplanung und Zielsetzung zwingend berücksichtigt werden müssen. Die Sozialanamnese sollte konkret auf Ausbildung, Erwerbstätigkeit, Familienverhältnisse und Wohnsituation eingehen. Hilfestellungen durch Angehörige und medizinisches Personal sowie die Verwendung von Hilfsmitteln sollten erfasst werden. Der Patient sollte bezüglich seiner Auffassung der Diagnose gefragt werden. Wenn Unklarheiten oder Missverständnisse vorliegen, sollten diese direkt angesprochen werden. Eine Ablehnung der Diagnose reduziert die Chancen auf einen Therapieerfolg erheblich. Die körperliche Befunderhebung sollte auf Aktivitäten und übergeordnete Funktionalität ausgerichtet sein und weniger auf die Erfassung konkreter Kraft- oder Koordinationsdefizite.

▪▪ Umlernen

Hauptstrategie der Physiotherapie ist das „Umlernen" der Motorik von der bemühten, fehlgesteuerten Bewegung hin zu natürlichen, automatisierten Bewegungsabläufen (Mainka und Ganos 2020). Einige der oben genannten klinischen Untersuchungsbefunde (z. B. Ablenkbarkeit eines funktionellen Tremors) eignen sich gut dazu, im Rahmen der Behandlung den störenden Einfluss der Aufmerksamkeit und das daraus abgeleitete Therapieprinzip zu veranschaulichen. Die Umschulung erfolgt schrittweise, indem Ablenkungstechniken (Fokus auf andere Körperpartie/Bewegung) und ungewohnte Bewegungsabläufe (z. B. Rück-

Tab. 7.4 Physiotherapeutische Techniken bei funktionellen Bewegungsstörungen laut Konsensempfehlung (Nielsen et al. 2015)

Gangstörung	Alternative Gangarten: Füße am Boden entlang vorwärts schieben (wie beim Skilaufen); Rückwärts- oder Seitwärtsgehen; mit Gewichten gehen; Treppensteigen; so langsam wie möglich oder so schnell wie möglich gehen/laufen. Wenn eine Gangart mit normalen oder stabilen Bewegungsabläufen gefunden ist, kann das als Ausgangspunkt genutzt werden, um dann schrittweise den Gang zum normalen Gehen abzuwandeln, ohne den automatischen Charakter der Bewegung zu verlieren. Ausgehend von einzelnen Bewegungskomponenten (z. B. seitliche Gewichtsverlagerung im Stand) kann schrittweise (z. B. erst ganz kleine Schritte) unter Umgehung der verfestigten krankhaften Bewegungsabläufe ein normales Gangbild aufgebaut werden.
Hand-/Armtremor	Eine zusätzliche Zitterbewegung soll willkürlich mit dem betroffenen Arm nachgemacht werden, dann soll die Amplitude erhöht und die Frequenz stetig gesenkt werden bis zum Stillstand. Abwechselnde Anspannung und Entspannung der Armmuskeln soll zur Muskelrelaxation verhelfen. Gegebenenfalls progressive Muskelentspannung oder EMG-Biofeedback anwenden- Entwöhnung von Halte- und Bewegungsgewohnheiten, die den Tremor auslösen oder begünstigen. Mit anderen Bewegungen überlagern (z. B. rhythmisches Klatschen). Fokussierte Bewegungen nicht-betroffener Körperpartien.
Fuß-/Beintremor	Verlagerung des Körpergewichts von vorn nach hinten im Wechsel oder nach links und rechts, bis der Tremor stoppt. Ablenkende Zusatzbewegungen wie rhythmisches Tippen mit der Fußspitze. Symmetrische Gewichtsverteilung beim Stehen anstreben; kann mit Waagen oder Spiegeln kontrolliert werden. Natürliche Körperhaltungen, die den Tremor begünstigen, ändern, umstellen, z. B. Gewichtsverlagerung vom Vorfuß auf den Rückfuß (Ferse).
Fixierte Dystonie	Während normaler Bewegungen (Hinsetzen, Gehen) soll die Aufmerksamkeit weg von der dystonen Extremität geleitet werden. Schonhaltungen, Schutz- und Vermeidungsverhalten abbauen (keine Schienung; normale Kleidung tragen; Teilbelastung, wenn möglich). Übermäßige Vorsicht (Hypervigilanz) sollte besprochen und behandelt werden; Zusammenhang mit sensibler Überempfindlichkeit erläutern. Muskuläre Entkrampfung üben, indem das „Gewicht" der Extremität auf die Unterlage übertragen wird. Untersuchung in Sedierung kann sinnvoll sein, um Kontrakturen zu beurteilen.
Funktionelle Myoklonien	Den Zuckungen vorausgehende Gedanken oder Gefühle identifizieren. Dann können Ablenkungstechniken erlernt werden, um das Auftreten der Myoklonien abzuwenden. Muskuläre Anspannung oder Schmerzen, die den Zuckungen vorausgehen, behandeln.

wärtslaufen) zum Einsatz kommen. Die Aufstellung in Tab. 7.4 fasst einige sinnvolle Übungen und Techniken für die Behandlung von funktionellen Bewegungsstörungen zusammen.

Psychotherapie

Die Wirksamkeit verschiedener psychotherapeutischer Verfahren für funktionelle neurologische Störungen im Allgemeinen ist gut belegt (Bolte et al. 2023). Für den

Spezialfall funktioneller Bewegungsstörungen bestehen nur sehr wenige und methodisch uneinheitliche Studien, von denen jedoch ein realistisches Potenzial abgeleitet werden kann. Es wird grundsätzlich zwischen verhaltenstherapeutischen und tiefenpsychologisch fundierten (psychodynamischen) Behandlungsansätzen unterscheiden.

▪▪ Kognitive Verhaltenstherapie

Bei der kognitiven Verhaltenstherapie werden Gedanken und Gefühle, die mit der Bewegungsstörung in Zusammenhang stehen, gemeinsam mit dem Patienten reflektiert. Hilfreich kann hierbei der Einsatz von Tagebüchern und Hausaufgaben sein. Es werden Fokussierungs- oder Entspannungstechniken zur Durchbrechung von Abwärtsspiralen (z. B. Katastrophisierung) oder emotionaler Überwältigung (z. B. Panik) vermittelt. Wenn ein dysfunktionaler Umgang mit Problemen oder Symptomen vorliegt, werden entsprechende Verhaltensänderungen unterstützt (z. B. abgestufte Reizexposition zum Abbau von Vermeidungsverhalten). Kognitive Verhaltenstherapie kann im Rahmen multidisziplinärer stationärer Therapieverfahren (McCormack et al. 2014) oder ambulant mit und ohne begleitender Physiotherapie eingesetzt werden (Dallocchio et al. 2016; Espay et al. 2019). Kürzlich wurde in einer Studie an Patienten mit funktionellem Tremor neben einem beeindruckenden Therapieerfolg (komplette oder nahezu komplette Remission bei 3/4 der Patienten) auch eine posttherapeutische Normalisierung der funktionellen MRT-Antwort auf emotionale Reize nachgewiesen (Espay et al. 2019).

▪▪ Tiefenpsychologisch fundierte Psychotherapie

Bei der tiefenpsychologisch fundierten Psychotherapie wird versucht, den Beginn der Bewegungsstörung sowie die aktuelle Manifestation im Zusammenhang mit belastenden Beziehungsdynamiken zu verstehen. Hierbei werden ein möglicher sekundärer Krankheitsgewinn sowie der symbolische Ausdruck der Symptome thematisiert. Aktuelle Beziehungskonflikte und emotionale Probleme werden im Kontext früher Bindungserfahrungen und möglicher traumatischer Erlebnisse reflektiert. Die Ergebnisse mehrerer kleinerer Studien legen die Wirksamkeit psychodynamischer Ansätze für funktionelle Bewegungsstörungen nahe (Hinson et al. 2006; Kompoliti et al. 2014; Reuber et al. 2007; Sharma et al. 2017).

▪ Andere therapeutische Verfahren

Neben Aufklärung, Physiotherapie und Psychotherapie wird in der Literatur von diversen anderen Behandlungsmethoden berichtet (Gelauff et al. 2014b; Ricciardi und Edwards 2014). Ein wichtiger Faktor in der Auslösung und Aufrechterhaltung funktioneller Bewegungsstörungen ist die Erwartungshaltung bezüglich des Symptoms, eingebettet in eine individuelle Krankheitsüberzeugung. Daher ist es nicht verwunderlich, dass Suggestion jeglicher Art kurz- und langfristig die Symptomatik lindern kann. Dies kann direkt oder indirekt im Rahmen der Psychoedukation erfolgen, unter Hypnose (Moene et al. 2002) oder in Form einer medizinischen Prozedur als Placebo-Effekt (s. ► Kap. 15). Besagte Prozedur kann physiologisch plausibel sein, wie beispielsweise die lokale Injektion von Botulinumtoxin bei fokaler Dystonie (Edwards et al. 2011), oder implausibel, wie der Einsatz einer Vibrationsgabel, um einen Tremor zu stoppen. Dem gezielten therapeutischen Einsatz von „reinem" Placebo steht das grundsätzliche Täuschungsverbot des ärztlichen Ethos gegenüber. Allerdings kann im Einzelfall eine schwere Therapierefraktärität einen Behandlungsversuch rechtfertigen, insbesondere da Placebo auch ohne Täuschung seinen Effekt entfalten kann („Es hat zwar keine biologische

Wirkung, aber bei manchen Patienten hilft diese Art von Vibration, den Tremor zu stoppen“) (Charlesworth et al. 2017).

Seit dem 18. Jahrhundert wurden diverse elektrische Stimulationsverfahren zur Behandlung funktioneller Bewegungsstörungen eingesetzt (McWhirter et al. 2015). In neueren Studien wurde die Wirksamkeit der transkraniellen Magnetstimulation (TMS) geprüft (Pollak et al. 2014). Neben dem wahrscheinlich potenten Placebo-Effekt kann auch der elektrische Nachweis der intakten Nervenleitung festgesetzte Krankheitsvorstellungen korrigieren (Dafotakis et al. 2011). Erste kontrollierte Studien lassen auch einen gewissen biologischen Effekt durch die kortikale Neuromodulation vermuten (Taib et al. 2019), obwohl dies umstritten ist (Garcin et al. 2017). Andere Stimulationsverfahren, wie die transkranielle Gleichstromstimulation (tDCS) oder die transkutane elektrische Nervenstimulation (TENS), befinden sich ebenfalls in der klinisch-experimentellen Prüfung (Demartini et al. 2019; Ferrara et al. 2011).

7.12 Prognose

Die Prognose des natürlichen Verlaufs funktioneller Bewegungsstörungen ist in Anbetracht der verfügbaren Studien insgesamt schlecht. In verschiedenen (hauptsächlich retrospektiven) Verlaufsbeobachtungen berichten durchschnittlich 40 % der Patienten (Spannweite 10–90 %) keine Besserung der Symptomatik nach mehreren Jahren (Gelauff et al. 2014a). Ein kurzer Krankheitsverlauf und frühe Diagnosestellung sowie Zufriedenheit mit der Behandlung sind prognostisch günstig; späte Diagnosestellung und eine komorbide Persönlichkeitsstörung sind ungünstig.

Patienten müssen über die Heilbarkeit der Störung aufgeklärt werden; zu optimistische Prognosen sind jedoch angesichts der verfügbaren Daten nicht gerechtfertigt. Wenn über den potenziellen Behandlungserfolg spezifischer Therapien gesprochen wird, sollten auch Rückfälle und der Umgang damit thematisiert werden. Der Kontrast zwischen der schlechten Prognose ohne Therapie und den Erfolgsquoten in kontrollierten Studien kann die Therapiemotivation der Patienten erhöhen.

Literatur

Apartis E (2014) Clinical neurophysiology of psychogenic movement disorders: how to diagnose psychogenic tremor and myoclonus. Neurophysiol Clin 44(4):417–424. ► https://doi.org/10.1016/j.neucli.2013.08.014

Aybek S, Nicholson TR, Zelaya F, O'Daly OG, Craig TJ, David AS, Kanaan RA (2014) Neural correlates of recall of life events in conversion disorder. JAMA Psychiat 71(1):52–60. ► https://doi.org/10.1001/jamapsychiatry.2013.2842

Aybek S, Nicholson TR, O'Daly O, Zelaya F, Kanaan RA, David AS (2015) Emotion-motion interactions in conversion disorder: an FMRI study. PLoS ONE 10(4):e0123273. ► https://doi.org/10.1371/journal.pone.0123273

Aybek S, Lidstone SC, Nielsen G, MacGillivray L, Bassetti CL, Lang AE, Edwards MJ (2020) What is the role of a specialist assessment clinic for FND? Lessons from three national referral centers. J Neuropsychiatr Clin 32:79–84. ► https://doi.org/10.1176/appi.neuropsych.19040083

Baek K, Donamayor N, Morris LS, Strelchuk D, Mitchell S, Mikheenko Y, Yeoh SY, Phillips W, Zandi M, Jenaway A, Walsh C, Voon V (2017) Impaired awareness of motor intention in functional neurological disorder: implications for voluntary and functional movement. Psychol Med 47(9):1624–1636. ► https://doi.org/10.1017/s0033291717000071

Baik JS, Lang AE (2007) Gait abnormalities in psychogenic movement disorders. Mov Disord 22(3):395–399. ► https://doi.org/10.1002/mds.21283

Baizabal-Carvallo JF, Jankovic J (2014) The clinical features of psychogenic movement disorders resembling tics. J Neurol Neurosurg Psychiatry 85(5):573–575. ► https://doi.org/10.1136/jnnp-2013-305594

Baizabal-Carvallo JF, Hallett M, Jankovic J (2019) Pathogenesis and pathophysiology of functional (psychogenic) movement disorders. Neurobiol Dis 127:32–44. ► https://doi.org/10.1016/j.nbd.2019.02.013

Bansil S, Prakash N, Kaye J, Wrigley S, Manata C, Stevens-Haas C, Kurlan R (2012) Movement disorders after stroke in adults: a review. Tremor Other Hyperkinet Mov (N Y) 2. ► https://doi.org/10.7916/d86w98tb

Bhatia KP, Bain P, Bajaj N, Elble RJ, Hallett M, Louis ED, Raethjen J, Stamelou M, Testa CM, Deuschl G, Tremor Task Force of the International P, Movement Disorder S (2018) Consensus statement on the classification of tremors. From the task force on tremor of the International Parkinson and Movement Disorder Society. Mov Disord 33(1):75–87. ► https://doi.org/10.1002/mds.27121

Bocci T, Ardolino G, Parenti L, Barloscio D, De Rosa A, Priori A, Sartucci F (2018) Holmes' or functional tremor? Clin Neurophysiol Pract 3:104–106. ► https://doi.org/10.1016/j.cnp.2018.03.006

Bolte C, Geritz J, Alvarez-Fischer D, Hoheisel M (2023) Psychotherapie bei funktionellen neurologischen Bewegungsstörungen. Nervenheilkunde 42(08):542–549. ► https://doi.org/10.1055/a-2105-9390

Charlesworth JEG, Petkovic G, Kelley JM, Hunter M, Onakpoya I, Roberts N, Miller FG, Howick J (2017) Effects of placebos without deception compared with no treatment: a systematic review and meta-analysis. J Evid Based Med 10(2):97–107. ► https://doi.org/10.1111/jebm.12251

Coebergh J, Zimianiti I, Kaski D (2021) Shoulder-tap test for functional gait disorders: A sign of abnormal anticipatory behavior. Neurology 97(23):1070–1071. ► https://doi.org/10.1212/WNL.0000000000012886

Colosimo C (2015) Psychogenic tremor in Parkinson's disease. Acta Neurol Belg 115(4):829–830. ► https://doi.org/10.1007/s13760-015-0464-6

Cordivari C, Misra VP, Catania S, Lees AJ (2001) Treatment of dystonic clenched fist with botulinum toxin. Mov Disord 16(5):907–913

Dafotakis M, Paus S (2017) Psychogene neurologische Störungen: Klinik und elektrophysiologische Diagnostik (Psychogenic neurological disorders: clinical tests and electrophysiology). Klin Neurophysiol 48(04):187–197. ► https://doi.org/10.1055/s-0043-119042

Dafotakis M, Ameli M, Vitinius F, Weber R, Albus C, Fink GR, Nowak DA (2011) Der Einsatz der transkraniellen Magnetstimulation beim psychogenen Tremor – eine Pilotstudie. Fortschr Neurol Psychiatr 79(4):226–233. ► https://doi.org/10.1055/s-0029-1246094

Dallocchio C, Tinazzi M, Bombieri F, Arno N, Erro R (2016) Cognitive behavioural therapy and adjunctive physical activity for functional movement disorders (conversion disorder): a pilot, single-blinded, randomized study. Psychother Psychosom 85(6):381–383. ► https://doi.org/10.1159/000446660

Degen-Plöger C, Reincke A, Fasching B, Lüdtke K (2023) Spezialisierte Physiotherapie bei funktionellen Bewegungsstörungen. Nervenheilkunde 42(08):536–541. ► https://doi.org/10.1055/a-2083-8220

Demartini B, Ricciardi L, Parees I, Ganos C, Bhatia KP, Edwards MJ (2015) A positive diagnosis of functional (psychogenic) tics. Eur J Neurol 22(3):e527–e536. ► https://doi.org/10.1111/ene.12609

Demartini B, Volpe R, Mattavelli G, Goeta D, D'Agostino A, Gambini O (2019) The neuromodulatory effect of tDCS in patients affected by functional motor symptoms: an exploratory study. Neurol Sci 40(9):1821–1827. ► https://doi.org/10.1007/s10072-019-03912-5

Deuschl G, Koster B, Lucking CH, Scheidt C (1998) Diagnostic and pathophysiological aspects of psychogenic tremors. Mov Disord 13(2):294–302. ► https://doi.org/10.1002/mds.870130216

Dreissen YEM, Cath DC, Tijssen MAJ (2016) Functional jerks, tics, and paroxysmal movement disorders. Handb Clin Neurol 139:247–258. ► https://doi.org/10.1016/b978-0-12-801772-2.00021-7

Edwards MJ, Bhatia KP (2012) Functional (psychogenic) movement disorders: merging mind and brain. Lancet Neurol 11(3):250–260. ► https://doi.org/10.1016/s1474-4422(11)70310-6

Edwards MJ, Bhatia KP, Cordivari C (2011) Immediate response to botulinum toxin injections in patients with fixed dystonia. Mov Disord 26(5):917–918. ► https://doi.org/10.1002/mds.23562

Edwards MJ, Adams RA, Brown H, Parees I, Friston KJ (2012) A Bayesian account of ‚hysteria'. Brain 135(Pt 11):3495–3512. ► https://doi.org/10.1093/brain/aws129

Elmali AD, Gunduz A, Poyraz BC, Kiziltan ME, Ertan S (2017) A case illustrating how tremor of Wilson's disease may mimic functional tremor. Acta Neurol Belg 117(1):351–353. ► https://doi.org/10.1007/s13760-016-0674-6

Ertan S, Uluduz D, Ozekmekci S, Kiziltan G, Ertan T, Yalcinkaya C, Ozkara C (2009) Clinical characteristics of 49 patients with psychogenic movement disorders in a tertiary clinic in Turkey. Mov Disord: Off J Mov Disord Soc 24(5):759–762. ► https://doi.org/10.1002/mds.22114

Espay AJ, Lang AE (2015) Phenotype-specific diagnosis of functional (psychogenic) movement disorders. Curr Neurol Neurosci Rep 15(6):32. ▶ https://doi.org/10.1007/s11910-015-0556-y

Espay AJ, Ries S, Maloney T, Vannest J, Neefus E, Dwivedi AK, Allendorfer JB, Wulsin LR, LaFrance WC, Lang AE, Szaflarski JP (2019) Clinical and neural responses to cognitive behavioral therapy for functional tremor. Neurology. ▶ https://doi.org/10.1212/wnl.0000000000008442

Fasano A, Valadas A, Bhatia KP, Prashanth LK, Lang AE, Munhoz RP, Morgante F, Tarsy D, Duker AP, Girlanda P, Bentivoglio AR, Espay AJ (2012) Psychogenic facial movement disorders: clinical features and associated conditions. Mov Disord Off J Mov Disord Soc 27(12):1544–1551. ▶ https://doi.org/10.1002/mds.25190

Ferrara J, Stamey W, Strutt AM, Adam OR, Jankovic J (2011) Transcutaneous electrical stimulation (TENS) for psychogenic movement disorders. J Neuropsychiatr Clin Neurosci 23(2):141–148. ▶ https://doi.org/10.1176/jnp.23.2.jnp141

Ganos C, Edwards MJ, Bhatia KP (2014) The phenomenology of functional (psychogenic) dystonia. Mov Disord Clin Pract 1(1):36–44. ▶ https://doi.org/10.1002/mdc3.12013

Ganos C, Martino D, Espay AJ, Lang AE, Bhatia KP, Edwards MJ (2019) Tics and functional tic-like movements: can we tell them apart? Neurology 93:750–758. ▶ https://doi.org/10.1212/wnl.0000000000008372

Garcin B, Mesrati F, Hubsch C, Mauras T, Iliescu I, Naccache L, Vidailhet M, Roze E, Degos B (2017) Impact of transcranial magnetic stimulation on functional movement disorders: cortical modulation or a behavioral effect? Front Neurol 8:338. ▶ https://doi.org/10.3389/fneur.2017.00338

Gelauff J, Stone J, Edwards M, Carson A (2014a) The prognosis of functional (psychogenic) motor symptoms: a systematic review. J Neurol Neurosurg Psychiatry 85(2):220–226. ▶ https://doi.org/10.1136/jnnp-2013-305321

Gelauff JM, Dreissen YE, Tijssen MA, Stone J (2014b) Treatment of functional motor disorders. Curr Treat Options Neurol 16(4):286. ▶ https://doi.org/10.1007/s11940-014-0286-5

Gelauff JM, Kingma EM, Kalkman JS, Bezemer R, van Engelen BGM, Stone J, Tijssen MAJ, Rosmalen JGM (2018) Fatigue, not self-rated motor symptom severity, affects quality of life in functional motor disorders. J Neurol 265(8):1803–1809. ▶ https://doi.org/10.1007/s00415-018-8915-7

Gironell A (2016) Routine neurophysiology testing and functional tremor: toward the establishment of diagnostic criteria. Mov Disord 31(11):1763–1764. ▶ https://doi.org/10.1002/mds.26831

Hausteiner-Wiehle C, Schmidt R (2024) Die transdisziplinäre Behandlung funktioneller Bewegungsstörungen: Integration statt Dissoziation. Nervenarzt. ▶ https://doi.org/10.1007/s00115-023-01596-z

Hayes MW, Graham S, Heldorf P, de Moore G, Morris JG (1999) A video review of the diagnosis of psychogenic gait: appendix and commentary. Mov Disord 14(6):914–921

Hess CW, Hsu AW, Yu Q, Ortega R, Pullman SL (2014) Increased variability in spiral drawing in patients with functional (psychogenic) tremor. Hum Mov Sci 38:15–22. ▶ https://doi.org/10.1016/j.humov.2014.08.007

Hinson VK, Weinstein S, Bernard B, Leurgans SE, Goetz CG (2006) Single-blind clinical trial of psychotherapy for treatment of psychogenic movement disorders. Parkinsonism Relat Disord 12(3):177–180. ▶ https://doi.org/10.1016/j.parkreldis.2005.10.006

Jahn K, Freiberger E, Eskofier BM, Bollheimer C, Klucken J (2019) Balance and mobility in geriatric patients: assessment and treatment of neurological aspects. Z Gerontol Geriatr 52(4):316–323. ▶ https://doi.org/10.1007/s00391-019-01561-z

Jankovic J, Vuong KD, Thomas M (2006) Psychogenic tremor: long-term outcome. CNS Spectr 11(7):501–508

Jhunjhunwala K, Lenka A, Pal PK (2015) A clinical profile of 125 patients with writer's cramp. Eur Neurol 73(5–6):316–320. ▶ https://doi.org/10.1159/000381949

Jordbru AA, Smedstad LM, Moen VP, Martinsen EW (2012) Identifying patterns of psychogenic gait by video-recording. J Rehabil Med 44(1):31–35. ▶ https://doi.org/10.2340/16501977-0888

Jordbru AA, Smedstad LM, Klungsoyr O, Martinsen EW (2014) Psychogenic gait disorder: a randomized controlled trial of physical rehabilitation with one-year follow-up. J Rehabil Med 46(2):181–187. ▶ https://doi.org/10.2340/16501977-1246

Keane JR (1989) Hysterical gait disorders: 60 cases. Neurology 39(4):586–589. ▶ https://doi.org/10.1212/wnl.39.4.586

Kenney C, Diamond A, Mejia N, Davidson A, Hunter C, Jankovic J (2007) Distinguishing psychogenic and essential tremor. J Neurol Sci 263(1–2):94–99. ▶ https://doi.org/10.1016/j.jns.2007.06.008

Kim YJ, Pakiam AS, Lang AE (1999) Historical and clinical features of psychogenic tremor: a review of 70 cases. Can J Neurol Sci 26(3):190–195. ▶ https://doi.org/10.1017/s0317167100000238

Kompoliti K, Wilson B, Stebbins G, Bernard B, Hinson V (2014) Immediate vs. delayed treatment of psychogenic movement disorders with short term psychodynamic psychotherapy: randomized clinical trial. Parkinsonism Relat Disord 20(1):60–63. ▶ https://doi.org/10.1016/j.parkreldis.2013.09.018

Kumru H, Valls-Sole J, Valldeoriola F, Marti MJ, Sanegre MT, Tolosa E (2004) Transient arrest of psychogenic tremor induced by contralateral ballistic movements. Neurosci Lett 370(2–3):135–139. ▶ https://doi.org/10.1016/j.neulet.2004.08.009

Lakie M, Mutch WJ (1989) Finger tremor in Parkinson's disease. J Neurol Neurosurg Psychiatry 52(3):392–394. ▶ https://doi.org/10.1136/jnnp.52.3.392

Laub HN, Dwivedi AK, Revilla FJ, Duker AP, Pecina-Jacob C, Espay AJ (2015) Diagnostic performance of the „Huffing and Puffing" sign in psychogenic (functional) movement disorders. Mov Disord Clin Pract 2(1):29–32. ▶ https://doi.org/10.1002/mdc3.12102

Lempert T, Dieterich M, Huppert D, Brandt T (1990) Psychogenic disorders in neurology: frequency and clinical spectrum. Acta Neurol Scand 82(5):335–340. ▶ https://doi.org/10.1111/j.1600-0404.1990.tb03312.x

Lempert T, Brandt T, Dieterich M, Huppert D (1991) How to identify psychogenic disorders of stance and gait. A video study in 37 patients. J Neurol 238(3):140–146. ▶ https://doi.org/10.1007/bf00319680

Mainka T, Ganos C (2020) Normale motorische Bewegungsabläufe wiedererlernen. InFo Neurologie + Psychiatrie 22(1):32–41. ▶ https://doi.org/10.1007/s15005-019-0247-3

Masdeu JC, Gorelick PB (1988) Thalamic astasia: inability to stand after unilateral thalamic lesions. Ann Neurol 23(6):596–603. ▶ https://doi.org/10.1002/ana.410230612

Matzold S, Geritz J, Zeuner KE, Berg D, Paschen S, Hieke J, Sablowsky S, Ortlieb C, Bergmann P, Hofmann W, Espay AJ, Maetzler W (2019) Functional movement disorders in neurogeriatric inpatients: underdiagnosed, often comorbid to neurodegenerative disorders and treatable. Z Gerontol Geriatr 52(4):324–329. ▶ https://doi.org/10.1007/s00391-019-01562-y

Maurer CW, LaFaver K, Ameli R, Epstein SA, Hallett M, Horovitz SG (2016) Impaired self-agency in functional movement disorders: a resting-state fMRI study. Neurology 87(6):564–570. ▶ https://doi.org/10.1212/wnl.0000000000002940

McAuley JH, Rothwell JC, Marsden CD, Findley LJ (1998) Electrophysiological aids in distinguishing organic from psychogenic tremor. Neurology 50(6):1882–1884. ▶ https://doi.org/10.1212/wnl.50.6.1882

McCormack R, Moriarty J, Mellers JD, Shotbolt P, Pastena R, Landes N, Goldstein L, Fleminger S, David AS (2014) Specialist inpatient treatment for severe motor conversion disorder: a retrospective comparative study. J Neurol Neurosurg Psychiatry 85(8):895–900. ▶ https://doi.org/10.1136/jnnp-2013-305716

McKeon A, Ahlskog JE, Matsumoto JY (2008) Psychogenic tremor occurring after deep brain stimulation surgery for essential tremor. Neurology 70(16 Pt 2):1498–1499. ▶ https://doi.org/10.1212/01.wnl.0000310429.30886.bc

McWhirter L, Carson A, Stone J (2015) The body electric: a long view of electrical therapy for functional neurological disorders. Brain 138(Pt 4):1113–1120. ▶ https://doi.org/10.1093/brain/awv009

Mehta AR, Rowe JB, Trimble MR, Edwards MJ, Bhatia KP, Schrag AE (2013) Coactivation sign in fixed dystonia. Parkinsonism Relat Disord 19(4):474–476. ▶ https://doi.org/10.1016/j.parkreldis.2012.10.014

Meppelink AM, Little S, Oswal A, Erro R, Kilner J, Tijssen MAJ, Brown P, Cordovari C, Edwards M (2016) Event related desynchronisation predicts functional propriospinal myoclonus. Parkinsonism Relat Disord 31:116–118. ▶ https://doi.org/10.1016/j.parkreldis.2016.07.010

Michaelis R, Popkirov S (2023) Die Diagnose einer funktionellen Bewegungsstörung vermitteln. Nervenheilkunde 42(08):524–528. ▶ https://doi.org/10.1055/a-2086-2443

Michalec M, Hernandez N, Clark LN, Louis ED (2014) The spiral axis as a clinical tool to distinguish essential tremor from dystonia cases. Parkinsonism Relat Disord 20(5):541–544. ▶ https://doi.org/10.1016/j.parkreldis.2014.01.021

Moene FC, Spinhoven P, Hoogduin KA, van Dyck R (2002) A randomised controlled clinical trial on the additional effect of hypnosis in a comprehensive treatment programme for in-patients with conversion disorder of the motor type. Psychother Psychosom 71(2):66–76. ▶ https://doi.org/10.1159/000049348

Monday K, Jankovic J (1993) Psychogenic myoclonus. Neurology 43(2):349–352

Müller-Vahl KR, Pisarenko A, Fremer C, Haas M, Jakubovski E, Szejko N (2024) Functional tic-like behaviors: A common comorbidity in patients with Tourette syndrome. Mov Disord Clin Pract 11(3):227–237. ▶ https://doi.org/10.1002/mdc3.13932

Nielsen G (2016) Physical treatment of functional neurologic disorders. Handb Clin Neurol 139:555–569. ▶ https://doi.org/10.1016/b978-0-12-801772-2.00045-x

Nielsen G, Stone J, Matthews A, Brown M, Sparkes C, Farmer R, Masterton L, Duncan L, Winters A, Daniell L, Lumsden C, Carson A, David AS, Edwards M (2015) Physiotherapy for functional motor disorders: a consensus recommendation. J Neurol Neurosurg Psychiatry 86(10):1113–1119. ► https://doi.org/10.1136/jnnp-2014-309255

Nielsen G, Buszewicz M, Stevenson F, Hunter R, Holt K, Dudziec M, Ricciardi L, Marsden J, Joyce E, Edwards MJ (2017) Randomised feasibility study of physiotherapy for patients with functional motor symptoms. J Neurol Neurosurg Psychiatry 88(6):484–490. ► https://doi.org/10.1136/jnnp-2016-314408

Nilles C, Martino D, Pringsheim T (2024) Testing the specificity of phenomenological criteria for functional tic-like behaviours in youth with Tourette syndrome. Eur J Neurol 31:e16262. ► https://doi.org/10.1111/ene.16262

Okun MS, Rodriguez RL, Foote KD, Fernandez HH (2007) The „chair test" to aid in the diagnosis of psychogenic gait disorders. Neurologist 13(2):87–91. ► https://doi.org/10.1097/01.nrl.0000256358.52613.cc

Onofrj M, Thomas A, Tiraboschi P, Wenning G, Gambi F, Sepede G, Di Giannantonio M, Di Carmine C, Monaco D, Maruotti V, Ciccocioppo F, D'Amico MC, Bonanni L (2011) Updates on Somatoform Disorders (SFMD) in Parkinson's disease and dementia with Lewy bodies and discussion of phenomenology. J Neurol Sci 310(1–2):166–171. ► https://doi.org/10.1016/j.jns.2011.07.010

Parees I, Kojovic M, Pires C, Rubio-Agusti I, Saifee TA, Sadnicka A, Kassavetis P, Macerollo A, Bhatia KP, Carson A, Stone J, Edwards MJ (2014) Physical precipitating factors in functional movement disorders. J Neurol Sci 338(1–2):174–177. ► https://doi.org/10.1016/j.jns.2013.12.046

Park JE (2018) Clinical characteristics of functional movement disorders: a clinic-based study. Tremor Other Hyperkinet Mov (N Y) 8:504. ► https://doi.org/10.7916/d81n9hk4

Park JE, Maurer CW, Hallett M (2015) The „Whack-a-Mole" sign in functional movement disorders. Mov Disord Clin Pract 2(3):286–288. ► https://doi.org/10.1002/mdc3.12177

Perez DL, Aybek S, Popkirov S, Kozlowska K, Stephen C, Anderson J, Shura R, Ducharme S, Carson AJ, Hallett M, Nicholson T, Stone J, LaFrance WCJ, Voon V (2021) A review and expert opinion on the neuropsychiatric assessment of motor functional neurological disorders. J Neuropsychiatr Clin Neurosci 33:14–26

Pollak TA, Nicholson TR, Edwards MJ, David AS (2014) A systematic review of transcranial magnetic stimulation in the treatment of functional (conversion) neurological symptoms. J Neurol Neurosurg Psychiatry 85(2):191–197. ► https://doi.org/10.1136/jnnp-2012-304181

Popkirov S, Jungilligens J, Michaelis R (2024) Funktionelle Bewegungsstörungen verstehen und verständlich machen. Nervenarzt. ► https://doi.org/10.1007/s00115-024-01619-3

Popkirov S, Hoeritzauer I, Colvin L, Carson AJ, Stone J (2019) Complex regional pain syndrome and functional neurological disorders – time for reconciliation. J Neurol Neurosurg Psychiatry 90(5):608–614. ► https://doi.org/10.1136/jnnp-2018-318298

Pringsheim T, Ganos C, Nilles C, Cavanna AE, Gilbert DL, Greenberg E, Hartmann A, Hedderly T, Heyman I, Liang H, Malaty I, Malik O, Debes NM, Vahl KM, Munchau A, Murphy T, Nagy P, Owen T, Rizzo R, Skov L, Stern J, Szejko N, Worbe Y, Martino D (2023) European Society for the Study of Tourette Syndrome 2022 criteria for clinical diagnosis of functional tic-like behaviours: International consensus from experts in tic disorders. Eur J Neurol 30(4):902–910. ► https://doi.org/10.1111/ene.15672

Reichel G, Stenner A, Hermann W (2009) Das „Babinski-2-Zeichen" – ein „neuer" alter klinischer Test zur Differenzierung des Spasmus hemifacialis und des Blepharospasmus. Akt Neurol 36(2):91–92

Reuber M, Burness C, Howlett S, Brazier J, Grunewald R (2007) Tailored psychotherapy for patients with functional neurological symptoms: a pilot study. J Psychosom Res 63(6):625–632. ► https://doi.org/10.1016/j.jpsychores.2007.06.013

Ricciardi L, Edwards MJ (2014) Treatment of functional (psychogenic) movement disorders. Neurotherapeutics 11(1):201–207. ► https://doi.org/10.1007/s13311-013-0246-x

Roper LS, Saifee TA, Parees I, Rickards H, Edwards MJ (2013) How to use the entrainment test in the diagnosis of functional tremor. Pract Neurol 13(6):396–398. ► https://doi.org/10.1136/practneurol-2013-000549

Sa DS, Mailis-Gagnon A, Nicholson K, Lang AE (2003) Posttraumatic painful torticollis. Mov Disord 18(12):1482–1491. ► https://doi.org/10.1002/mds.10594

Schirinzi T, Sancesario A, Romano A, Favetta M, Gobbi M, Valeriani M, Bertini ES, Castelli E, Vasco G, Petrarca M, Della Bella G (2018) Longitudinal gait assessment in a stiff person syndrome. Int J Rehabil Res 41(4):377–379. ► https://doi.org/10.1097/mrr.0000000000000304

Schmerler DA, Espay AJ (2016) Functional dystonia. Handb Clin Neurol 139:235–245. ► https://doi.org/10.1016/b978-0-12-801772-2.00020-5

Schmidt T, Ebersbach G (2023) Multimodale Therapie funktioneller Bewegungsstörungen im stationären Setting. Nervenheilkunde 42(08):550–554. ► https://doi.org/10.1055/a-2108-7227

Schrag A, Trimble M, Quinn N, Bhatia K (2004) The syndrome of fixed dystonia: an evaluation of 103 patients. Brain 127(Pt 10):2360–2372. ► https://doi.org/10.1093/brain/awh262

Schwingenschuh P, Katschnig P, Edwards MJ, Teo JT, Korlipara LV, Rothwell JC, Bhatia KP (2011a) The blink reflex recovery cycle differs between essential and presumed psychogenic blepharospasm. Neurology 76(7):610–614. ► https://doi.org/10.1212/wnl.0b013e31820c3074

Schwingenschuh P, Katschnig P, Seiler S, Saifee TA, Aguirregomozcorta M, Cordivari C, Schmidt R, Rothwell JC, Bhatia KP, Edwards MJ (2011b) Moving toward „laboratory-supported" criteria for psychogenic tremor. Mov Disord 26(14):2509–2515. ► https://doi.org/10.1002/mds.23922

Schwingenschuh P, Saifee TA, Katschnig-Winter P, Macerollo A, Koegl-Wallner M, Culea V, Ghadery C, Hofer E, Pendl T, Seiler S, Werner U, Franthal S, Maurits NM, Tijssen MA, Schmidt R, Rothwell JC, Bhatia KP, Edwards MJ (2016) Validation of „laboratory-supported" criteria for functional (psychogenic) tremor. Mov Disord 31(4):555–562. ► https://doi.org/10.1002/mds.26525

Sharma VD, Jones R, Factor SA (2017) Psychodynamic psychotherapy for functional (psychogenic) movement disorders. J Mov Disord 10(1):40–44. ► https://doi.org/10.14802/jmd.16038

Stone J, Edwards M (2012) Trick or treat? Showing patients with functional (psychogenic) motor symptoms their physical signs. Neurology 79(3):282–284. ► https://doi.org/10.1212/wnl.0b013e31825fdf63

Stone J, Hoeritzauer I, Tesolin L, Carson A (2018) Functional movement disorders of the face: a historical review and case series. J Neurol Sci 395:35–40. ► https://doi.org/10.1016/j.jns.2018.09.031

Taib S, Ory-Magne F, Brefel-Courbon C, Moreau Y, Thalamas C, Arbus C, Simonetta-Moreau M (2019) Repetitive transcranial magnetic stimulation for functional tremor: a randomized, double-blind, controlled study. Mov Disord 34(8):1210–1219. ► https://doi.org/10.1002/mds.27727

Takahashi K, Osaka A, Tsuda H, Ogasawara H (2017) Isolated astasia caused by a localized infarction in the suprathalamic white matter. J Gen Fam Med 18(5):275–278. ► https://doi.org/10.1002/jgf2.54

Tesch M, Severus E, Holdorff B (1998) Agarophobie und „psychogen" anmutende Gangstörung als Symptome eines „Stiffman"-Syndroms (SMS). Psychiatr Prax 25(6):310–311

Thenganatt MA, Jankovic J (2016) Psychogenic (functional) Parkinsonism. Handb Clin Neurol 139:259–262. ► https://doi.org/10.1016/b978-0-12-801772-2.00022-9

Thomas M, Vuong KD, Jankovic J (2006) Long-term prognosis of patients with psychogenic movement disorders. Parkinsonism Relat Disord 12(6):382–387. ► https://doi.org/10.1016/j.parkreldis.2006.03.005

Thompson PD (2012) Frontal lobe ataxia. Handb Clin Neurol 103:619–622. ► https://doi.org/10.1016/b978-0-444-51892-7.00044-9

van der Salm SM, Erro R, Cordivari C, Edwards MJ, Koelman JH, van den Ende T, Bhatia KP, van Rootselaar AF, Brown P, Tijssen MA (2014) Propriospinal myoclonus: clinical reappraisal and review of literature. Neurology 83(20):1862–1870. ► https://doi.org/10.1212/wnl.0000000000000982

van der Stouwe AM, Elting JW, van der Hoeven JH, van Laar T, Leenders KL, Maurits NM, Tijssen MA (2016) How typical are ‚typical' tremor characteristics? Sensitivity and specificity of five tremor phenomena. Parkinsonism Relat Disord 30:23–28. ► https://doi.org/10.1016/j.parkreldis.2016.06.008

Varanda S, Rocha S, Rodrigues M, Machado Á, Carneiro G (2017) Role of the "other Babinski sign" in hyperkinetic facial disorders. Neurol Sci 378:36–37. ► https://doi.org/10.1016/j.jns.2017.04.036

Vial F, Attaripour S, Hallett M (2019) Differentiating tics from functional (psychogenic) movements with electrophysiological tools. Clin Neurophysiol Pract 4:143–147. ► https://doi.org/10.1016/j.cnp.2019.04.005

Voon V, Brezing C, Gallea C, Ameli R, Roelofs K, LaFrance WC Jr, Hallett M (2010a) Emotional stimuli and motor conversion disorder. Brain 133(Pt 5):1526–1536. ► https://doi.org/10.1093/brain/awq054

Voon V, Gallea C, Hattori N, Bruno M, Ekanayake V, Hallett M (2010b) The involuntary nature of conversion disorder. Neurology 74(3):223–228. ► https://doi.org/10.1212/wnl.0b013e3181ca00e9

Voon V, Brezing C, Gallea C, Hallett M (2011) Aberrant supplementary motor complex and limbic activity during motor preparation in motor conversion disorder. Mov Disord 26(13):2396–2403. ► https://doi.org/10.1002/mds.23890

Wissel BD, Dwivedi AK, Merola A, Chin D, Jacob C, Duker AP, Vaughan JE, Lovera L, LaFaver K, Levy A, Lang AE, Morgante F, Nirenberg MJ, Stephen C, Sharma N, Romagnolo A, Lopiano L, Balint B, Yu XX, Bhatia KP, Espay AJ (2018) Functional neurological disorders in Parkinson disease. J Neurol Neurosurg Psychiatry 89(6):566–571. ► https://doi.org/10.1136/jnnp-2017-317378

Weissbach A, Bolte C, Münchau A (2024) Abschluss statt Ausschluss – die klinische Diagnosesicherung funktioneller Bewegungsstörungen. Nervenarzt. ► https://doi.org/10.1007/s00115-024-01613-9

Weißbach A, Hamami F, Münchau A, Ganos C (2023) Von den klinischen Charakteristika zur sicheren Diagnose funktioneller neurologischer Bewegungsstörungen. Nervenheilkunde 42(08):512–523. ► https://doi.org/10.1055/a-2103-7666

Zeuner KE, Schwingenschuh P (2024) Zusätzliche funktionelle Symptome bei Parkinson und Tremorsyndromen. Nervenarzt. ► https://doi.org/10.1007/s00115-023-01594-1

Funktioneller Schwindel

Inhaltsverzeichnis

8.1 Begriffsbestimmung – 104

8.2 Epidemiologie – 104

8.3 Klinisches Bild – 105

8.4 Diagnostisches Vorgehen – 105

8.5 Krankheitsentstehung – 107

8.6 Therapie – 110

Literatur – 113

S. Popkirov, *Funktionelle neurologische Störungen*,
https://doi.org/10.1007/978-3-662-69215-8_8

8.1 Begriffsbestimmung

Schwindel bezeichnet im Allgemeinen eine subjektive Unsicherheit im Raum. Neben strukturellen Schädigungen oder Störungen des vestibulären Systems (z. B. durch Entzündung oder Minderdurchblutung) können auch funktionelle Störungen auf Ebene der bewussten und unbewussten zentralnervösen Verarbeitung ein Schwindelgefühl bedingen. Funktioneller Schwindel kann als Symptom einer psychiatrischen Störung auftreten (z. B. Angststörungen), bei Nichtübereinstimmung von Sinneseindrücken (z. B. Höhenschwindel) oder während einer verzögerten Re-Adaptation der Sinne (z. B. nach einer Schiffsreise, nach dem Schlittschuhlaufen). Schließlich kann Schwindel auch das Leitsymptom einer anhaltenden, eigenständigen funktionellen Störung sein (Popkirov et al. 2018a).

Es werden diverse Bezeichnungen für die verschiedenen klinischen Präsentationen von funktionellen Schwindelsyndromen benutzt. Als „somatoform" oder „psychogen" wird, synonym zu „funktionell", jeder nicht unmittelbar strukturell bedingte Schwindel bezeichnet. Die Differenzierung zwischen primären und sekundären somatoformen/funktionellen Schwindelsyndromen soll unterscheiden, ob der Schwindel allein einer psychiatrischen Grunderkrankung entspringt oder sich als Folge einer strukturellen vestibulären/neurologischen Erkrankung entwickelt hat (Eckhardt-Henn et al. 2009). Als Sonderform letzterer Gruppe wurde 1986 der **phobische Schwankschwindel** definiert (Brandt und Dieterich 1986), wobei auch psychiatrische Aspekte in die Syndrombeschreibung einflossen. Eine Zusammenführung diverser überlappender Schwindelsyndrome, die seitdem beschrieben wurden (phobischer Schwankschwindel, chronischer subjektiver Schwindel, Space-Motion Discomfort, visueller Schwindel), führte kürzlich zur Neubeschreibung der nur schwer zu übersetzenden Krankheit **„persistent postural-perceptual dizziness"** oder **PPPD** (Staab et al. 2017). PPPD löst in der 11. Ausgabe der ICD-Klassifikation bisherige Begrifflichkeiten ab. Bei Betroffenen trifft der neue Name PPPD jedoch auf begrenztes Verständnis (Herdman et al. 2021) und setzt sich auch unter Ärzten im deutschsprachigen Raum kaum durch, sodass für den klinischen Alltag die Bezeichnung „funktioneller Schwindel" angemessen und ausreichend scheint.

8.2 Epidemiologie

Inzidenz und Prävalenz funktioneller Schwindelsyndrome in der Primärversorgung der Allgemeinbevölkerung sind unbekannt. Einer großen Kohortenstudie aus Schottland zufolge ist Schwindel das Leitsymptom bei 2 % aller ambulanten neurologischen Erstvorstellungen, wobei die Beschwerden bei etwa der Hälfte der Fälle als funktionell eingestuft wurden (Stone et al. 2010). In zwei großen Studien zum Leitsymptom Schwindel an deutschen Notaufnahmen (jeweils 475 und 818 ausgewertete Fälle) zählte der funktionelle Schwindel mit 8–13 % zu den häufigsten Diagnosen (Jahn et al. 2020; Royl et al. 2011). An spezialisierten Schwindelambulanzen in Deutschland sind funktionelle Syndrome mit 15–20 % eine der häufigsten Diagnosen (Dieterich et al. 2016). Bei Kindern und Jugendlichen ist die relative Häufigkeit ähnlich (Schnabel et al. 2023). Beobachtet man prospektiv den Verlauf akuter vestibulärer Erkrankungen wie der Neuritis vestibularis oder des benignen paroxysmalen Lagerungsschwindels, findet man bei 20–30 % der Patienten, trotz Normalisierung der objektivierbaren vestibulären Funktion, 3–12 Monate später einen funktionellen Schwindel (Godemann et al. 2005; Heinrichs et al. 2007).

8.3 Klinisches Bild

Patienten mit funktionellem Schwindel benutzen verschiedene Begriffe zur Umschreibung ihrer subjektiven räumlichen Unsicherheit. Im neurologischen Vokabular lässt sich der Schwindel meist als **Schwankschwindel** oder unsystematischer Schwindel präzisieren, allerdings kommen auch Mischformen sowie die isolierte Stand- und Gangunsicherheit vor (mit fließendem Übergang zur funktionellen Gangstörung, s. ► Kap. 7). Mit „schwindelig" werden gelegentlich auch das räumliche Entfremdungsgefühl im Rahmen einer Derealisation, das Neben-sich-Stehen der Depersonalisation oder das Leeregefühl im Kopf im Rahmen von Panikattacken oder Präsynkopen beschrieben. Auch wenn Schwindel oft mit einer Formulierung wie „alles dreht sich" zusammengefasst wird, ist ein Drehschwindel im eigentlichen Sinne bei funktionellen Störungen selten und muss an eine strukturell-vestibuläre Ursache denken lassen.

Der Schwindel beim PPPD ist fast durchgehend vorhanden, definitionsgemäß an mindestens 15 Tagen im Monat. Die Beschwerden fluktuieren, verschlimmern sich im Tagesverlauf und können auch ohne Provokation attackenartig zunehmen. Typischerweise ist der Schwindel im Stehen oder beim Gehen verstärkt, wird aber auch durch passive Fortbewegung exazerbiert, z. B. während einer Autofahrt. Als **visuellen Schwindel** bezeichnet man ein Schwindelgefühl, das durch bewegte oder visuell komplexe Umweltreize ausgelöst wird, wie zum Beispiel im Straßenverkehr oder im Supermarkt (Bronstein 1995). Dieses Symptom ist typisch für das PPPD und kann gelegentlich bei der Unterscheidung zu anderen Ursachen von Dauerschwindel helfen.

▪ Verlauf

PPPD entwickelt sich typischerweise als Folge einer gescheiterten Wiederanpassung nach einer akuten Schwindelepisode. Diese wird in 25–30 % der Fälle durch eine vestibuläre Erkrankung wie der Neuritis vestibularis oder dem benignen paroxysmalen Lagerungsschwindel verursacht; in 15–20 % durch eine vestibuläre Migräne; in 15 % durch ein Schädel-Hirn- oder Schleudertrauma und in 15 % durch Panikattacken (Staab et al. 2017). Gelegentlich können auch chronische Störungen wie die generalisierte Angststörung (15 %) oder eine autonome Dysregulation (7 %) ein PPPD auslösen, ohne dass ein genauer Zeitpunkt des Symptombeginns bestimmt werden kann.

Die Einschränkungen und Behinderungen im Alltag von PPPD-Patienten können erheblich sein. Oft wird die korrekte Diagnose erst mehrere Jahre nach Krankheitsbeginn und nach zahlreichen Arztbesuchen gestellt. Was gelegentlich als „Doctor-Hopping" angeprangert wird, kann teilweise auf Bagatellisierungen, Fehldiagnosen oder gescheiterte Diagnosevermittlungen der Vorbehandler zurückgeführt werden. Nach Jahren der Beschwerdepersistenz kann der Teufelskreis aus Angst und Vermeidungsverhalten zu einem wesentlichen Mobilitätsverlust im Alltag und zu sozialer Isolation führen. Reizgeneralisierung und verstärkende psychosoziale Faktoren können die Chronifizierung fördern und die Heilungschancen schmälern (Huppert et al. 2005).

8.4 Diagnostisches Vorgehen

PPPD kann anhand der **diagnostischen Kriterien** der Bárány-Gesellschaft diagnostiziert werden (s. Übersicht). Die Diagnose beruht auf den charakteristischen Symptomen (Kriterium A) und deren Ausmaß (Kriterium D), den Provokationsfaktoren (Kriterium B) und dem Krankheitsverlauf (Kriterium C). Selbstverständlich müssen alternative Ursachen bedacht werden (Kriterium E), aber der Nachweis einer objektivierbaren Pathologie schließt PPPD nicht automatisch aus. Es muss vorsichtig im Einzelfall abgewogen werden, ob eine zusätzliche vestibuläre, neurologische oder psychiatrische Erkrankung vorliegt, und welche Symptome der jeweiligen Komorbidität zuzuordnen sind (z. B. ist die Fähigkeit, Gegenstände zu fixieren, bei vestibulären Schwindelattacken im Gegensatz zu funktionellen Syndromen gestört, was auch dem Patienten die Zuordnung einzelner Schwindelattacken erleichtern kann). Wenn der Patient Beschwerden schildert, die an PPPD erinnern, aber nicht alle diagnostischen Kriterien erfüllt sind, sollte die Diagnose „PPPD" nicht gestellt werden. Die beschreibende Diagnose eines funktionellen Schwindels kann jedoch gerechtfertigt sein. Eine klinische Verlaufsbeobachtung ist in diesen Fällen ratsam; eine probatorische Therapie ist sinnvoll (s. unten).

Übersicht

Diagnostische Kriterien des PPPD der Bárány-Gesellschaft nach Staab et al. (2017)

A) Schwankschwindel, Benommenheit und/oder subjektive Stand-/Gangunsicherheit an den meisten Tagen über mindestens 3 Monate. Beschwerden sind in der Regel dauerhaft, fluktuieren aber und nehmen im Tagesverlauf tendenziell zu. Unprovozierte attackenartige Exazerbationen sind möglich.

B) Die Beschwerden bestehen auch ohne Provokation, werden aber verstärkt durch aufrechtes Stehen oder Gehen, durch aktive oder passive Bewegung und durch visuell komplexe oder bewegte Umweltreize.

C) Die Störung tritt typischerweise kurz nach einem akuten Schwindelereignis oder einer Gleichgewichtsstörung auf, kann sich aber auch schleichend entwickeln. Auslösende Ereignisse können akute, episodische oder chronische vestibuläre, neurologische, vegetative oder psychologische Funktionsstörungen sein.

D) Die Beschwerden verursachen einen erheblichen Leidensdruck oder funktionelle Einschränkungen.

E) Die Beschwerden sind nicht besser durch eine andere Erkrankung erklärt.

Anamnese und Untersuchung

Das diagnostische Vorgehen beim Leitsymptom Schwindel beginnt mit der ausführlichen Anamnese und Symptombeschreibung. Neben einer möglichst präzisen Dokumentation der aktuellen Beschwerden (Art, Dynamik, Dauer, Provokationsfaktoren, Begleitsymptome) sollte die zeitliche Entwicklung der Beschwerden berücksichtigt werden, insbesondere der Symptombeginn und mögliche Auslöser. Durch die Anamnese kann meistens schon eine erste diagnostische Differenzierung zwischen akuten, episodischen und chronischen sowie peripheren und zentralen Schwindelsyndromen erfolgen. Im Rahmen der neurologischen Untersuchung sollte insbesondere auf die Okulomotoriktestung (auch mittels Frenzel-Brille), den Kopfimpulstest, Lagerungsproben sowie die Stand- und Gangprüfungen geachtet werden.

PPPD-Patienten zeigen im Romberg-Stehversuch manchmal ein **verstärktes Oberkörperschwanken** ohne gerichtete Fallneigung (s. ◘ Abb. 8.1). Dieses kann in der Regel durch eine kognitive oder sensorische Ablenkung reduziert werden. Hierzu kann der Patient gebeten werden, in 7er-Schritten von 100 herunterzuzählen oder Worte rückwärts zu buchstabieren. Alternativ kann mit dem Finger eine Zahl auf dem Rücken des Patienten „gezeichnet" werden, die der Patient identifizieren soll. Wenn das Ablenkmanöver zu einer merkbaren Abnahme des Schwankens führt, sollte der Patient direkt darauf aufmerksam gemacht werden. So kann der störende Einfluss bewusster Bemühungen und Ängste auf die automatische (unbewusste) Haltungskontrolle verdeutlicht werden. Ähnlich kann die scheinbare Linderung einer schwindelbedingten Gangstörung durch **forciertes Rückwärtsgehen** oder Joggen nicht nur diagnostisch, sondern zugleich psychoedukativ wertvoll sein. Bei strukturell bedingten Gleichgewichts- und Gangstörungen nimmt die Funktionseinschränkung in der Regel unter erschwerten Bedingungen (geschlossene

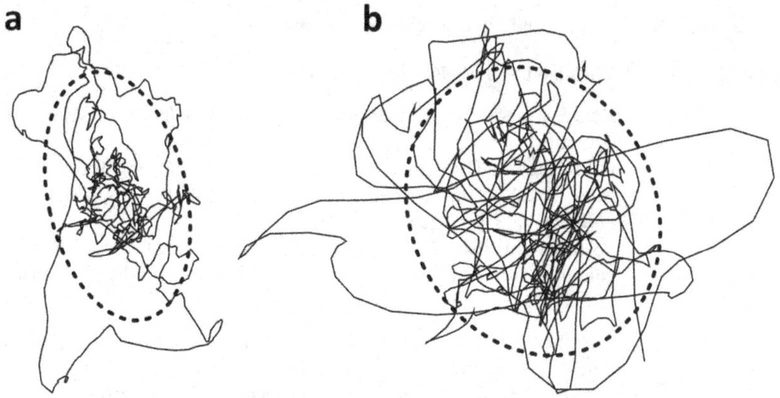

Abb. 8.1 Pathologische Standkontrolle beim phobischen Schwankschwindel. Das Stabilogramm zeigt die Schwankung des Körperschwerpunktes beim ruhigen Stehen über 30 s (Romberg-Stehversuch) bei einem gesunden Probanden (**a**) und einem Patienten mit phobischem Schwankschwindel (**b**). (Adaptiert nach Wuehr et al. 2013; mit freundlicher Genehmigung von © Springer-Verlag Berlin Heidelberg 2012; all rights reserved)

Augen, Rückwärtsgehen) zu, wohingegen sie bei funktionellen Störungen gleichbleibt oder sich sogar verbessert. Stürze und Beinahe-Stürze sind bei funktionellem Schwindel untypisch und müssen an andere Erkrankungen denken lassen (s. Tab. 8.1).

Zusatzdiagnostik

Zum Nachweis oder Ausschluss infrage kommender Differenzialdiagnosen oder Komorbiditäten können apparative Untersuchungen zur Gleichgewichtstestung (kalorische Testung, Drehstuhltest, Posturografie) oder Bildgebung (CT, MRT) angewandt werden. Es wird jedoch darauf hingewiesen, dass funktionelle Schwindelsyndrome keine Ausschlussdiagnosen sind, sondern in erster Linie anhand des charakteristischen klinischen Bildes zu diagnostizieren sind. Psychologische Risikofaktoren und psychiatrische Komorbiditäten können im direkten Gespräch, mittels Fragebögen oder im Rahmen formaler psychiatrischer Exploration erfasst werden. Ängstlichkeit ist sehr häufig bei allen Schwindelerkrankungen, sodass hieraus keine diagnostischen Schlussfolgerungen gezogen werden dürfen. Bezüglich der Sorge vor übersehenen strukturellen Erkrankungen sei erwähnt, dass in einer Verlaufsbeobachtung von 106 Patienten mit phobischem Schwankschwindel über 5–15 Jahre keine einzige **Fehldiagnose** revidiert werden musste (Huppert et al. 2005).

8.5 Krankheitsentstehung

Die Pathophysiologie des PPPD wird aus klinischen Beobachtungen und physiologischen Untersuchungen zum phobischen Schwankschwindel und anderen Schwindelsyndromen hergeleitet (Popkirov et al. 2018a). Eine heftige Schwindelepisode jeglicher Ursache hat unverzüglich zur Folge, dass von einer überwiegend automatischen posturalen Kontrolle (Muskelaktivität wird unbewusst über visuelle, vestibuläre und somatosensorische Afferenzen gesteuert) in eine sogenannte **Hochrisikokontrollstrategie** übergegangen wird (Wuehr et al. 2013, 2017). Dabei wird zunehmend bewusst (gegen-)gesteuert, und es werden vorrangig visuelle statt vestibuläre Informationen zur räumlichen Stabilisierung verwendet, was als visuelle oder visuell-somatosensorische Abhängigkeit bezeichnet wird. Diese unmittelbare Anpassung normalisiert sich

Tab. 8.1 Differenzialdiagnosen und Unterscheidungsmerkmale

Differenzialdiagnosen	Wichtige Unterscheidungsmerkmale
Orthostatische Intoleranz	Kein Schwindel bei passiver Bewegung oder visueller Reizüberflutung (z. B. Autofahrt). Orthostatische Hypotonie: Im Kipptisch- oder Schellong-Test ein anhaltender Blutdruckabfall um mindestens 20 mmHg systolisch (10 mmHg diastolisch) innerhalb von 3 min nach dem Aufrichten. Posturales orthostatisches Tachykardiesyndrom: Anstieg der Herzfrequenz von über 30/min innerhalb von 10 min nach dem Aufrichten oder mindestens 120 Schläge/min in Ruhe im Stehen.
Vestibuläre Migräne	Schwindelepisoden (Minuten bis Stunden), oft durch Migränebeschwerden wie Übelkeit, Kopfschmerzen und Lichtempfindlichkeit begleitet. Während der Schwindelattacke können häufig verschiedene Nystagmusformen beobachtet werden.
Bilaterale Vestibulopathie	Einstellsakkaden im Kopfimpulstest und/oder kalorische Untererregbarkeit. In 30–40 % der Fälle werden Oszillopsien (Scheinbewegungen/Unscharfsehen) berichtet, insbesondere bei schnellen Kopfbewegungen und beim Gehen.
Neurodegenerative Erkrankungen	Meistens erlauben spezifische fokal-neurologische oder neuropsychologische Ausfälle die Diagnose. Allerdings ist auch eine funktionelle Überlagerung einer bestehenden Gangunsicherheit, insbesondere beim Morbus Parkinson, möglich.
Episodische Ataxie Typ 2	90 % der Patienten haben zentrale Okulomotorikstörungen im Intervall. Eine genetische Testung kann die Diagnose sichern.
Subkortikale arteriosklerotische Enzephalopathie	Stand- und Gangunsicherheit ist typischerweise mit Blasenfunktionsstörungen und kognitiven Defiziten vergesellschaftet. Der Gang ist breitbasig, kleinschrittig und langsam. Eventuell spastische Tonuserhöhung der Beine. Leukoaraiose im MRT.
Polyneuropathie	Typischerweise bestehen zusätzliche sensible Symptome. Kein Schwindel in Ruhe.
Orthostatischer Tremor	Unsicherheit beim Stehen. Pathognomonische rhythmische Aktivität der Beinmuskulatur von 13–18 Hz im EMG.
Mal-de-Débarquement-Syndrom	Persistierender Schwindel nach langer Schiffsreise. Beschwerden nehmen bei passiver Fortbewegung (z. B. Autofahrt) vorübergehend ab, im Gegensatz zur PPPD-typischen Zunahme.
Nebenwirkungen von Medikamenten	Diverse Medikamente können Schwindel verursachen (Chimirri et al. 2013). Die Dosisreduktion oder ein Absetzversuch können die Diagnose ermöglichen, aber vor Absetzerscheinungen, insbesondere bei Antidepressiva, sei gewarnt.

dann in der Regel, sobald die akute vestibuläre Krise abklingt. Wenn eine derartige Re-Adaptation jedoch ausbleibt, kann sich eine dauerhafte **Fehlanpassung** einstellen (s. ◘ Abb. 8.2). Ein erheblicher Risikofaktor für die Etablierung dieses maladaptiven Funktionszustandes ist eine ängstliche oder zwanghafte Veranlagung, insbesondere bezogen auf körperliche Beschwerden (Godemann et al. 2005; Heinrichs et al. 2007; Staab et al. 2017; Trinidade et al. 2023a). Phobische **Selbstbeobachtung** und Hypervigilanz können im kritischen Ausmaß die Rückkehr zur normalen, überwiegend automatischen Gleichgewichtskontrolle verzögern oder verhindern. Auch stört diese Auslenkung der Aufmerksamkeit die Integration multisensorischer Afferenzen (visuell,

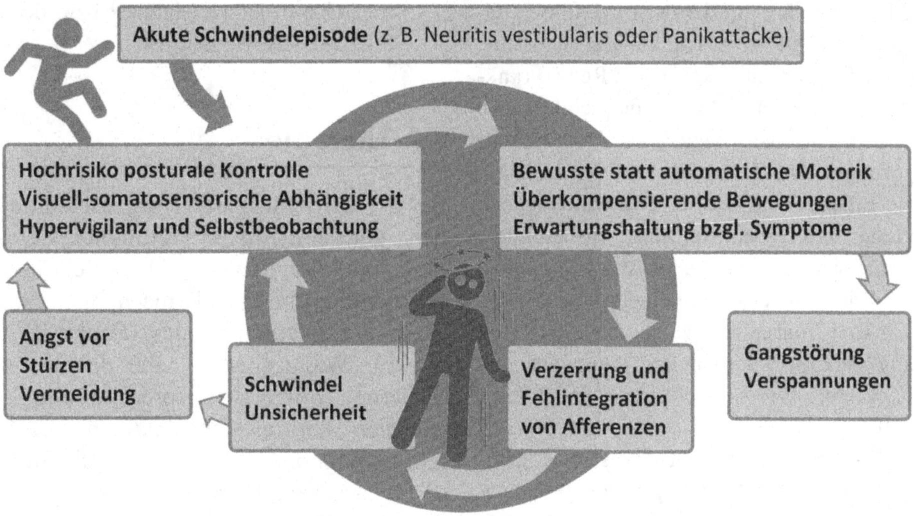

Abb. 8.2 Schematische Darstellung der maladaptiven Prozesse, die dem funktionellen Schwindel unterliegen. (Adaptiert nach Popkirov et al. 2018b; mit freundlicher Genehmigung von © Springer Science+Business Media, LLC, part of Springer Nature 2018; all rights reserved)

vestibulär, somatosensorisch), welche für das Sicherheits- und Gleichgewichtsempfinden notwendig ist. Die dauerhafte phobische **Erwartung** von Schwindel kann darüber hinaus einen autosuggestiven Charakter erlangen und somit zur Schwindelwahrnehmung beitragen. Patienten mit PPPD haben nachweislich eine überhöhte Wahrnehmung von tatsächlichem Schwanken im Vergleich zu Patienten mit bilateraler Vestibulopathie (San Pedro Murillo et al. 2023). Sekundäre Effekte wie eine funktionelle Gangstörung und schmerzhafte muskuläre Verspannungen (z. B. Nacken- und Rückenschmerzen) können hinzukommen. Auch kann die Angst vor Schwindel oder Stürzen in Richtung Platzangst (Agoraphobie) oder sozialer Phobie generalisieren. Die pathologisch fehlangepasste posturale Kontrolle kann bei Patienten elektrophysiologisch und posturografisch nachgewiesen werden (s. Abb. 8.1; eine entsprechende Zusatzdiagnostik ist jedoch nicht zur Diagnose notwendig). Die prinzipielle Umkehrbarkeit der Fehlanpassung kann oft anamnestisch ausgearbeitet und klinisch demonstriert werden (Michaelis und Popkirov 2023).

▶ Fallbeispiel

Eine 44-jährige Patientin kommt in Begleitung ihres Ehemannes in die Sprechstunde. Seit einer einmaligen Episode eines benignen paroxysmalen Lagerungsschwindels vor 3 Jahren leide sie an einem chronischen Schwankschwindel. Der Schwindel sei fast durchgehend spürbar, am stärksten meist nachmittags. Zwischendurch gebe es auch Tage, an denen sie fast keine Beschwerden habe, aber insgesamt verschlimmere sich die Symptomatik mit der Zeit. Am deutlichsten trete der Schwindel beim Aufstehen und beim Gehen auf. Sie verlässt das Haus mittlerweile nur noch in Begleitung ihres Mannes, an dem sie sich beim Gehen festhalten muss. Besonders unangenehm ist es für sie, einkaufen zu gehen, stark befahrene Straßen überqueren zu müssen und in belebten Fußgängerzonen zu spazieren. In solchen Situationen komme zum Schwindel häufig auch das Gefühl dazu, als würde sie neben sich stehen, als wäre ihre Umwelt irgendwie „unwirklich". An Vorerkrankungen sind eine Migräne ohne Aura sowie eine Refluxkrankheit bekannt. Auf Nachfrage schildert sie Konzentrationsstörungen und Durchschlafstörungen. Die Stimmung sei „den Umständen entsprechend" normal, sie würde jedoch häufig ins Grübeln verfallen. Insbesondere macht sie sich Sorgen, ob dem Schwindel nicht eine schwerwiegende neurologische Erkrankung zugrunde liegt. Sie habe eine Zeit lang Betahistin genommen, dieses aber bei mangelnder Wirksamkeit selbstständig abgesetzt.

Im Romberg-Stehversuch zeigt sich ein deutliches Schwanken ohne gerichtete Fallneigung. Das Schwanken nimmt merklich ab, als die untersuchende Ärztin mit dem Finger eine Zahl auf den Rücken der Patientin „zeichnet", die die Patientin erkennen soll. Bei der Gangprüfung muss die Patientin wiederholt gebeten werden, sich nicht an den Wänden und den umliegenden Möbeln festzuhalten. Sie macht kleine und vorsichtige Schritte, es zeigen sich jedoch keine Ataxie und keine gerichtete Fallneigung. Die Ärztin nimmt die Hände der Patientin und führt sie daran zügig durch das Untersuchungszimmer. Der Gang scheint sich unter dem forcierten Tempo zu normalisieren, was die Patientin sichtlich überrascht. Die restliche neurologische Untersuchung ist unauffällig.

Mit der Patientin und dem Ehemann wird die Diagnose eines phobischen Schwankschwindels bzw. „PPPD" besprochen. Es wird erwähnt, dass es sich um eine sehr häufige und teils hartnäckige, aber darüber hinaus nicht bedrohliche und prinzipiell behandelbare neurologische Störung handelt. Am Beispiel des unsicheren Gefühls beim Gehen nach einer Bootsfahrt wird die Fehlanpassung des Gleichgewichtssystems nach der Lagerungsschwindelepisode vor 3 Jahren veranschaulicht. Das Zusammenspiel von Angst und Schwindel, das dazu beiträgt, diese Fehlanpassung aufrechtzuerhalten, wird anhand der Höhenangst bzw. des Höhenschwindels erläutert. ◀

8.6 Therapie

Bei der Mitteilung der Diagnose sollte neben der eindeutigen Krankheitsbezeichnung und der diagnostischen Begründung auch eine grundlegende mechanistische Erklärung angeboten werden (Popkirov et al. 2018b). Wichtig ist es, die diagnostische Sicherheit offen zu besprechen und klarzustellen, dass es sich *nicht* um eine Ausschlussdiagnose handelt. Vergleiche mit anderen neurologischen Erkrankungen, bei denen die Diagnose in erster Linie auf dem klinischen Bild beruht (wie Migräne oder Morbus Parkinson), können hilfreich sein, um die nachgewiesene Zuverlässigkeit der klinischen Diagnosestellung zu verdeutlichen (Huppert et al. 2005). Sinn und Notwendigkeit der apparativen Zusatzdiagnostik müssen erklärt werden, ohne dass eine Staffelung möglicher Krankheitsursachen impliziert wird (z. B. „Am wichtigsten ist, dass wir nichts Organisches übersehen"). Patienten sollten nach der Vermittlung der Diagnose zu ihrer eigenen Überzeugung bezüglich des Krankheitsgeschehens befragt werden. Gängige Missverständnisse („Also bilde ich mir das alles nur ein?") und Restzweifel bezüglich der Diagnose („Wie können Sie sicher sein, dass es nicht von der Halswirbelsäule kommt?") sollten proaktiv thematisiert werden.

▪▪ Erklärungsmodell

Die Vermittlung eines einfachen Krankheitsmodells kann das Kohärenzgefühl des Patienten stärken und somit förderlich für die Genesung sein. Patienten und Angehörige können am Beispiel des Höhenschwindels (insbesondere bei Höhenangst) die Anfälligkeit des Gleichgewichtssystems und seine enge Beziehung zur Angst nachvollziehen. Ebenso kann das unsichere Gefühl beim Gehen kurz nach einer Bootsfahrt oder nach dem Schlittschuhlaufen als Beispiel vorübergehender Fehlanpassungen der Sinne angeführt werden. Die Metapher eines „Schwindelalarms", der fälschlicherweise nicht ausgeschaltet wurde, kann das Problem der ausbleibenden Re-Adaptation und den Zusammenhang zwischen Beschwerden und Angst veranschaulichen. Letztlich kann eine Ausarbeitung lindernder Faktoren (z. B. unter Ablenkung oder „an guten Tagen") als Nachweis der Umkehrbarkeit der Störung dienen und zur Therapie motivieren. Ein ausreichendes Maß an Zuversicht bezüglich der Diagnose und der daraus abgeleiteten Therapieprinzipien ist von entscheidender Bedeutung für den Behandlungserfolg.

▪ Physiotherapie und Verhaltenstherapie

Wenn eine funktionelle Schwindelkrankheit chronisch besteht oder zu Einschränkungen im Alltag führt, sollte über die allgemeine Aufklärung hinaus eine spezifische Therapie in Form einer Physiotherapie und/oder einer Verhaltenstherapie erfolgen (Popkirov et al. 2018b; Trinidade et al. 2023b). Unabhängig von der Behandlungsmodalität sollte dabei nach verhaltenstherapeutischen Prinzipien gearbeitet werden. Die Wahl der Therapieform sollte entsprechend der Verfügbarkeit, der Komorbiditäten und des Patientenwunsches getroffen werden. Wenn Angst und Vermeidungsverhalten das Beschwerdebild dominieren, sollte ein psychiatrisch-psychotherapeutischer Ansatz bevorzugt werden; wenn hingegen visueller Schwindel und muskuläre Verspannungen im Vordergrund stehen, kann eine sogenannte „vestibuläre Rehabilitation" zielführender sein.

In Studien wurden bislang diverse verhaltenstherapeutische Programme untersucht, die in der Regel ähnliche Ansätze haben (s. ◘ Tab. 8.2). Bewährt hat sich die Anwendung konkreter Übungen zur Schwindelkontrolle während der Therapiesitzungen. Dies können Übungen zur Auslenkung und Fokussierung der Aufmerksamkeit, Gleichgewichtsübungen oder Entspannungstechniken sein (Best et al. 2015; Edelman et al. 2012; Holmberg et al. 2006). Umgekehrt sollten im Rahmen der Physiotherapie stets die erwähnten verhaltenstherapeutischen Zusammenhänge (Angst und Vermeidung, Selbstwahrnehmung und Affektregulation) beachtet werden. Übungen aus der Verhaltenstherapie (Entspannungsverfahren, Aufmerksamkeitslenkung) können sinnvoll in Gleichgewichts- und Gangübungen integriert werden. Das Grundprinzip der **vestibulären Rehabilitation** beim funktionellen Schwindel ist die Desensibilisierung (auch Habituation genannt). Hierzu eignen sich gestaffelte Expositions- und Belastungsprogramme bestehend aus alltagsrelevanten Aktivitäten (Spaziergänge mit zunehmender Gehstrecke) oder speziellen Gleichgewichtsübungen. Im Rahmen der vestibulären Rehabilitation werden üblicherweise zuerst individuelle Schwindeltrigger identifiziert und dann entsprechende desensibilisierende Übungen durchgeführt. Aufkommende Erwartungsangst sollte mit verhaltenstherapeutischen Techniken abgebaut werden (s. ◘ Tab. 8.2). Komplexe und bewegte visuelle Umweltreize sowie die Bewegung durch den Raum können den visuellen Schwindel und den sogenannten Space-Motion-Discomfort auslösen. Zur gezielten Desensibilisierung kann hier eine abgestufte Aussetzung optokinetischer Reize versucht werden (Pavlou et al. 2004, 2012). Neben modernen Projektions- oder Virtual-Reality-Systemen können hierzu auch alltägliche Mittel versucht werden, etwa ein grob gemusterter Regenschirm, den der Patient in zunehmender Geschwindigkeit erst im Sitzen und dann im Stehen vor sich dreht. Auch das kontrollierte (langsame) Drehen auf einem

Tab. 8.2 Elemente der Verhaltenstherapie

Psychoedukation	Grundlegende Mechanismen der Entstehung und Wahrnehmung von Schwindel werden vermittelt. Broschüren, Webseiten und Arbeitsblätter können hilfreich sein. Körperliche Übungen wie der Romberg-Test mit und ohne Ablenkung können hilfreich zur Veranschaulichung sein.
Selbstwahrnehmung	Die geführte Beobachtung des eigenen Körpers sowie der Gefühle und Gedanken kann dazu beitragen, krankheitsfördernde Teufelskreise zu durchbrechen (z. B. Angst und Vermeidung, Schwanken und Überkompensation).
Desensibilisierung	Eine kontrollierte Aussetzung an schwindelinduzierenden Reizen und Situationen trägt dazu bei, die automatische Überreaktion der Motorik (Hochrisikohaltungskontrolle) und der Psyche (Panik) abzubauen.
Entspannungsverfahren	Akute Angst, Erregung und katastrophisierendes Denken können durch Entspannungsverfahren wie das Autogene Training oder Atemübungen reguliert werden.
Aufmerksamkeitslenkung	Auf Angst und Schwindel kann auch mit Übungen zur Konzentration der Aufmerksamkeit auf einen vorab gewählten Fokus reagiert werden (Hennemann et al. 2019).
Vermeidungsverhalten abbauen	Die Angst vor Stürzen, Angst vor Schwindel und Angst vor der Angst können jeweils zu Vermeidungsverhalten auf unterschiedlichen Ebenen führen. Von der Vermeidung des unnötigen Aufstehens zu Hause bis zur sozialen Isolation müssen derartige Verhaltensweisen reflektiert und durch abgestufte Expositionsübungen abgebaut werden.
Adäquate Zielsetzung	Die Zielsetzung sollte weg von der absoluten Schwindelfreiheit und hin zu einer Verbesserung der Alltagsfunktionalität gelegt werden. Ein penibles Beharren auf restlose Schwindelfreiheit treibt die Selbstbeobachtungsspirale an. Etappenweise erzielte Erfolge in der Mobilität und Selbstständigkeit können hingegen den Kreis aus Angst und Vermeidung durchbrechen.

Bürostuhl sitzend kann zur Desensibilisierung beitragen. Wenn gleichzeitig zum funktionellen Schwindel noch eine vestibuläre Erkrankung wie der benigne paroxysmale Lagerungsschwindel besteht, muss diese natürlich parallel physiotherapeutisch behandelt werden. Die besten Ergebnisse werden grundsätzlich in der Einzeltherapie erzielt, allerdings sollten auch das selbstständige Üben gefördert und Gruppentherapieangebote genutzt werden. Entsprechend geschulte Therapeuten können über die Internetseiten von Ausbildungsstätten gefunden werden (z. B. ▶ https://ivrt.de/therapeuten.html; ▶ https://therapie-schwindel.de/therapeutenverzeichnis/). Idealerweise können Psychotherapie und Physiotherapie in einem Therapieprogramm vereint werden (Holmberg et al. 2006; Kristiansen et al. 2019). Tagesklinische oder vollstationäre Behandlung in Spezialkliniken stellen ebenfalls eine Option dar.

▪▪ Medikation

Bislang wurde kein Medikament eine spezifische Wirksamkeit bei funktionellen Schwindelsyndromen nachgewiesen. In einer Reihe von nicht-verblindeten Studien wurde der Effekt von **SSRI** (selektive Serotonin-Wiederaufnahmehemmer)geprüft (Popkirov et al. 2018b). Die Medikation wurde von 18–27 % der Patienten vorzeitig abgesetzt und hat bei einer schmalen Mehrheit der Studienteilnehmer zu einer Besserung geführt. Ein Therapieversuch sollte daher am ehesten Patienten mit zusätzlicher psychiatrischer Indikation vorbehalten sein. Gängige

Antivertiginosa, die gegen andere Schwindelformen verschrieben werden (z. B. Dimenhydrinat, Flunarizin, Betahistin oder Sulpirid), sind beim funktionellen Schwindel nicht effektiv und sollten vermieden werden, da sie pharmakologisch die angestrebte Re-Adaptation des vestibulären Systems hemmen (Rascol et al. 1995).

Literatur

Best C, Tschan R, Stieber N, Beutel ME, Eckhardt-Henn A, Dieterich M (2015) STEADFAST: psychotherapeutic intervention improves postural strategy of somatoform vertigo and dizziness. Behav Neurol 2015:456850. ► https://doi.org/10.1155/2015/456850

Brandt T, Dieterich M (1986) Phobischer Attacken-Schwankschwindel, ein neues Syndrom. Münch Med Wochenschr 128:247–250

Bronstein AM (1995) Visual vertigo syndrome: clinical and posturography findings. J Neurol Neurosurg Psychiatry 59(5):472–476. ► https://doi.org/10.1136/jnnp.59.5.472

Chimirri S, Aiello R, Mazzitello C, Mumoli L, Palleria C, Altomonte M, Citraro R, De Sarro G (2013) Vertigo/dizziness as a drugs' adverse reaction. J Pharmacol Pharmacother 4(Suppl):S104–S109. ► https://doi.org/10.4103/0976-500x.120969

Dieterich M, Staab JP, Brandt T (2016) Functional (psychogenic) dizziness. Handb Clin Neurol 139:447–468. ► https://doi.org/10.1016/b978-0-12-801772-2.00037-0

Eckhardt-Henn A, Tschan R, Best C, Dieterich M (2009) Somatoforme Schwindelsyndrome. Nervenarzt 80(8):909–917. ► https://doi.org/10.1007/s00115-009-2736-y

Edelman S, Mahoney AE, Cremer PD (2012) Cognitive behavior therapy for chronic subjective dizziness: a randomized, controlled trial. Am J Otolaryngol 33(4):395–401. ► https://doi.org/10.1016/j.amjoto.2011.10.009

Godemann F, Siefert K, Hantschke-Bruggemann M, Neu P, Seidl R, Strohle A (2005) What accounts for vertigo one year after neuritis vestibularis – anxiety or a dysfunctional vestibular organ? J Psychiatr Res 39(5):529–534. ► https://doi.org/10.1016/j.jpsychires.2004.12.006

Heinrichs N, Edler C, Eskens S, Mielczarek MM, Moschner C (2007) Predicting continued dizziness after an acute peripheral vestibular disorder. Psychosom Med 69(7):700–707. ► https://doi.org/10.1097/psy.0b013e318151a4dd

Hennemann S, Klan T, Witthöft M (2019) Aufmerksamkeitslenkung in der Verhaltenstherapie. Verhaltenstherapie 29(1):28–38. ► https://doi.org/10.1159/000490074

Herdman D, Evetovits A, Everton HD, Murdin L (2021) Is 'persistent postural perceptual dizziness'a helpful diagnostic label? A qualitative exploratory study. J Vestib Res 31(1):11–21. ► https://doi.org/10.3233/VES-201518

Holmberg J, Karlberg M, Harlacher U, Rivano-Fischer M, Magnusson M (2006) Treatment of phobic postural vertigo. A controlled study of cognitive-behavioral therapy and self-controlled desensitization. J Neurol 253(4):500–506. ► https://doi.org/10.1007/s00415-005-0050-6

Huppert D, Strupp M, Rettinger N, Hecht J, Brandt T (2005) Phobic postural vertigo – a long-term follow-up (5 to 15 years) of 106 patients. J Neurol 252(5):564–569. ► https://doi.org/10.1007/s00415-005-0699-x

Jahn K, Kreuzpointner A, Pfefferkorn T, Zwergal A, Brandt T, Margraf A (2020) Telling friend from foe in emergency vertigo and dizziness: does season and daytime of presentation help in the differential diagnosis? J Neurol 267(Suppl):118–125

Kristiansen L, Magnussen LH, Juul-Kristensen B, Maeland S, Nordahl SHG, Hovland A, Sjobo T, Wilhelmsen KT (2019) Feasibility of integrating vestibular rehabilitation and cognitive behaviour therapy for people with persistent dizziness. Pilot Feasibility Stud 5:69. ► https://doi.org/10.1186/s40814-019-0452-3

Michaelis R, Popkirov S (2023) Die Diagnose einer funktionellen Bewegungsstörung vermitteln. Nervenheilkunde 42(08):524–528. ► https://doi.org/10.1055/a-2086-2443

Pavlou M, Lingeswaran A, Davies RA, Gresty MA, Bronstein AM (2004) Simulator based rehabilitation in refractory dizziness. J Neurol 251(8):983–995. ► https://doi.org/10.1007/s00415-004-0476-2

Pavlou M, Kanegaonkar RG, Swapp D, Bamiou DE, Slater M, Luxon LM (2012) The effect of virtual reality on visual vertigo symptoms in patients with peripheral vestibular dysfunction: a pilot study. J Vestib Res 22(5–6):273–281. ► https://doi.org/10.3233/ves-120462

Popkirov S, Staab JP, Stone J (2018a) Persistent postural-perceptual dizziness (PPPD): a common, characteristic and treatable cause of chronic dizziness. Pract Neurol 18(1):5–13.► https://doi.org/10.1136/practneurol-2017-001809

Popkirov S, Stone J, Holle-Lee D (2018b) Treatment of persistent postural-perceptual dizziness (PPPD) and related disorders. Curr Treat Options Neurol 20(12):50. ► https://doi.org/10.1007/s11940-018-0535-0

Rascol O, Hain TC, Brefel C, Benazet M, Clanet M, Montastruc JL (1995) Antivertigo medications and drug-induced vertigo. A pharmacological review. Drugs 50(5):777–791. ► https://doi.org/10.2165/00003495-199550050-00002

Royl G, Ploner CJ, Leithner C (2011) Dizziness in the emergency room: diagnoses and misdiagnoses. Eur Neurol 66(5):256–263. ► https://doi.org/10.1159/000331046

San Pedro Murillo E, Bancroft MJ, Koohi N, Castro P, Kaski D (2023) Postural misperception: a biomarker for persistent postural perceptual dizziness. J Neurol Neurosurg Psychiatry 94(2):165–166. ► https://doi.org/10.1136/jnnp-2022-329321

Schnabel L, Dunker K, Huppert D (2023) Kindlicher Schwindel – Klinik und Verlauf. Monatsschr Kinderheilkd, S. 1-7► https://doi.org/10.1007/s00112-023-01716-8. Published: 24 February 2023. Pages 1–7.

Staab JP, Eckhardt-Henn A, Horii A, Jacob R, Strupp M, Brandt T, Bronstein A (2017) Diagnostic criteria for persistent postural-perceptual dizziness (PPPD): consensus document of the committee for the Classification of Vestibular Disorders of the Barany Society. J Vestib Res 27(4):191–208. ► https://doi.org/10.3233/ves-170622

Stone J, Carson A, Duncan R, Roberts R, Warlow C, Hibberd C, Coleman R, Cull R, Murray G, Pelosi A, Cavanagh J, Matthews K, Goldbeck R, Smyth R, Walker J, Sharpe M (2010) Who is referred to neurology clinics? The diagnoses made in 3781 new patients. Clin Neurol Neurosurg 112(9):747–751. ► https://doi.org/10.1016/j.clineuro.2010.05.011

Trinidade A, Cabreira V, Goebel JA, Staab JP, Kaski D, Stone J (2023a) Predictors of persistent postural-perceptual dizziness (PPPD) and similar forms of chronic dizziness precipitated by peripheral vestibular disorders: a systematic review. J Neurol Neurosurg Psychiatry 94(11):904–915

Trinidade A, Cabreira V, Kaski D, Goebel J, Staab J, Popkirov S, Stone J (2023b) Treatment of persistent postural-perceptual dizziness (PPPD). Curr Treat Options Neurol 25:281–306.► https://doi.org/10.1007/s11940-023-00761-8

Wuehr M, Pradhan C, Novozhilov S, Krafczyk S, Brandt T, Jahn K, Schniepp R (2013) Inadequate interaction between open- and closed-loop postural control in phobic postural vertigo. J Neurol 260(5):1314–1323. ► https://doi.org/10.1007/s00415-012-6797-7

Wuehr M, Brandt T, Schniepp R (2017) Distracting attention in phobic postural vertigo normalizes leg muscle activity and balance. Neurology 88(3):284–288. ► https://doi.org/10.1212/wnl.0000000000003516

Funktionelle Sehstörungen

Inhaltsverzeichnis

9.1 Funktioneller Visusverlust – 116

9.2 Funktionelle Gesichtsfeldausfälle – 119

9.3 Funktionelle Augenbewegungsstörungen – 119

9.4 Fotophobie – 120

9.5 „Visual snow" – 121

9.6 Therapie – 121

Literatur – 121

S. Popkirov, *Funktionelle neurologische Störungen*,
https://doi.org/10.1007/978-3-662-69215-8_9

Unter den funktionellen Sehstörungen werden im Folgenden Einschränkungen des Sehvermögens und der Augenbewegung zusammengefasst, die nicht auf einen spezifischen, strukturellen Schaden im visuellen oder okulomotorischen System zurückzuführen sind. Der Begriff „nicht-organische Sehstörungen" umfasst sowohl funktionelle als auch simulierte Symptome (im Gutachterwesen nicht selten). Alternative Bezeichnungen wie psychogen, hysterisch oder Konversionsneurose sollten vermieden werden (Steffen 2018).

Sehstörungen fallen üblicherweise in das **Arbeits- und Kompetenzgebiet der Augenheilkunde,** sodass in diesem Kapitel vorrangig Symptome und Untersuchungstechniken aus dem neurologischen Alltag beschrieben werden und ansonsten auf die spezielle ophthalmologische Fachliteratur verwiesen wird (Enzenauer et al. 2014a). Obwohl Kinder relativ häufig funktionelle visuelle Sehstörungen haben, wird hier nicht auf pädiatrische Besonderheiten eingegangen.

9

Die Symptome können grob in Visusstörungen, Gesichtsfeldeinschränkungen, Augenbewegungsstörungen und Empfindungsstörung eingeteilt werden. Im Folgenden werden die Störungsarten der Übersichtlichkeit halber separat dargestellt, obwohl ein gleichzeitiges Auftreten häufig ist. Die funktionelle Ptosis und der funktionelle Blepharospasmus werden in ▶ Kap. 7 besprochen.

9.1 Funktioneller Visusverlust

Der funktionelle Visusverlust kann bei jedem 8. Patienten in neuroophthalmologischen Spezialambulanzen diagnostiziert werden und bedingt 5 % aller ophthalmologischen Überweisungen in die Neurologie (Dattilo et al. 2016; Scott und Egan 2003). Anzutreffen sind monokuläre und binokuläre Visuseinschränkungen unterschiedlichen Grades bis hin zur Erblindung. In der Mehrzahl der Fälle bestehen gleichzeitig funktionelle Gesichtsfelddefekte, Fotophobie und andere Beschwerden.

Im Rahmen der Ausschlussdiagnostik werden infrage kommende Komponenten des visuellen Systems auf krankhafte Veränderungen hin untersucht. Dabei fallen Strukturen jenseits der Retina im Allgemeinen in den Aufgabenbereich des Neurologen. Allerdings muss die Diagnosestellung auch durch den Nachweis von Inkonsistenz (wechselhafte Ausprägung) oder Inkongruenz der Symptome (nicht physiologisch erklärbar) gestützt werden (Dattilo et al. 2016).

Eine **funktionelle Überlagerung** besteht häufig und stellt eine besondere Herausforderung dar, die die Notwendigkeit der Diagnose durch Nachweis (statt durch Ausschluss) hervorhebt (Lim et al. 2005; Scott und Egan 2003). So konnte beispielsweise in einer Studie an 281 Patienten mit idiopathischer intrakranieller Hypertonie (Pseudotumor cerebri) bei 17 Patienten (6 %) ein funktioneller Visusverlust durch charakteristische Befunde nachgewiesen werden (s. ◻ Abb. 9.1) (Ney et al. 2009). Bei Patienten, bei denen keine Stauungspapille nachweisbar ist, kann die Rate sogar höher ausfallen (Digre et al. 2009).

▪ Untersuchungstechniken und klinische Zeichen

Die Untersuchung des Sehvermögens beginnt mit der aufmerksamen **Beobachtung** des natürlichen Verhaltens des Patienten. Gelegentlich zeigen sich dabei bereits erhebliche Diskrepanzen zwischen empfundener Sehstörung und der Bewegung und Orientierung im Raum. Das Umgehen von Gegenständen oder das Verfolgen von Personen im Raum ist mit einem binokulär stark reduzierten Visus nicht möglich.

▪▪ Pupillenreaktion

Die Pupillenreaktion sollte direkt, indirekt und in Form des **Swinging-Flashlight-Tests**

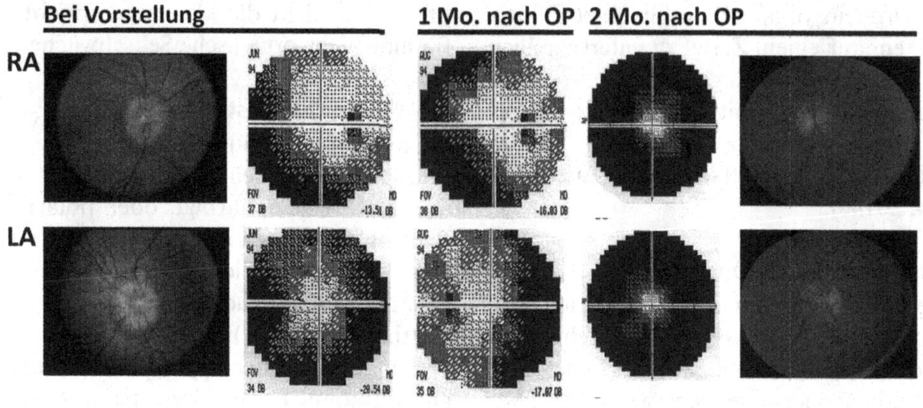

Abb. 9.1 Patientin mit beidseitigen Stauungspapillen und entsprechenden Gesichtsfeldeinschränkungen. Einen Monat nach einer beidseitigen operativen Optikusscheidenfensterung zeigten sich die Gesichtsfelder gebessert. 2 Monate postoperativ wurde ein hochgradiger binokulärer Tunnelblick beidseits berichtet, der weder mit den deutlich rückläufigen Stauungspapillen noch mit der uneingeschränkten Mobilität der Patientin zu vereinbaren war. Diese Befundkonstellation spricht eindeutig für eine funktionelle Sehstörung. (Adaptiert nach Ney et al. 2009; mit freundlicher Genehmigung © Elsevier Inc 2009; all rights reserved)

(Pupillen-Wechselbelichtungstest; abwechselnde Beleuchtung beider Augen) geprüft werden. Dabei kann neben efferenten Defekten auch ein relativer afferenter Pupillendefekt aufgedeckt werden. Eine seitengleich erhaltene efferente Funktion ist mit einem schwergradigen oder kompletten ein- oder beidseitigen Visusverlust kaum vereinbar. Eine wichtige Ausnahme bildet die kortikale Blindheit, bei der Pupillenreflexe ungestört bleiben können, sodass ggf. eine bilaterale okzipitale Schädigung im MRT ausgeschlossen werden muss. Wird eine besonders starke Diagnostikleuchte oder Spaltlampe benutzt, sollte auf **vermehrtes Blinzeln,** Tränen oder aversives Grimassieren als Zeichen eines erhaltenen (Rest-)Visus geachtet werden.

▪▪ Optokinetischer Nystagmus

Der optokinetische Nystagmus ist eine automatische Folgebewegung der Augen, die ausgelöst wird, wenn ein Großteil des Blickfeldes sich in eine Richtung bewegt (z. B. beim Blick aus dem Fenster beim Bahnfahren). Dieser Reflex setzt ein intaktes Sehvermögen voraus und kann zuverlässig mittels einer optokinetischen Trommel, einer entsprechenden Smartphone-App oder eines YouTube-Videos (Suchbegriff: „optokinetic") provoziert werden (Yeo et al. 2019). Ein erhaltener optokinetischer Nystagmus bei einem Patienten, der eine vollständige Erblindung angibt, spricht für eine funktionelle Störung (Hale et al. 2024).

▪▪ Spiegeltest

Ein weiterer Test bei vermuteter funktioneller Blindheit ist der sogenannte Spiegeltest. Dabei wird ein großer Spiegel vor dem Patienten gehalten und leicht nach links und rechts rotiert. Die reflektorischen Folgebewegungen, die dadurch provoziert werden, können kaum unterdrückt werden und sprechen für ein erhaltenes Sehvermögen (Miller 1973).

▪▪ Erhaltene Propriozeption

Beim **Fingertreffversuch** wird der Patient gebeten, langsam und präzise die Zeigefinger beider Hände in der Luft zu berühren (Dattilo et al. 2016). Da diese Fähigkeit auf der propriozeptiven Körperwahrnehmung beruht und nicht auf den Visus, kann ein grobes Verfehlen der Zeigefinger als Hinweis auf eine funktionelle Störung gedeutet werden.

Wird ein organisch erblindeter Patient gebeten, auf einem Zettel zu **unterschreiben,** kann er dies in der Regel problemlos durchführen. Patienten mit funktioneller Blindheit tendieren dazu, besonders langsam und krakelig zu unterschreiben (Enzenauer et al. 2014c).

▪▪ Monokuläre Störung

Alle oben genannten Tests können auch bei monokulärem Visusverlust durchgeführt werden, indem das nicht-betroffene Auge zugehalten oder abgeklebt wird. Des Weiteren kann bei monokulärer Blindheit das Auftreten von physiologischen (binokulären) Doppelbildern durch leichten, seitlichen Druck auf den Bulbus geprüft werden. Dabei wird suggestiv nach dem Auftreten von Doppelbildern beim Druck auf das gesunde Auge gefragt. Werden Doppelbilder bestätigt, ist ein monokulärer Visusverlust widerlegt (Enzenauer et al. 2014c).

▪▪ Sehtafel

Eine speziell für den Nachweis nicht-organischer Sehschwäche entwickelte Sehtafel für die Kitteltasche kann ebenfalls zur Diagnose beitragen (Flueckiger und Mojon 2003). Bei dieser Tafel benötigen alle abgebildeten Elemente dieselbe Sehschärfe, um erkannt zu werden, obwohl sie unterschiedlich groß sind (s. ◘ Abb. 9.2). Erkennt ein Patient aus gleicher Entfernung nur größere Pfeile und nicht die kleineren, spricht dies für eine nicht-organische Sehschwäche.

▪▪ Weitere Diagnostik

Weitere Untersuchungsverfahren, die eines ophthalmologischen Instrumentariums bedürfen (Prismen, farbige oder polarisierte Brillengläser, spezielle Sehtafeln usw.), bleiben der **augenärztlichen Untersuchung** vorbehalten (Enzenauer et al. 2014c; Raviskanthan et al. 2022).

Im Rahmen der **apparativen Zusatzdiagnostik** können neben der erwähnten Bildgebung auch visuell evozierte Potenziale (VEP) gemessen werden, um die Intaktheit der Sehnerven zu dokumentieren. Allerdings hängt die Ableitung normaler VEPs von der Mitarbeit des Patienten ab, und falsch positive Befunde sind keine Seltenheit. Bei Angabe einer kompletten Blindheit kann geprüft werden, ob im Ruhe-EEG beim Öffnen der Augen eine Unterdrückung des okzipitalen Alpharhythmus nachzuweisen ist (sog. Berger-Effekt), was für einen erhaltenen Visus sprechen würde.

▪ Pathophysiologie

Dem funktionellen Visusverlust gehen oft leichte lokale Verletzungen oder Reizungen der Augen voraus (Enzenauer et al. 2014b). Auch sind vorbestehende ophthalmologische oder neurologische Erkrankungen, die an sich die aktuellen Beschwerden nicht

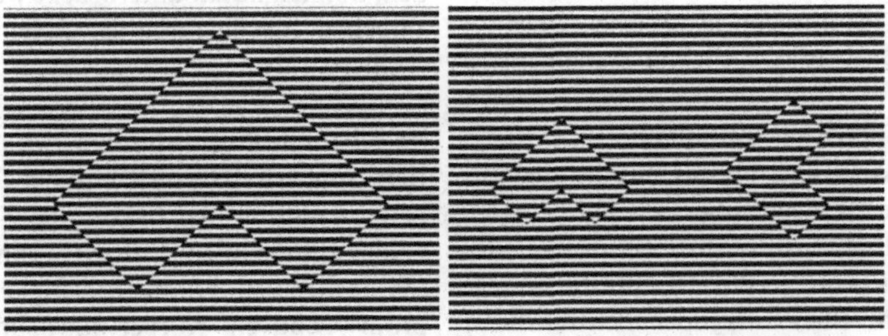

◘ Abb. 9.2 Elemente einer Sehtafel, bei der das Erkennen aller Pfeile dieselbe Sehstärke erfordert. Erkennt ein Patient bei gleicher Betrachtungsentfernung nur die größeren Pfeile und nicht die kleineren, spricht dies für eine nicht-organische Sehschwäche. 2003 (Aus Flueckiger und Mojon; mit freundlicher Genehmigung © Georg Thieme Verlag KG Stuttgart 2003; all rights reserved)

erklären, häufig. Diese Risikofaktoren sind analog zu den Beobachtungen bei anderen funktionellen neurologischen Störungen und legen eine efferente („top-down“) Verzerrung oder Hemmung der Wahrnehmung entsprechend verfestigter Symptomerwartungen nahe.

Einzelne neurophysiologische Untersuchungen an Patienten mit funktionellem Visusverlust konnten eine reduzierte Aktivierung der Sehrinde bei gleichzeitig verstärkter Aktivierung frontaler Hirnregionen nachweisen (Becker et al. 2013; Werring et al. 2004). Mittels evozierter Potenziale konnte bei einer Patientin mit funktionellen Gesichtsfeldausfällen eine reduzierte elektrophysiologische Antwort auf ungesehene Reize demonstriert werden, was sich nach erfolgreicher Langzeitpsychotherapie normalisierte (Schoenfeld et al. 2011). Aus derartigen Befunden kann zwar noch kein umfassendes pathophysiologisches Krankheitsmodell abgeleitet werden, jedoch wird eine physiologische Entsprechung der subjektiven Symptome bestätigt.

9.2 Funktionelle Gesichtsfeldausfälle

Der häufigste berichtete funktionelle Gesichtsfeldausfall ist der sogenannte **Tunnelblick** (Röhrengesichtsfeld). Es handelt sich um eine konzentrische Einengung des Gesichtsfeldes, die mit Änderung der Entfernung gleichbleibt. Im Gegensatz dazu vergrößert sich ein organisch eingeengtes Gesichtsfeld mit zunehmendem Abstand (den Gesetzen der Optik folgend) (Dattilo et al. 2016). Andere nicht-physiologisch begrenzte Gesichtsfelddefekte können ebenfalls auftreten.

Die Untersuchung des Gesichtsfeldes beschränkt sich in der Neurologie üblicherweise auf die **Fingerperimetrie** (Konfrontationsperimetrie). Führt man diese zuerst in üblicher und anschließend in deutlich erhöhter Entfernung durch, kann so ein Tunnelblick diagnostiziert werden. Eine andere Technik der indirekten Gesichtsfeldprüfung, die Unstimmigkeiten aufdecken kann, ist die **Sakkadenprüfung** in zunehmenden Abständen. Dabei wird der Patient gebeten, auf Kommando den Blick zwischen den beiden vorgehaltenen Zeigefingern des Untersuchers zu wechseln, während diese weiter auseinander bewegt werden. Wenn der Abstand zwischen den Zeigefingern das verkleinerte Gesichtsfeld überschreitet, können mehrere Korrektursakkaden beobachtet werden. Bleiben diese aus, spricht der Befund für eine funktionelle Gesichtsfeldeinschränkung (Dattilo et al. 2016).

Zur genaueren Diagnostik einer Gesichtsfeldeinschränkung sind allerdings apparative Perimetrieverfahren (Goldmann-Perimetrie, Computerperimetrie, Tangententafel) und eine ophthalmologische Beurteilung notwendig (Raviskanthan et al. 2022).

9.3 Funktionelle Augenbewegungsstörungen

Bei der Betrachtung von Objekten in der Nähe kommt es zu einer Adduktion beider Augen (Konvergenz), begleitet von einer gleichzeitigen Nahakkommodation der Linse und einer Pupillenkonstriktion (Miosis). Hält diese Augenstellung ungewollt an, spricht man von einem **Naheinstellungsspasmus** (Konvergenzspasmus), der in den meisten Fällen eine funktionelle Augenbewegungsstörung darstellt (Kaski et al. 2015). Klinisch berichten Patienten über gehäuft auftretendes, kurzfristiges Verschwommen- oder Doppeltsehen, typischerweise ausgelöst beim Wechsel von Nah- zu Fernblick (z. B. Aufschauen beim Lesen). Ein Naheinstellungsspasmus kann auch im Rahmen der Okulomotorikprüfung ausgelöst werden, wenn der Patient einen nahen Gegenstand fixiert. Bleibt beim Versuch, zur Seite zu blicken, das ipsilaterale Auge adduziert, kann so gelegentlich der Verdacht auf eine **Abduzensparese** aufkommen. Klinisch kann der Naheinstellungsspasmus jedoch anhand der begleitenden Miosis, der normalen Augenbewegung beim vestibulookulären Reflex (Kopfimpulstest) und der Inkonsistenz der Symptomatik unterschieden werden (Kaski et al. 2015). Unter den sehr seltenen organischen Ursachen eines Naheinstellungsspasmus sind mesodienzephale Läsionen (thalamische Esotropie), das Wernicke-Korsakow-Syndrom und die Phenytoin-Intoxikation zu nennen (Kaski et al. 2015).

Bei der funktionellen **Konvergenzinsuffizienz** ist die Naheinstellung gestört, was zu einem Verschwommensehen beim Blick in die Nähe führt. Die Unterscheidung von organischen Ursachen muss anhand der Wechselhaftigkeit der Funktionsstörung erfolgen. Eine vollständige Konvergenz kann entweder außerhalb der formalen Untersuchung beobachtet werden oder im Rahmen der Prüfung der horizontalen Blickfolge, indem der Finger des Untersuchers allmählich näher zum Patienten kommt (Kaski et al. 2015).

▪▪ Funktionelle Blickparesen

Funktionelle Blickparesen sind sehr selten. Die Begrenzung der Augenbewegung kann durch optokinetische Provokation oder passive Kopfrotation überwunden werden; im Unterschied zur supranukleären Blickparese (z. B. bei neurodegenerativen Erkrankungen) sind die Sakkaden normal schnell, und die automatische Hebung der Augenbrauen beim Versuch, nach oben zu blicken, bleibt aus (Bruno et al. 2013).

▪▪ Funktioneller Nystagmus

Etwa 8 % der Normalbevölkerung können einen willkürlichen Pendelnystagmus produzieren (Zahn 1978). Dieser wird üblicherweise durch eine willkürliche Konvergenzbewegung ausgelöst und hält nicht länger als 1 min an (Bassani 2012). Wenn ein derartiger Pendelnystagmus als unwillkürlich erlebt wird und mit dem Leitsymptom Oszillopsien auftritt, kann er als funktioneller Nystagmus oder funktioneller Opsoklonus bezeichnet werden. Wichtigste Differenzialdiagnosen sind „ocular flutter" und Opsoklonus, die salvenartig und regelmäßig in Erscheinung treten (Buttner et al. 1997). Diese Störungen können mittels Okulografie (Augenbewegungsregistrierung) quantifiziert und diagnostiziert werden. Die Ursache ist meistens parainfektiös, medikamentös/toxisch oder paraneoplastisch.

▪▪ Funktionelle konjugierte Blickdeviation

Die funktionelle konjugierte Blickdeviation (oder funktionelle okulogyre Krise) kann gelegentlich bei Patienten mit funktionellen Bewegungsstörungen oder während dissoziativer Anfälle (dann meist geotrop oder nach oben) beobachtet werden. Im Gegensatz zu organischen Erkrankungen kann die Störung durch passive Kopfbewegungen oder durch Ablenkung überwunden werden. Die medikamentös induzierte okulogyre Krise (Blickkrampf; fast immer nach oben) kann meistens willkürlich überwunden werden, was bei funktioneller Störung nicht der Fall ist (Teodoro et al. 2019).

Funktionelle Bewegungsstörungen der Augen sind vermehrt bei Patienten mit anderen funktionellen neurologischen Störungen anzutreffen. Unter 182 Patienten mit funktionellen Bewegungsstörungen hatten 6 % eine begleitende Augenbewegungsstörung (Baizabal-Carvallo und Jankovic 2016). In einer Beobachtungsstudie an 108 Patienten in einer Ambulanz für funktionelle neurologische Störungen (überwiegend Bewegungsstörungen) berichteten 13 % über Sehstörungen (Teodoro et al. 2019).

9.4 Fotophobie

Fotophobie bezeichnet eine vermehrte Empfindlichkeit gegenüber Licht, die mit Augen- oder Kopfschmerzen und entsprechendem Vermeidungsverhalten einhergeht. Sie tritt meistens als Begleitsymptom diverser Erkrankungen auf (z. B. Migräneattacke, Konjunktivitis, Begleitmeningitis beim grippalen Infekt). Fotophobie kann auch im Rahmen von Angststörungen oder als isoliertes Symptom in Erscheinung treten (Digre und Brennan 2012; Kellner et al. 1997).

Patienten mit funktionellen Beschwerden klagen gelegentlich über begleitende Fotophobie. So hat beispielsweise das Tragen einer Sonnenbrille bei der ambulanten augenärztlichen Vorstellung einen positiven prädiktiven Wert bezüglich eines funktionellen Visusverlustes von 79 % (Bengtzen et al. 2008). Eine ältere Studie aus Großbritannien fand eine Assoziation zwischen dem Tragen einer Sonnenbrille im Krankenhaus und allgemeiner psychischer Belastung (Howard und Valori 1989). Pathophysiologisch werden verschiedene ineinandergreifende, neurophysiologische Regulationsstörungen vermutet (Digre und Brennan 2012).

9.5 „Visual snow"

„Visual snow" beschreibt ein visuelles Phänomen unklarer Ätiologie, bei dem im gesamten Gesichtsfeld kleine Pünktchen wahrgenommen werden, ähnlich dem Bildrauschen eines alten analogen Fernsehgerätes (Schankin et al. 2014). Dieses Phänomen tritt bevorzugt bei Patienten mit Migräne, Tinnitus, Depression und/oder Angsterkrankungen auf (van Dongen et al. 2019). Die Pathophysiologie dieser sensorischen Verarbeitungsstörung ist bislang unklar. Diskutiert werden Dysrhythmien des thalamokortikalen Systems, die zu Filterstörungen bei der Sinnesverarbeitung führen (Lauschke et al. 2016). Die klinische Koinzidenz mit Tinnitus legt auch pathophysiologische Gemeinsamkeiten nahe (Renze 2017).

9.6 Therapie

Aufgrund der relativen Seltenheit und Heterogenität funktioneller Sehstörungen sind der medizinischen Fachliteratur nur allgemein gehaltene Behandlungsempfehlungen zu entnehmen. Die Diagnose sollte klar benannt und nach Möglichkeit erklärt werden. Dabei kann es sinnvoll sein, dem Patienten und Angehörigen relevante Befunde aus der klinischen Untersuchung zu zeigen (z. B. optokinetischer Nystagmus trotz Visusverlust). So kann veranschaulicht werden, dass 1) Auge, Nerven und Gehirn strukturell intakt sind; 2) die Beschwerden prinzipiell umkehrbar sind; und 3) es sich nicht um eine reine „Ausschlussdiagnose" handelt (Yeo et al. 2019). Es kann hilfreich sein, das Geschehen in den Kontext der individuellen Krankengeschichte zu setzen, wobei medizinische und psychosoziale Faktoren berücksichtigt werden sollten. Zuvor erwogene Differenzialdiagnosen sollten natürlich explizit besprochen werden, um eventuelle Restzweifel des Patienten auszuräumen. Individuelle Therapiestrategien sollten entsprechend bestehender Komorbiditäten in Kooperation mit Spezialisten der Augenheilkunde, HNO, Pädiatrie oder Psychiatrie entworfen werden. Regelmäßige Verlaufsuntersuchungen sind grundsätzlich sinnvoll (Enzenauer et al. 2014b). Für „visual snow" hat bislang keine Medikation eine überzeugende Wirksamkeit zeigen können (Puledda et al. 2022).

Literatur

Baizabal-Carvallo JF, Jankovic J (2016) Psychogenic ophthalmologic movement disorders. J Neuropsychiatry Clin Neurosci 28(3):195–198. ► https://doi.org/10.1176/appi.neuropsych.15050104

Bassani R (2012) Voluntary nystagmus. N Engl J Med 367(9):e13. ► https://doi.org/10.1056/nejmicm1104924

Becker B, Scheele D, Moessner R, Maier W, Hurlemann R (2013) Deciphering the neural signature of conversion blindness. Am J Psychiatry 170(1):121–122. ► https://doi.org/10.1176/appi.ajp.2012.12070905

Bengtzen R, Woodward M, Lynn MJ, Newman NJ, Biousse V (2008) The „sunglasses sign" predicts nonorganic visual loss in neuro-ophthalmologic practice. Neurology 70(3):218–221. ► https://doi.org/10.1212/01.wnl.0000287090.98555.56

Bruno E, Mostile G, Dibilio V, Raciti L, Nicoletti A, Zappia M (2013) Clinical diagnostic tricks for detecting psychogenic gaze paralysis. Eur J Neurol 20(8):e107-108. ► https://doi.org/10.1111/ene.12181

Buttner U, Straube A, Handke V (1997) Opsoklonus und ocular flutter. Nervenarzt 68(8):633–637. ► https://doi.org/10.1007/s001150050173

Dattilo M, Biousse V, Bruce BB, Newman NJ (2016) Functional and simulated visual loss. In: Hallett M, Stone J, Carson A (Hrsg) Handbook of clinical neurology (chap 29), Bd. 139. Elsevier, München, S 329–341. ► https://doi.org/10.1016/b978-0-12-801772-2.00029-1

Digre KB, Brennan KC (2012) Shedding light on photophobia. J Neuroophthalmol 32(1):68–81. ► https://doi.org/10.1097/wno.0b013e3182474548

Digre KB, Nakamoto BK, Warner JE, Langeberg WJ, Baggaley SK, Katz BJ (2009) A comparison of idiopathic intracranial hypertension with and without papilledema. Headache 49(2):185–193. ► https://doi.org/10.1111/j.1526-4610.2008.01324.x

Enzenauer R, Morris W, O'Donnell T, Montrey J (Hrsg) (2014a) Functional ophthalmic disorders – ocular malingering and visual hysteria. Springer, Cham. ► https://doi.org/10.1007/978-3-319-08750-4

Enzenauer R, Morris W, O'Donnell T, Montrey J (2014b) Hysterical ocular functional disorders. In: Enzenauer R, Morris W, O'Donnell T, Montrey J (Hrsg) Functional ophthalmic disorders: ocular malingering and visual hysteria. Springer, Cham, S 33–54. ► https://doi.org/10.1007/978-3-319-08750-4_3

Enzenauer R, Morris W, O'Donnell T, Montrey J (2014c) Techniques and tests for functional ophthalmic disorders. In: Enzenauer R, Morris W, O'Donnell T, Montrey J (Hrsg) Functional ophthalmic disorders: ocular malingering and visual hysteria. Springer, Cham, S 89–94. ► https://doi.org/10.1007/978-3-319-08750-4_7

Flueckiger P, Mojon DS (2003) Detection of nonorganic visual loss with a new optotype chart in simulated malingerers (Diagnostik nichtorganischer Visusstörungen mittels einer neuen Sehtafel). Klin Monatsbl Augenheilkd 220(03):89–92. ► https://doi.org/10.1055/s-2003-38162

Hale DE, Reich S, Gold D (2024) Optokinetic nystagmus: six practical uses. Pract Neurol 24:285–288. ► https://doi.org/10.1136/pn-2023-003772

Howard RJ, Valori RM (1989) Hospital patients who wear tinted spectacles – physical sign of psychoneurosis: a controlled study. J R Soc Med 82(10):606–608

Kaski D, Bronstein AM, Edwards MJ, Stone J (2015) Cranial functional (psychogenic) movement disorders. Lancet Neurol 14(12):1196–1205. ► https://doi.org/10.1016/s1474-4422(15)00226-4

Kellner M, Wiedemann K, Zihl J (1997) Illumination perception in photophobic patients suffering from panic disorder with agoraphobia. Acta Psychiatr Scand 96(1):72–74. ► https://doi.org/10.1111/j.1600-0447.1997.tb09908.x

Lauschke JL, Plant GT, Fraser CL (2016) Visual snow: a thalamocortical dysrhythmia of the visual pathway? J Clin Neurosci 28:123–127. ► https://doi.org/10.1016/j.jocn.2015.12.001

Lim SA, Siatkowski RM, Farris BK (2005) Functional visual loss in adults and children. Patient characteristics, management, and outcomes. Ophthalmology 112(10):1821–1828. ► https://doi.org/10.1016/j.ophtha.2005.05.009

Miller BW (1973) A review of practical tests for ocular malingering and hysteria. Surv Ophthalmol 17(4):241–246

Ney JJ, Volpe NJ, Liu GT, Balcer LJ, Moster ML, Galetta SL (2009) Functional visual loss in idiopathic intracranial hypertension. Ophthalmology 116(9):1808–1813.e1801. ► https://doi.org/10.1016/j.ophtha.2009.03.056

Puledda F, Vandenbussche N, Moreno-Ajona D, Eren O, Schankin C, Goadsby PJ (2022) Evaluation of treatment response and symptom progression in 400 patients with visual snow syndrome. Br J Ophthalmol 106(9):1318–1324. ► https://doi.org/10.1136/bjophthalmol-2020-318653

Raviskanthan S, Wendt S, Ugoh PM, Mortensen PW, Moss HE, Lee AG (2022) Functional vision disorders in adults: a paradigm and nomenclature shift for ophthalmology. Surv Ophthalmol 67(1):8–18. ► https://doi.org/10.1016/j.survophthal.2021.03.002

Renze M (2017) Visual snow syndrome and its relationship to tinnitus. Int Tinnitus J 21(1):74–75. ► https://doi.org/10.5935/0946-5448.20170014

Schankin CJ, Maniyar FH, Digre KB, Goadsby PJ (2014) Visual snow – a disorder distinct from persistent migraine aura. Brain 137(Pt 5):1419–1428. ► https://doi.org/10.1093/brain/awu050

Schoenfeld MA, Hassa T, Hopf JM, Eulitz C, Schmidt R (2011) Neural correlates of hysterical blindness. Cereb Cortex 21(10):2394–2398. ► https://doi.org/10.1093/cercor/bhr026

Scott JA, Egan RA (2003) Prevalence of organic neuro-ophthalmologic disease in patients with functional visual loss. Am J Ophthalmol 135(5):670–675. ► https://doi.org/10.1016/s0002-9394(02)02254-7

Steffen H (2018) Nicht organische Sehstörungen (Non-organic visual loss). Klin Monatsbl Augenheilkd 235(05):647–658. ► https://doi.org/10.1055/a-0583-6532

Teodoro T, Cunha JM, Abreu LF, Yogarajah M, Edwards MJ (2019) Abnormal eye and cranial movements triggered by examination in people with functional neurological disorder. Neuroophthalmology 43(4):240–243. ► https://doi.org/10.1080/01658107.2018.1536998

van Dongen RM, Waaijer LC, Onderwater GLJ, Ferrari MD, Terwindt GM (2019) Treatment effects and comorbid diseases in 58 patients with visual snow. Neurology 93(4):e398–e403. ► https://doi.org/10.1212/wnl.0000000000007825

Werring DJ, Weston L, Bullmore ET, Plant GT, Ron MA (2004) Functional magnetic resonance imaging of the cerebral response to visual stimulation in medically unexplained visual loss. Psychol Med 34(4):583–589. ► https://doi.org/10.1017/s0033291703008985

Yeo JM, Carson A, Stone J (2019) Seeing again: treatment of functional visual loss. Pract Neurol 19(2):168–172. ► https://doi.org/10.1136/practneurol-2018-002092

Zahn JR (1978) Incidence and characteristics of voluntary nystagmus. J Neurol Neurosurg Psychiatry 41(7):617–623. ► https://doi.org/10.1136/jnnp.41.7.617

Funktionelle Hörstörungen

Inhaltsverzeichnis

10.1 Funktioneller Hörverlust – 126

10.2 Auditive Verarbeitungs- und Wahrnehmungsstörung – 126

10.3 Überempfindlichkeit des Hörens – 126

10.4 Tinnitus – 127

10.5 Niederfrequentes Brummen (Brummtonphänomen) – 128

10.6 Acoustic-shock-Syndrom – 129

Literatur – 131

S. Popkirov, *Funktionelle neurologische Störungen*,
https://doi.org/10.1007/978-3-662-69215-8_10

Funktionelle Störungen des Hörens gehören zum Arbeitsfeld der Hals-Nasen-Ohren-Heilkunde und führen nur selten zu neurologischen Vorstellungen. Zur Diagnosestellung bedarf es entsprechender Expertise und Gerätschaften, sodass auch im neurologischen Kontext auditive Symptome in der Regel eine konsiliarische HNO-ärztliche Beurteilung notwendig machen. Trotzdem sollten auch Nicht-Spezialisten mit den Grundzügen funktioneller Hörstörungen vertraut sein, da diese gelegentlich im Rahmen von funktionellen/neurologischen Krankheiten auftreten können. Auf die speziellen apparativen Untersuchungsmethoden und Differenzialdiagnosen der HNO wird hier nicht eingegangen.

10.1 Funktioneller Hörverlust

Der funktionelle Hörverlust beschreibt eine Erhöhung der subjektiven Hörschwelle ohne Zeichen einer entsprechenden objektiven Veränderung. Betroffen sind vorwiegend Kinder und Jugendliche. Dabei handelt es sich um ein insgesamt seltenes Krankheitsbild. In einer Studie aus Bern wurden unter 19.353 Patienten der HNO-Abteilung lediglich 40 Fälle dokumentiert (0,2 %) (Holenweg und Kompis 2010). Davon waren 18 Patienten im Erwachsenenalter, von denen bei 9 eine Simulation nachgewiesen werden konnte. In nur 4 der Fälle (0,02 %) wurde eine rein funktionelle (psychogene) Störung festgestellt. Die Diagnose basiert auf dem Nachweis eines **nicht-physiologischen Musters des Defizits,** wie beispielsweise einer Diskrepanz zwischen Tonschwellen- und Sprachaudiometrie. Zum objektiven Nachweis einer intakten Hörfunktion können otoakustische Emissionen und akustisch evozierte Potenziale gemessen werden (Baguley et al. 2016). In der audiologischen Fachliteratur sind weitere Vorgehensweisen zur Unterscheidung zwischen simulierten und funktionellen (genuin empfundenen) Hörstörungen zu finden (Austen und Lynch 2004).

10.2 Auditive Verarbeitungs- und Wahrnehmungsstörung

Bei der auditiven Verarbeitungs- und Wahrnehmungsstörung handelt es sich um eine zentrale Hörleistungsstörung, die primär im Kindesalter auftritt, aber gelegentlich auch bei Erwachsenen diagnostiziert werden kann (Berger 2007). Die sprachlich-auditive Verarbeitung ist dabei in mehreren Aspekten gestört (z. B. eingeschränkte Hörmerkspanne und Phonemdiskriminationsschwäche). Die Störung ist nicht durch einen peripheren Hörschaden oder eine allgemeine kognitive Beeinträchtigung bedingt. Die wichtigste Differenzialdiagnose im Kindesalter ist die Aufmerksamkeitsdefizit-Hyperaktivitäts-Störung (ADHS). Bei älteren Erwachsenen kann die Abgrenzung zwischen Altersschwerhörigkeit (Presbyakusis) einerseits und einer demenziellen Entwicklung andererseits schwierig sein. Der vorgeschlagene Begriff der „zentralen Presbyakusis" deutet auf die hohe Prävalenz auditiver Verarbeitungsstörungen im Alter hin (Humes et al. 2012). Ob derartige zentrale Verarbeitungsstörungen als „funktionelle" neurologische Störungen bezeichnet werden können, ist unklar. Die Diagnostik und Therapie der auditiven Verarbeitungs- und Wahrnehmungsstörung gehören dem Arbeitsfeld der Phoniatrie und Pädaudiologie an.

10.3 Überempfindlichkeit des Hörens

Die Terminologie bezüglich auditiver Empfindlichkeitsstörungen ist nicht ganz einheitlich. Während in der Neurologie die

Geräuschempfindlichkeit während einer Migräneattacke häufig als **Phonophobie** bezeichnet wird (Vingen et al. 1998), wird eine derartige Senkung der Geräuschtoleranzschwelle zutreffender als **Hyperakusis** bezeichnet (Baguley et al. 2016). Ausschlaggebend ist dabei nicht die Art des Geräusches, sondern lediglich dessen Lautstärke, die im Fall einer Hyperakusis definitionsgemäß unter der allgemeinen Schmerzschwelle liegen kann (Schaaf et al. 2003). Laute Geräusche, die normalerweise toleriert werden können, provozieren bei Patienten mit Hyperakusis negative Emotionen und reflektorische Erregungszustände. Hyperakusis ist ein häufiges Phänomen und betrifft 8–15 % der Allgemeinbevölkerung; eine besonders hohe Komorbidität besteht mit Tinnitus (s. unten). Hyperakusis ist auch häufig bei Patienten mit funktionellen Schmerzsyndromen wie der Fibromyalgie oder dem komplexen regionalen Schmerzsyndrom (Geisser et al. 2008; de Klaver et al. 2007). Chronische und akute emotionale Belastung können das Auftreten von Hyperakusis begünstigen (Hasson et al. 2013; Wallén et al. 2012). Neurophysiologisch wird der Hyperakusis daher eine überschießende zentrale Signalverstärkung unterstellt, welche sich insbesondere beim Zusammentreffen akustischer und emotionaler Mehrbelastung entwickeln kann (Knipper et al. 2013).

Die Hyperakusis ist vom **Recruitment** zu unterscheiden, das bei Patienten mit Innenohrschwerhörigkeit auftreten kann. Bei diesem Phänomen wird ab einer bestimmten Schwelle des Schallpegels im gestörten Frequenzbereich ein paradoxer, überproportionaler Anstieg der Lautstärke empfunden, da kompensatorisch benachbarte Haarzellen rekrutiert werden (Schaaf et al. 2003). Recruitment ist ein pathophysiologisches Begleitphänomen der Innenohrschwerhörigkeit und hängt nicht mit allgemeiner Hyperakusis zusammen.

▪▪ Misophonie

Bestimmte Geräusche, wie zum Beispiel das Kratzen einer Gabel auf Keramik, werden unabhängig von ihrer Lautstärke als sehr unangenehm empfunden. Kommt es zu ähnlichen negativen Emotionen in Bezug auf bestimmte neutrale Geräusche (z. B. Brummen des Computerlüfters, Atem- oder Essgeräusche), spricht man von einer Misophonie (Potgieter et al. 2019). Die Hauptemotion ist meistens Ärger und kann im Krankheitsverlauf zu dramatischen Verhaltensänderungen führen (z. B. isst der Betroffene nur noch getrennt von seiner Familie). Ist die dominierende Emotion Angst, wird von einer Phonophobie in engerem Sinne gesprochen. In neurophysiologischen Studien konnte die vegetative Begleitreaktion auf auslösende Geräusche sowie eine gleichzeitige Aktivierung limbischer Hirnregionen nachvollzogen werden (Potgieter et al. 2019).

Patienten mit Hyperakusis, Misophonie oder gemischten Störungen der Geräuschempfindlichkeit greifen oft zu schalldämpfenden Maßnahmen. Allerdings sind diese und andere Formen der Reizvermeidung langfristig kontraproduktiv. Ein Abbau von Vermeidungsverhalten ist essenzieller Bestandteil der Behandlung, die in erster Linie auf verhaltenstherapeutischen Methoden basiert (Potgieter et al. 2019; Schaaf et al. 2003).

10.4 Tinnitus

Tinnitus beschreibt das Hören eines Geräusches, für das keine äußere Ursache ersichtlich ist (s. ◘ Abb. 10.1). Einige Formen des Tinnitus lassen sich anhand ihrer spezifischen Ausprägung eindeutig diagnostizieren (s. ◘ Tab. 10.1) (Levine und Oron 2015). Der „klassische“ chronische, unspezifische, hochfrequente Tinnitus, der von 10 % der Bevölkerung berichtet wird, kann

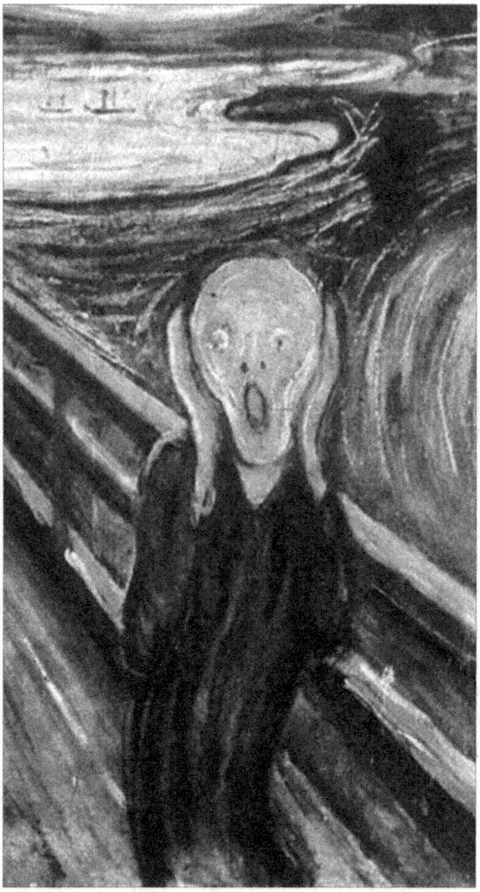

Abb. 10.1 Ausschnitt aus dem berühmten Gemälde „Der Schrei" von Edvard Munch (1893). Munchs eigener Erklärung nach bezieht sich der Titel nicht auf einen Schrei, den die abgebildete Person abgibt, sondern auf einen, den sie ohne erkennbare Quelle im Rahmen einer Angstattacke hört. Der Versuch, diesen Schrei durch Zuhalten der Ohren zu dämpfen, scheint vergebens. (Quelle: Wikimedia Commons; Lizenz: gemeinfrei)

allerdings nicht anhand seiner subjektiven Beschreibung einer bestimmten Ätiologie zugeschrieben werden (Baguley et al. 2013). Obwohl diverse Erkrankungen ursächlich infrage kommen, wird insgesamt von einem multifaktoriellen Geschehen mit erheblichem Einfluss psychischer Faktoren ausgegangen (Boecking et al. 2019). Neuere pathophysiologische Erklärungsmodelle gehen davon aus, dass die Spontanaktivität subkortikaler Hörbahnanteile („Hintergrundrauschen"), die normalerweise angesichts der Grunderwartung von „Stille" nicht weiterverarbeitet wird, bei Patienten mit Tinnitus als Standardwahrnehmung festgelegt und anschließend bewusst wahrgenommen wird (Sedley et al. 2016). Eine derartige Verzerrung der Wahrnehmung aufgrund von vorausgegangenen Krankheitserfahrungen (z. B. Knalltrauma), strukturellen Prädispositionen (z. B. Innenohrschwerhörigkeit), physiologischen Prozessen (Tinnituswahrnehmung bei absoluter Stille) und/oder ausgelenkter Aufmerksamkeit (z. B. Krankheitsangst) wird auch bei anderen funktionellen neurologischen Störungen vermutet (s. ▶ Kap. 6 und 9). Die pathologische Aufmerksamkeitsfokussierung, die bei Patienten mit Tinnitus oft besteht, kann mit einer neurophysiologischen Signalverstärkung und der damit oft verbundenen Hyperakusis in Zusammenhang gebracht werden.

Zur Behandlung stehen heutzutage spezielle Psychotherapieprogramme zur Verfügung (Boecking et al. 2019). Eine „entkatastrophisierende" Aufklärung, Techniken der kognitiven Verhaltenstherapie (Aufmerksamkeits- und Emotionsregulierung) sowie Entspannungsverfahren kommen zum Einsatz. Für die Wirksamkeit von Medikamenten oder speziellen Hörgeräten besteht wenig Evidenz.

10.5 Niederfrequentes Brummen (Brummtonphänomen)

Gelegentlich wird ein Ohrgeräusch im niedrigen Frequenzbereich berichtet, welches einen brummenden Charakter haben kann (s. ◘ Abb. 10.2). In den meisten Fällen kann auch durch präzise technische Umweltuntersuchungen kein derartiges Geräusch objektiviert werden, sodass von einem subjektiven Ohrgeräusch ausgegangen werden muss (Baguley et al. 2016). Eine

Tab. 10.1 Spezifische Formen von Tinnitus. (Nach Levine und Oron 2015)

Spezifische Tinnitus-Form	Merkmale
Plötzlicher kurzer einseitiger Tinnitus	Konstantes, lautes, hochfrequentes, streng einseitiges Geräusch für einige Sekunden, dann rasch nachlassend; benigne, bei etwa 75 % der Allgemeinbevölkerung vorhanden
Knistern oder Rauschen bei Kopf- oder Kieferbewegungen	Fremdkörper (Cerumen, Haar, Wasser) berührt Trommelfell
Flattern/Ohrflattern	Muskelzuckungen des M. stapedius; gelegentlich synkinetisch aktiviert nach Fazialisparese oder nach lauten Geräuschen; möglicherweise auch stressbedingtes Auftreten
Syndrom des explodierenden Kopfes	Plötzlicher lauter Knall im ganzen Kopf beim Einschlafen oder aus dem Schlaf heraus; gelegentlich von Tachykardie und Angst begleitet; häufige, benigne Parasomnie
Autophonie	Körpereigene Geräusche wie Atmung oder Sprechen werden (aufgrund einer klaffenden Tube) laut und echoartig gehört
Stereotype/repetitive auditorische Halluzinationen (nicht-verbal, nicht-musikalisch)	Können im Rahmen von Hirnstamminfarkten oder anderen Hirnläsionen auftreten
Musikhalluzinationen	Insbesondere bei älteren Frauen mit fortgeschrittener Innenohrschwerhörigkeit; pathophysiologische Parallele zum Charles-Bonnet-Syndrom
Klickende Geräusche	Gaumensegel-Myoklonus, M. stapedius-Kontraktion oder Tuben-Dysfunktion
Schreibmaschinen-/Stakkato-Tinnitus	Schreibmaschinenartige Klicks oder stakkatoartiges Prasseln auf einem Ohr; ursächlich kann ein Gefäß-Nerven-Konflikt sein (z. B. zwischen N. vestibulocochlearis und A. cerebelli anterior inferior)
Pulssynchrones Ohrgeräusch	Ein- oder beidseitig; kann verschiedene Ursachen haben, Abklärung wird empfohlen; in 1/4 der Fälle wird keine pathologische Ursache gefunden

Verursachung durch Infraschall (<16 Hz) konnte bislang nicht demonstriert werden (Pedersen et al. 2008). Ob es sich beim sogenannten Brummtonphänomen letztlich um einen niederfrequenten Tinnitus, eine selektive Hyperakusis für tiefe Frequenzen oder einen physiologisch bislang unentdeckten Effekt von Infraschall handelt, ist derzeit noch ungeklärt (Baguley et al. 2016; Salt und Hullar 2010). Das vibroakustische bzw. Windradsyndrom, dem eine Verursachung durch Infraschall unterstellt wird, wird gesondert besprochen (s. ▶ Kap. 14).

10.6 Acoustic-shock-Syndrom

Wenn der Hörapparat einer erheblichen Schallenergie ausgesetzt wird, kann dies zu strukturellen Läsionen des Innenohrs (beim **Knalltrauma**) und des Mittelohrs (beim **Explosionstrauma**) führen. Beiden Verletzungsmustern liegt eine Schalldruckspitze von 150–190 dB zugrunde; ein Knall hält definitionsgemäß 1–2 ms an, die Explosion länger (van de Weyer et al. 2011). Davon zu unterscheiden ist das **Acoustic-shock-Syndrom**, bei dem ein plötzliches,

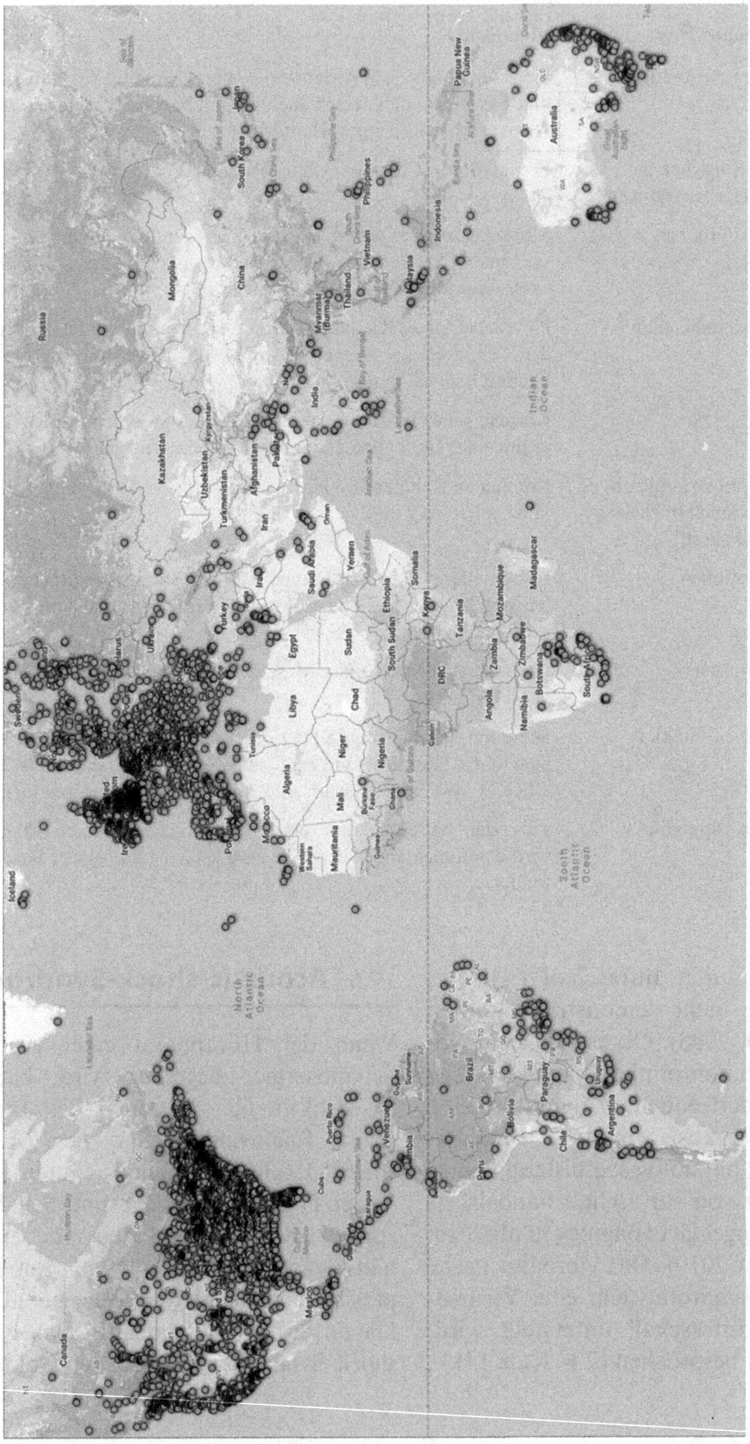

Abb. 10.2 Die knapp 10.000 Markierungen auf der Weltkarte entsprechen Einträgen von Personen, die einen „Brummton“ unklarer Ursache wahrnehmen. (Quelle: ▶ https://thehum.info; mit freundlicher Genehmigung von © Glen MacPherson 2020; all rights reserved)

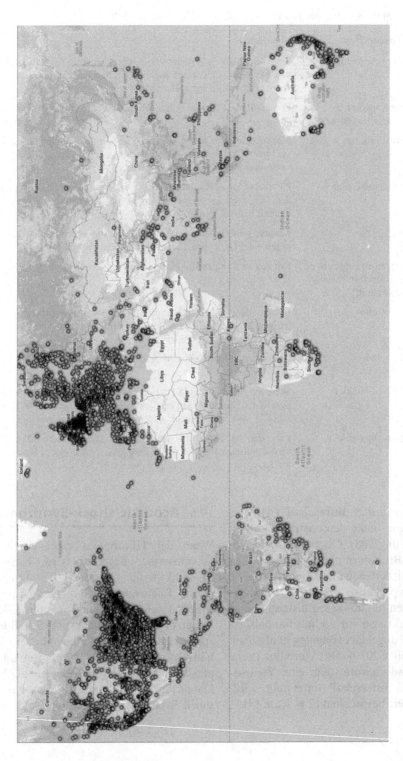

unerwartetes akustisches Ereignis (mittellaut bis laut) zwar nicht zwingend eine physikalische Schädigung verursacht, das aber als extrem unangenehm und bedrohlich erlebt wird (McFerran und Baguley 2007). Neben akuten Symptomen wie Ohrenschmerzen, Hyperakusis, Tinnitus, Druck- und Völlegefühl im Ohr klagen Patienten (insbesondere im Verlauf) über affektive Störungen, Schwindel, Kopfschmerzen und Schlafstörungen. Eine tatsächliche Hörminderung ist nur selten nachweisbar. Die akuten Symptome können auf eine reflektorische Verkrampfung der Binnenmuskeln des Mittelohres *(Mm. tensor tympani et stapedius)* sowie eine Begleitaktivierung trigeminozervikaler Netzwerke zurückgeführt werden (Norena et al. 2018). Die Chronifizierung und Ausbreitung der Symptome wird am ehesten durch die begleitende affektive Störung im Kontext konkreter Krankheitsangst bestimmt (McFerran und Baguley 2007). Die Abläufe der neurophysiologischen Fehlanpassung nach starkem Initialreiz erinnern an die Pathophysiologie bei anderen funktionellen Sinnesstörungen wie dem funktionellen Schwindel (s. ► Kap. 8) (Popkirov et al. 2019).

Das Acoustic-shock-Syndrom ist besonders häufig bei Call-Center-Agenten beschrieben, da technische Probleme zu plötzlichen, lauten Störgeräuschen führen können. In einer epidemiologischen Untersuchung wurde interessanterweise an einigen Zentren kein einziger Fall registriert, während an einem anderen Zentrum mit gleicher technischer Ausrüstung 20 von 90 Mitarbeitern (22 %) ein Acoustic-shock-Syndrom entwickelt hatten (McFerran und Baguley 2007). Derartige Cluster lassen die pathophysiologische Bedeutung sozialer Faktoren erkennen (s. ► Kap. 17). Um eine „Modekrankheit" dürfte es sich jedoch nicht handeln: Ähnliche Symptome nach beruflichem Telefonieren wurden bereits 1889 im *British Medical Journal* als „Telephone Tinnitus" berichtet (Anonym 1889).

Literatur

Anonym, (1889) The telephone as a cause of ear troubles. BMJ 1499:671–672

Austen S, Lynch C (2004) Non-organic hearing loss redefined: understanding, categorizing and managing non-organic behaviour. Int J Audiol 43(8):449–457. ► https://doi.org/10.1080/14992020400050057

Baguley D, McFerran D, Hall D (2013) Tinnitus. Lancet 382(9904):1600–1607.► https://doi.org/10.1016/s0140-6736(13)60142-7

Baguley DM, Cope TE, McFerran DJ (2016) Functional auditory disorders. Handb Clin Neurol 139:367–378. ► https://doi.org/10.1016/b978-0-12-801772-2.00032-1

Berger R (2007) Auditive Verarbeitungs- und Wahrnehmungsstörungen (AVWS) (Auditory processing perception disorder (CAPD)). Z Allg Med 83(03):113–117. ► https://doi.org/10.1055/s-2007-971040

Boecking B, Brueggemann P, Mazurek B (2019) Tinnitus: psychosomatische Aspekte. HNO 67(2):137–152. ► https://doi.org/10.1007/s00106-019-0609-7

de Klaver MJ, van Rijn MA, Marinus J, Soede W, de Laat JA, van Hilten JJ (2007) Hyperacusis in patients with complex regional pain syndrome related dystonia. J Neurol Neurosurg Psychiatry 78(12):1310–1313. ► https://doi.org/10.1136/jnnp.2006.111609

Geisser ME, Glass JM, Rajcevska LD, Clauw DJ, Williams DA, Kileny PR, Gracely RH (2008) A psychophysical study of auditory and pressure sensitivity in patients with fibromyalgia and healthy controls. J Pain 9(5):417–422. ► https://doi.org/10.1016/j.jpain.2007.12.006

Hasson D, Theorell T, Bergquist J, Canlon B (2013) Acute stress induces hyperacusis in women with high levels of emotional exhaustion. PLoS ONE 8(1):e52945. ► https://doi.org/10.1371/journal.pone.0052945

Holenweg A, Kompis M (2010) Non-organic hearing loss: new and confirmed findings. Eur Arch Otorhinolaryngol 267(8):1213–1219. ► https://doi.org/10.1007/s00405-010-1218-y

Humes LE, Dubno JR, Gordon-Salant S, Lister JJ, Cacace AT, Cruickshanks KJ, Gates GA, Wilson RH, Wingfield A (2012) Central presbycusis: a review and evaluation of the evidence. J Am Acad Audiol 23(8):635–666. ► https://doi.org/10.3766/jaaa.23.8.5

Knipper M, Van Dijk P, Nunes I, Ruttiger L, Zimmermann U (2013) Advances in the neurobiology of hearing disorders: recent developments regarding the basis of tinnitus and hyperacusis. Prog Neurobiol 111:17–33. ► https://doi.org/10.1016/j.pneurobio.2013.08.002

Levine RA, Oron Y (2015) Tinnitus. Handb Clin Neurol 129:409–431. ► https://doi.org/10.1016/b978-0-444-62630-1.00023-8

McFerran DJ, Baguley DM (2007) Acoustic shock. J Laryngol Otol 121(4):301–305. ► https://doi.org/10.1017/s0022215107006111

Norena AJ, Fournier P, Londero A, Ponsot D, Charpentier N (2018) An integrative model accounting for the symptom cluster triggered after an acoustic shock. Trends Hear 22:2331216518801725. ► https://doi.org/10.1177/2331216518801725

Pedersen CS, Møller H, Waye KP (2008) A detailed study of low-frequency noise complaints. J Low Freq Noise Vib Act Control 27(1):1–33. ► https://doi.org/10.1260/026309208784425505

Popkirov S, Baguley DM, Carson AJ, Brown RJ, Stone J (2019) The neurology of the Cuban „sonic attacks". Lancet Neurol 18(9):817–818. ► https://doi.org/10.1016/s1474-4422(19)30246-7

Potgieter I, MacDonald C, Partridge L, Cima R, Sheldrake J, Hoare DJ (2019) Misophonia: a scoping review of research. J Clin Psychol 75(7):1203–1218. ► https://doi.org/10.1002/jclp.22771

Salt AN, Hullar TE (2010) Responses of the ear to low frequency sounds, infrasound and wind turbines. Hear Res 268(1–2):12–21. ► https://doi.org/10.1016/j.heares.2010.06.007

Schaaf H, Klofat B, Hesse G (2003) Hyperakusis, Phonophobie und Recruitment. HNO 51(12):1005–1011

Sedley W, Friston KJ, Gander PE, Kumar S, Griffiths TD (2016) An integrative tinnitus model based on sensory precision. Trends Neurosci 39(12):799–812. ► https://doi.org/10.1016/j.tins.2016.10.004

van de Weyer PS, Praetorius M, Tisch M (2011) Update: Knall- und Explosionstraumata. HNO 59(8):811. ► https://doi.org/10.1007/s00106-011-2352-6

Vingen JV, Pareja JA, Storen O, White LR, Stovner LJ (1998) Phonophobia in migraine. Cephalalgia 18(5):243–249. ► https://doi.org/10.1046/j.1468-2982.1998.1805243.x

Wallén MB, Hasson D, Theorell T, Canlon B (2012) The correlation between the hyperacusis questionnaire and uncomfortable loudness levels is dependent on emotional exhaustion. Int J Audiol 51(10):722–729. ► https://doi.org/10.3109/14992027.2012.695874

Funktionelle Sprech-, Schluck- und Sprachstörungen

Inhaltsverzeichnis

11.1 Funktionelle Dysphonie – 134

11.2 Funktionelle Dysphagie und Globusgefühl – 138

11.3 Funktionelles Stottern – 138

11.4 Funktionelle Dysarthrie – 139

11.5 Funktionelle Dysprosodie – 139

11.6 Funktionelle Sprachstörungen – 140

11.7 Logopädie – 141

Literatur – 142

S. Popkirov, *Funktionelle neurologische Störungen*,
https://doi.org/10.1007/978-3-662-69215-8_11

Die verbale Kommunikationsfähigkeit kann auf unterschiedlichen Ebenen der Stimm- und Sprachproduktion gestört sein. Wenn die Symptomatik nicht auf strukturelle Schäden zurückzuführen ist, spricht man von einer nicht-organischen, psychogenen oder funktionellen Störung. Während Sprachstörungen allgemein als neurologisches Symptom gewertet werden, wenden sich Patienten mit einer Störung des Stimmklangs (Dysphonie) oder des Redeflusses (z. B. Stottern) in aller Regel primär an Logopäden oder an HNO-Ärzte. Im neurologischen Setting werden derartige (funktionelle) Störungen meistens in Kombination mit anderen (funktionellen) neurologischen Ausfällen beobachtet. Etwa 2/3 aller Patienten mit dissoziativen Anfällen zeigen eine postiktale Veränderung der Stimme (Flüstern oder verwaschene Sprache) (Chabolla und Shih 2006; Izadyar et al. 2018); iktales Stottern kann in 8,5 % der Fälle während eines dissoziativen Anfalls beobachtet werden (Vossler et al. 2004). Bei Patienten mit funktionellen Bewegungsstörungen haben 17–43 % der Betroffenen begleitend eine Stimm- oder Sprachstörung (Chung et al. 2018). Akute funktionelle Sprech- und Sprachstörungen stellen den zweithäufigsten funktionellen Stroke Mimic dar und müssen in diesem neurologischen Kontext rasch erkannt werden, um unnötige Therapien zu vermeiden (Gargalas et al. 2017; Popkirov et al. 2020) (▶ Kap. 15).

Die endgültige Diagnose einer isolierten Stimm- oder Sprachstörung muss meistens durch Spezialisten aus den Gebieten der Phoniatrie, Logopädie oder Hals-Nasen-Ohren-Heilkunde gestellt werden. Dennoch sollten Vertreter relevanter Nachbardisziplinen wie der Neurologie, Psychiatrie, Psychosomatik und der klinischen Psychologie mit den Grundformen funktioneller Störungen und deren klinischen Charakteristika vertraut sein. Obwohl gemischte Formen der funktionellen Sprech- und Sprachstörungen häufig sind, werden hier die einzelnen Störungsformen separat besprochen.

11.1 Funktionelle Dysphonie

Es existieren verschiedene Klassifikationssysteme für die Nosologie und Nomenklatur funktioneller Dysphonien. Nach Baker et al. erfolgt die Aufteilung in organische und funktionelle Dysphonien und innerhalb letzterer Gruppe in hyperfunktionelle und hypofunktionelle/psychogene Dysphonien (s. ◘ Abb. 11.1 und ◘ Tab. 11.1) (Baker 2016).

▪▪ Hyperfunktionelle Dysphonie

Die phonogene oder hyperfunktionelle Dysphonie ist auf eine übermäßige stimmliche Anstrengung zurückzuführen (engl. „muscle tension voice disorder“). Tritt diese Regulationsstörung der Phonation im beruflichen

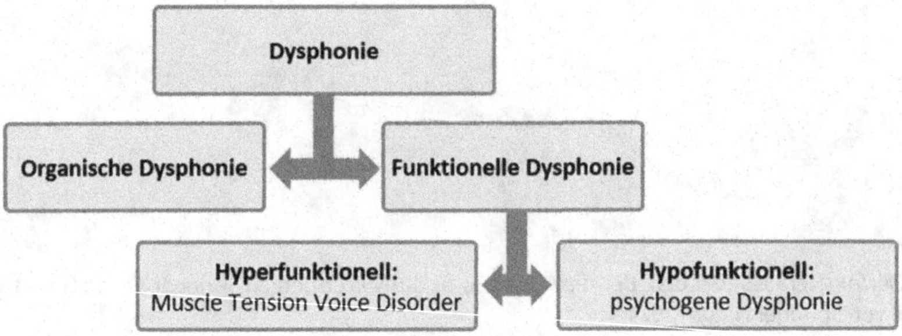

◘ **Abb. 11.1** Klassifikation der Dysphonien nach Baker (2016)

Tab. 11.1 Klinische Charakteristika der funktionellen Dysphonie. (Modifiziert nach Baker 2016)

Merkmal	Hyperfunktionelle Dysphonie	Psychogene (hypofunktionelle) Dysphonie
Stimme	Angestrengt, rau, heiser, gepresst; Erschöpfbarkeit der Stimme	Aphonie; schwache, leise und behauchte Stimme; tiefe, raue und heisere Stimme; brüchige oder Falsettstimme
Begleitbeschwerden	Schmerzen oder Fremdkörpergefühl; Globusgefühl; Räusper- oder Hustenzwang	Globusgefühl; Räusper- oder Hustenzwang
Artikulation	Normal	Angestrengt, akzentuierte Mimik und Lippenbewegungen, um Dysphonie zu kompensieren
Atmung	Vermehrte Schulteratmung	Vermehrte Schulteratmung
Laryngoskopiebefund	Ausschluss struktureller Ursachen; sekundäre Folgeschäden wie lokale Rötung, Schwellung oder Stimmbandknötchen sind mit der Diagnose vereinbar	Ausschluss struktureller Ursachen; Nachweis eines normalen reflektorischen Glottisverschlusses durch Husten, Räuspern oder Lachen
Auslöser	Angestrengtes Sprechen, oft im beruflichen Kontext	Psychisch belastende und konfliktgeladene Situationen
Beginn	Subakut bis langsam progredient	Akut bis subakut
Verlauf	Chronischer Verlauf mit Exazerbationen entsprechend der Mehrbelastung	Variabler Verlauf mit gelegentlicher Normalisierung; Verschlechterung bei emotionaler Belastung
Störungsebene	Reflektorische Überaktivität der Phonationsmuskulatur als Fehlanpassung	Störung der Stimmbildung und Sprachproduktion entsprechend der Symptomerwartung
Behandlung	Normalisierung durch gezielten Einsatz lokaler und allgemeiner Entspannungstechniken; psychosoziale Faktoren werden identifiziert und behandelt	Normale Phonation wird durch Ablenkung oder alternative Aktivierung produziert und darauf aufbauend geübt; psychosoziale Faktoren werden identifiziert und behandelt

Kontext auf (z. B. bei Lehrern oder Pfarrern), spricht man auch von einer Berufsdysphonie (oder veraltet *Dysphonia clericorum*). Stimmbandknötchen oder andere organische Veränderungen der Stimmlippen können als sekundäre organische Folgen der Fehlbelastung imponieren.

Die Stimme klingt typischerweise rau, heiser, angestrengt oder gepresst. Der Symptombeginn ist subakut und entwickelt sich im Rahmen vermehrter Sprechanstrengung. Gelegentlich kann die Störung auch nach einem Infekt der oberen Atemwege oder postoperativ auftreten. Patienten klagen neben der veränderten Stimmqualität über ein unangenehmes Kloßgefühl im Hals (Globusgefühl), Schmerzen oder Fremdkörpergefühl im Kehlkopf, Erschöpfbarkeit der Stimme oder ein Gefühl der vermehrten Schleimbildung mit Husten-, Schluck- oder Räusperzwang (Baker 2016).

▪▪ Hypofunktionelle Dysphonie

Im Gegensatz dazu ist bei der hypofunktionellen Dysphonie die Fähigkeit zur gewollten Stimmproduktion eingeschränkt. Wenn die Symptomatik unmittelbar reversibel ist oder andere pathophysiologische Unstimmigkeiten aufweist (z. B. normale Phonation beim Husten oder Lachen), so ist eine spezifische ursächliche laryngeale oder neurologische Schädigung ausgeschlossen, und man spricht von einer funktionellen Dysphonie im engeren Sinne bzw. einer **psychogenen** Dysphonie (Baker 2016; Kiese-Himmel 2015).

Das klinische Spektrum der Stimmveränderungen bei der psychogenen Dysphonie reicht von der kompletten und andauernden Aphonie über Stimmveränderungen, die sich mit den Symptomen der hyperfunktionellen Dysphonie überschneiden, bis hin zur behauchten oder flüsternden Sprache, Heiserkeit oder Falsettstimme. Begleitend können Globusgefühl, Husten- oder Räusperzwang auftreten. Der Beginn ist typischerweise akut und folgt auf psychosoziale oder stimmbezogene Ereignisse. Besondere Bedeutung wird belastenden Situationen zugeschrieben, bei denen sowohl die Aussprache als auch das Nicht-Sprechen mit negativen Folgen verbunden ist (engl. „conflicts of speaking out“) (Baker et al. 2013).

▪ Untersuchungsbefunde und Diagnosestellung

Bei allen Formen der funktionellen Dysphonie ist neben der ausführlichen Eigen-, Sozial- und Fremdanamnese auch eine logopädische und ggf. laryngoskopische Untersuchung notwendig (Dietrich 2023). Die Verfügbarkeit von Geräten zur flexiblen endoskopischen Evaluation des Schluckens (FEES) an vielen Kliniken mit Schlaganfallexpertise erlaubt mittlerweile auch eine erste Beurteilung in der Neurologie. Patienten mit einer hyperfunktionellen Dysphonie sind insgesamt häufiger als solche mit hypofunktionellen/psychogenen Störungen, gelangen aber aufgrund der langsam-progredienten Krankheitsentwicklung oft über die Primärversorgung direkt in den ambulanten logopädischen oder HNO-ärztlichen Bereich.

Die Diagnose einer hyperfunktionellen Dysphonie erfolgt anhand der typischen Anamnese und des klinischen Bildes in Kombination mit einer laryngoskopischen Ausschlussdiagnostik. Die Diagnose der psychogenen (hypofunktionellen) Dysphonie basiert in erster Linie auf dem Nachweis einer Wechselhaftigkeit bzw. Umkehrbarkeit der Symptome, die mit einer strukturellen Schädigung nicht vereinbar wären. Hierzu reicht gelegentlich die Eigen- oder Fremdanamnese zum bisherigen Verlauf (z. B. Symptome nur in bestimmten sozialen Situationen) oder eine genaue Beobachtung in der Untersuchungssituation (z. B. Phonation beim Seufzen oder bei Interjektionen wie „aua“ oder „hm“). Auch die erfolgreiche Phonation (sprich: Glottisschluss) beim Husten, Räuspern oder Lachen kann den funktionellen Charakter einer Aphonie nachweisen (s. ◘ Abb. 11.2) (Bader und Schick 2013). Gelegentlich können übertriebene Artikulationsbewegungen der Lippen und ein angestrengter Gesichtsausdruck die psychogene Dysphonie begleiten (Baker 2016).

Die Diagnostik einer funktionellen Dysphonie ist mit der Symptomzuordnung nicht abgeschlossen; es sollte eine klinisch-psychologische Einordnung der Beschwerden erfolgen, um relevante Risikofaktoren wie Persönlichkeitszüge, psychiatrische Komorbiditäten oder psychosoziale Stressoren zu identifizieren (Kiese-Himmel 2015).

▪ Erklärungsmodell

Die Vermittlung eines nachvollziehbaren Erklärungsmodells, angepasst an die individuelle Krankheitsgeschichte, ist wichtig zur Genesung. Bei der hyperfunktionellen Dysphonie sollte die reflektorische Verfestigung der muskulären Überaktivität als

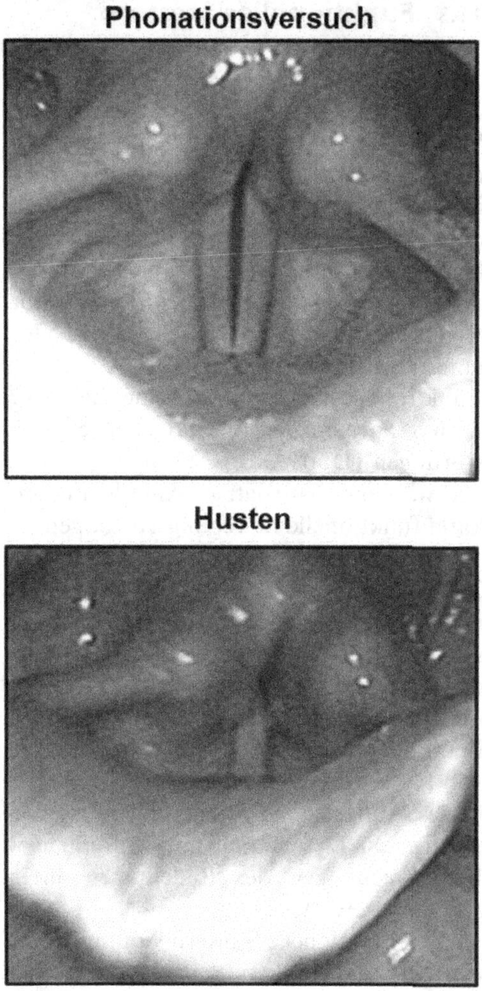

Abb. 11.2 Laryngoskopiebefund bei einer Patientin mit funktioneller Aphonie. Beim Versuch zu phonieren zeigt sich ein langstreckig inkompletter Glottisverschluss. Beim Husten wird hingegen ein kompletter Glottisverschluss beobachtet. (Adaptiert nach Bader und Schick 2013; mit freundlicher Genehmigung © Springer-Verlag Berlin Heidelberg 2013; all rights reserved)

Ergebnis erhöhter Anforderung und psychischer (Über-)Kompensation erläutert werden. Es sollte darauf hingewiesen werden, dass eventuell nachweisbare, sekundäre Organschäden (z. B. Stimmbandknötchen) nicht die primäre Ursache der Beschwerden sind, sondern Folgeerscheinungen. Die gute Prognose mittels Stimmtherapie oder Logopädie und ggf. unterstützender Verhaltenstherapie sollte betont werden.

Bei akut aufgetretenen funktionellen Dysphonien sollten physiologische und primär stressbezogene Symptome, die am Anfang der Erkrankung gestanden haben könnten, besprochen werden. Anhand der Redewendung „jemandem die Sprache verschlagen“ kann verdeutlicht werden, wie häufig und natürlich eine Sprechhemmung bei emotionaler Überforderung ist. Der sprichwörtliche „Kloß im Hals“ dürfte jedem eine bekannte Erfahrung sein und kann als Beispiel für eine physiologische Belastungserscheinung im Halsbereich dienen. Auch die Folgen einer physiologischen Überanstrengung können mit einfachen Alltagsbeispielen nachvollzogen werden, z. B. Heiserkeit nach angestrengtem Reden in lauter Umgebung. Dass derartige Störungen unter gewissen Bedingungen in einen Reflex- bzw. Dauerzustand übergehen können, kann als eine Art Konditionierung verstanden werden, die mittels entsprechenden Verhaltensübungen korrigiert werden kann.

Therapie der funktionellen Dysphonie

Bei der funktionellen Dysphonie sind charakteristische Verschaltungen von negativem Affekt und physiologischen Fehlanpassungen zu finden (Kiese-Himmel 2015; Kollbrunner und Seifert 2017). Neben der ausführlichen Psychoedukation (ggf. mit Demonstration des Laryngoskopiebefundes) ist daher eine Psychotherapie nach den Methoden der **Verhaltenstherapie** zielführend (Miller et al. 2014). In einer Studie an 40 Patienten mit funktioneller Dysphonie wurde allen Teilnehmern nach Diagnosestellung eine Psychotherapie mit oder ohne begleitender Stimmtherapie angeboten (Reiter et al. 2013). Von den 15 Patienten, die eine Verhaltenstherapie annahmen, zeigten die meisten eine komplette Remission und die Übrigen eine deutliche Symptombesserung (Verlaufskontrolle nach 6–32 Monaten). Die Langzeiterfolge nach Stimmtherapie ohne Verhaltenstherapie waren wesentlich schlechter.

Bei der manuellen Kehlkopftherapie (engl. „circumlaryngealmanual therapy") wird mit gezielten Manipulationen versucht, lokale Muskelverspannungen zu lösen. Diese Technik hat in einarmigen Studien bislang sehr gute Ergebnisse bei der funktionellen Dysphonie gezeigt, teils auch im Langzeitverlauf (Roy et al. 1997, 2009). Für hyperfunktionelle Dysphonien konnte ein Therapieeffekt in der phonetischen Analyse objektiviert und ein Vorteil gegenüber Kontrollbehandlungen nachgewiesen werden (Van Lierde et al. 2010). Inwiefern ein spezifischer biologischer Effekt bei hypofunktionellen/psychogenen Dysphonien eine Rolle spielt, ist unklar. Allerdings konnte mittels funktioneller MRT-Bildgebung in einzelnen Fällen nach nur einer Behandlungssitzung eine Normalisierung der neurophysiologischen Emotionsverarbeitung parallel zur klinischen Remission nachgewiesen werden (Spengler et al. 2017).

11.2 Funktionelle Dysphagie und Globusgefühl

Sowohl die funktionelle Schluckstörung als auch das Globusgefühl sind nur nach entsprechender apparativer **Ausschlussdiagnostik** zu diagnostizieren und bedürfen somit stets einer gastroenterologischen oder HNO-ärztlichen Untersuchung (Baumann und Katz 2016). Daher ist es nicht verwunderlich, dass diese Symptome selten in der neurologischen Literatur formal besprochen werden (Barnett et al. 2019). Bezüglich der Stufendiagnostik und der Befunde, die die Diagnose einer funktionellen Schluckstörung oder eines funktionellen Globusgefühls erlauben, wird auf gastroenterologische Richtlinien verwiesen (Galmiche et al. 2006).

11.3 Funktionelles Stottern

Stottern beschreibt eine **Redeflussstörung,** die durch das Wiederholen von Lauten und Silben, Wortunterbrechungen, Lautdehnungen und Blockierungen charakterisiert ist (Neumann et al. 2017). Als psychogenes oder funktionelles Stottern wird ein erworbenes Stottern bezeichnet, welches im Gegensatz zum erworbenen *neurogenen* Stottern nicht auf eine ursächliche Hirnschädigung zurückzuführen ist (s. ◘ Abb. 11.3). Funktionelles Stottern ist eine der häufigsten Formen der funktionellen Sprechstörungen (Duffy 2016). Es tritt gelegentlich während dissoziativer Anfälle auf und kann funktionelle Bewegungsstörungen begleiten (Baizabal-Carvallo und Jankovic 2015; Vossler et al. 2004). Das erworbene neurogene Stottern ist wiederum vom originären (früher „idiopathischen") Stottern des Kindesalters zu unterscheiden. Es kann im Rahmen diverser hirnorganischer Erkrankungen auftreten und wird meistens von Dysarthrie oder Aphasie begleitet. Isoliertes Auftreten ist selten und muss vorsichtig von Dysarthrien mit stotterartigen Unterbrechungen des Redeflusses unterschieden werden.

Das funktionelle Stottern kann nicht immer zuverlässig anhand seiner phonetischen Charakteristika erkannt werden (Duffy 2016). In der Abgrenzung zum neurogenen erworbenen Stottern sind folgende Merkmale hinweisend für ein funktionelles Stottern: erhebliche oder situative Variabilität in der klinischen Manifestation, systematische, gleichmäßige Wiederholung aller Silben, ausdruckstarke mimische und gestische Anstrengungszeichen, agrammatikalische oder falsche Sprache („Ich nicht richtig reden können") und dramatische Besserung nach kurzer Therapiedauer (Duffy 2016).

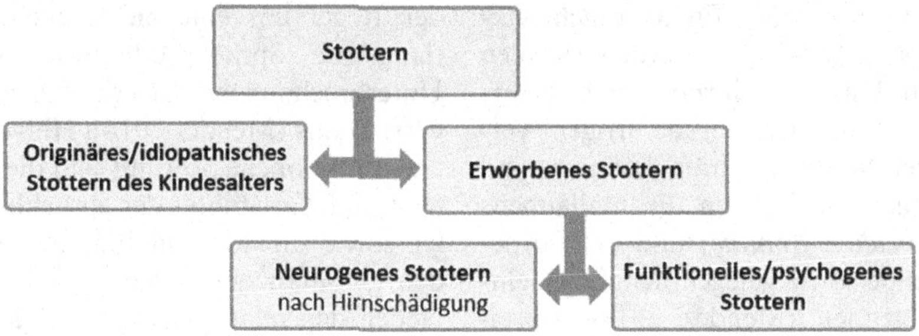

Abb. 11.3 Formen des Stotterns

11.4 Funktionelle Dysarthrie

Funktionelle Artikulationsstörungen treten meistens begleitend zu funktionellen Paresen oder Bewegungsstörungen auf (Fasano et al. 2012; Stone et al. 2010). Spezifische Zeichen einer Lähmungserscheinung oder Bewegungsstörung im Gesicht können daher die diagnostische Zuordnung der Dysarthrie erleichtern (s. ► Kap. 6 und 7). Neben allgemeinen Merkmalen funktioneller Störungen (Ablenkbarkeit, Variabilität, Unstimmigkeit) kann die Diskrepanz zwischen einer schwergradigen Sprechstörung und einem **ungestörten Schluckakt** hinweisend für die funktionelle Genese sein (Duffy 2016). Dysarthrische Sprachveränderungen können in Kombination mit einer Dysprosodie den Anschein eines fremden Akzentes produzieren, was gelegentlich als Fremdsprachenakzent-Syndrom bezeichnet wird (s. unten).

11.5 Funktionelle Dysprosodie

Unter Prosodie werden lautliche Eigenschaften der Sprachproduktion wie Akzent, Intonation, Satzmelodie und Rhythmus zusammengefasst. Häufig sind Dysprosodien im neurologischen Kontext bei der Parkinson-Krankheit oder nach rechtshirnigen Schlaganfällen anzutreffen (Dyukova et al. 2010; Skodda et al. 2009). Allerdings tritt in diesen Fällen die Dysprosodie selten isoliert auf, sondern wird von Dysarthrophonie, Aphasie oder anderen fokal-neurologischen Defiziten begleitet. Auch psychiatrische Erkrankungen wie Autismus oder Schizophrenie weisen atypische Prosodien auf (McCann und Peppe 2003; Rieber und Vetter 1994). Der Begriff „funktionelle Dysprosodie" beschreibt Störungen, die den individuellen Vorstellungen einer Sprachstörung entsprechen und nicht durch eine zugrunde liegende hirnorganische Läsion zu erklären sind.

▪▪ Infantile Redeweise

Eine verhältnismäßig häufige Form der funktionellen Dysprosodie ist die kindliche oder infantile Redeweise, die gelegentlich bei Patienten mit funktionellen Bewegungsstörungen sowie bei Patienten mit dissoziativen Anfällen (iktal und interiktal) anzutreffen ist (Chung et al. 2018; Howlett und Reuber 2009). Es können sich neben der kindlichen Intonation auch lispelartige Sprechstörungen und eine Vereinfachung der Sprache zeigen. Diese Sprachstörung ist meist vorübergehend und kann mit einer allgemeinen Regression des Verhaltens einhergehen.

▪▪ Fremdsprachenakzent-Syndrom

Wenn eine Dysprosodie in Kombination mit leichtgradiger Dysarthrie den Aussprachegewohnheiten eines erkennbaren Akzentes nahekommt, kann dies (sehr medienwirksam) als Fremdsprachenakzent-Syndrom bezeichnet werden (Keulen et al. 2016). Unter den hirnorganischen Erkrankungen, die zu einer derartigen Verzerrung der Sprache führen können, sind Schädigungen des linken Frontallappens (insb. *Operculum frontale*) und der vorderen Inselrinde sowie gelegentlich des Kleinhirns zu nennen (Mendez 2018). In einer Querschnittstudie an 49 Patienten mit Fremdsprachenakzent-Syndrom war nur bei 1/5 der Betroffenen eine zugrunde liegende neurologische Erkrankung zu eruieren; bei 35 (71 %) Personen konnte die Störung als funktionell eingestuft werden (McWhirter et al. 2019). Patienten mit funktionellem Fremdsprachenakzent-Syndrom hatten häufig zusätzliche funktionelle neurologische Störungen, Migräne, Reizdarmsyndrom und/oder chronische Schmerzen. Folgende Merkmale legten eine funktionelle Genese nahe: Diskrepanz zwischen Artikulationsstörung und nicht-verbaler, orolingualer Motorik, inkonsistente Artikulationsstörung von Konsonanten, funktionelle Dysphonie, für Alter und Geschlecht untypische Stimmlage, kindliche Sprachmelodie, erhebliche Variabilität in der Ausprägung des „Akzentes" und übertriebene Anstrengungs- oder Erschöpfungszeichen (McWhirter et al. 2019). Bei einer vermehrten Sprechanstrengung ist differenzialdiagnostisch an eine **Sprechapraxie** zu denken. Diese ist an einem hohen Fehlerbewusstsein und Korrekturverhalten sowie apraktischen Suchbewegungen des Mundes zu erkennen und meistens Folge links-frontaler Hirnläsionen.

11

11.6 Funktionelle Sprachstörungen

Die funktionelle Aphasie kommt verhältnismäßig selten vor und ist nicht gut von anderen funktionellen Sprech- und Sprachstörungen zu trennen. Es handelt sich in der Regel um eine **nicht-flüssige Aphasie** (langsame Sprachproduktion mit vielen Unterbrechungen) bei erhaltenem Sprachverständnis (Mendez 2018). Hinweisend für eine funktionelle Störung sind die Inkonsistenz und Variabilität der sprachlichen Fehler sowie die Reversibilität der Beschwerden (spontan oder nach kurzer Therapie). Neben den relativ häufigen schlaganfallbedingten Aphasieformen (Wernicke-, Broca-, amnestische und globale Aphasie) ist differenzialdiagnostisch bei **chronischen** Verläufen auch an die primär progrediente Aphasie und ihre Unterformen (agrammatisch, semantisch, logopenisch) zu denken. Vermehrte Wortfindungsstörungen oder ein Verlust der Sprachkomplexität können auch im Rahmen funktioneller kognitiver Störungen auftreten (► Kap. 12). Eine kurzfristige Sprechhemmung im Rahmen einer akuten Belastungssituation oder sozialen Überforderung muss von einer vorübergehenden Aphasie bei transitorischer ischämischer Attacke oder dem „speech arrest" bei epileptischen Anfällen unterschieden werden. Dies gelingt in der Regel durch eine genaue Eigen- und Fremdanamnese sowie ergänzender Zusatzdiagnostik (Popkirov und Grönheit 2019). Der **selektive Mutismus** ist eine seltene Angsterkrankung, die in der frühen Kindheit auftritt und bei 1/3 der Betroffenen bis ins Erwachsenenalter anhält (Rogoll et al. 2018). Typisch ist die Unfähigkeit, unter sozialem Druck zu sprechen bei zugleich ungestörter Redefähigkeit in neutralen Situationen. Als **funktioneller Mutismus** kann eine anhaltende Sprachunfähigkeit bezeichnet werden, wenn die Unfähigkeit, Sprechlaute zu produzieren, als vollständig unwillkürlich empfunden wird (Dietrich 2023).

▪▪ Sonderformen

Einige krankhafte Eigenarten der Sprachproduktion, die für das Gilles-de-la-Tourette-Syndrom typisch sind, können selten auch im Rahmen einer funktionellen

■ Tab. 11.2 Allgemeine logopädische Behandlungselemente bei funktionellen Sprech- oder Sprachstörungen nach Duffy (2016)

Behandlungselemente	Erläuterung
Aufklärung und Psychoedukation	Funktionelle Sprech- und Sprachstörungen sind unwillkürlich und können durch „Umlernen" überwunden werden.
Benennung abnormer Sprech- oder Sprachmerkmale	Grundlegende Probleme der Sprachproduktion sollten dem Patienten aufgezeigt und als Therapieziele gesetzt werden.
Einfache Sprachelemente üben	Die normalisierte Aussprache einzelner Laute oder Wörter wird geübt; kleine Fortschritte werden positiv verstärkt.
Selbstkorrektur	Selbstkorrigierendes Verhalten sollte aktiv verstärkt und als prognostisch günstiges Zeichen hervorgehoben werden.
Manipulation/Berührung	Berührungen können die Aufmerksamkeit auf Fehlbewegungen der Gesichts- und Mundmotorik lenken.
Abgestufte Normalisierung	Aufbauend auf Selbstkorrektur, positiver Verstärkung und wachsendem Schwierigkeitsgrad der Sprech- oder Sprachübungen wird stufenweise eine Normalisierung der Sprachproduktion erreicht.

Störung auftreten: Die **Palilalie** bezeichnet die Wiederholung von Silben oder Wörtern, die man selbst ausgesprochen hat (Al-Samarrai et al. 2001); **Echolalie** bezeichnet die unwillkürliche, imitierende Wiederholung von Wörtern oder Phrasen, die eine andere Person sagt (Ganos et al. 2014); unter **Koprolalie** wird das ungehemmte oder zwanghafte Aussprechen vulgärer Ausdrücke verstanden (Ganos et al. 2016). Diese Phänomene sind insgesamt sehr selten und können durch diverse hirnorganische Erkrankungen verursacht werden (Mainka et al. 2019).

Als Sonderform einer kulturgebundenen Sprachstörung sei zuletzt die Glossolalie, oder Zungenrede, erwähnt. Es handelt sich um eine automatisierte Lautäußerung mit artikulativem Charakter, die keiner Sprache zuzuordnen ist und im Rahmen religiös ritualisierter Erregungszustände auftritt (Rensch 1971). Die „Sprach"-Produktion hat ein hohes Tempo mit Wiederholungsmuster und Elementen von frühkindlicher Sprache (Rensch 1971).

11.7 Logopädie

Die logopädische Diagnostik und Therapie ist essenzieller Bestandteil der Behandlung von Patienten mit funktionellen Sprech-, Schluck- oder Sprachstörungen (Baker et al. 2021; Dietrich 2023). Die wenigen Beobachtungsstudien zur logopädischen Therapie bieten keine universellen Therapieansätze für dieses klinisch heterogene Patientenkollektiv, lassen aber eine insgesamt sehr **gute Prognose** erkennen (Duffy 2016). In den meisten Fällen ist bereits nach 1–2 Therapiesitzungen eine Remission oder deutliche Besserung der Symptome zu vermerken. Voraussetzung für den Therapieerfolg ist, dass der Patient die funktionelle Genese und prinzipielle Umkehrbarkeit seiner Störung akzeptiert hat. Einige allgemeingültige Prinzipien und Behandlungsschritte der logopädischen Therapie funktioneller Störungen sind in ■ Tab. 11.2 zusammengefasst. Im Jahr 2021 wurde erstmals eine frei verfügbare Konsensempfehlung zur logopädischen Behandlung funktioneller Sprech-,

Schluck- und Sprachstörungen veröffentlicht (Baker et al. 2021).

Literatur

Al-Samarrai SH, Kramer E, Newmark T (2001) Palilalia as a conversion disorder. Psychosomatics 42(3):277–279. ► https://doi.org/10.1176/appi.psy.42.3.277

Bader CA, Schick B (2013) Psychogene Aphonie. Eine schwierige Diagnose? HNO 61(8):678–682. ► https://doi.org/10.1007/s00106-013-2726-z

Baizabal-Carvallo JF, Jankovic J (2015) Speech and voice disorders in patients with psychogenic movement disorders. J Neurol 262(11):2420–2424. ► https://doi.org/10.1007/s00415-015-7856-7

Baker J, Barnett C, Cavalli L, Dietrich M, Dixon L, Duffy JR, Elias A, Fraser DE, Freeburn JL, Gregory C, McKenzie K, Miller N, Patterson J, Roth C, Roy N, Short J, Utianski R, van Mersbergen M, Vertigan A, Carson A, Stone J, McWhirter L (2021) Management of functional communication, swallowing, cough and related disorders: consensus recommendations for speech and language therapy. J Neurol Neurosurg Psychiatry 92(10):1112–1125. ► https://doi.org/10.1136/jnnp-2021-326767

11

Baker J (2016) Functional voice disorders: clinical presentations and differential diagnosis. Handb Clin Neurol 139:389–405. ► https://doi.org/10.1016/b978-0-12-801772-2.00034-5

Baker J, Ben-Tovim D, Butcher A, Esterman A, McLaughlin K (2013) Psychosocial risk factors which may differentiate between women with functional voice disorder, organic voice disorder and a control group. Int J Speech Lang Pathol 15(6):547–563. ► https://doi.org/10.3109/17549507.2012.721397

Barnett C, Armes J, Smith C (2019) Speech, language and swallowing impairments in functional neurological disorder: a scoping review. Int J Lang Commun Disord 54(3):309–320. ► https://doi.org/10.1111/1460-6984.12448

Baumann A, Katz PO (2016) Functional disorders of swallowing. Handb Clin Neurol 139:483–488. ► https://doi.org/10.1016/b978-0-12-801772-2.00039-4

Chabolla DR, Shih JJ (2006) Postictal behaviors associated with psychogenic nonepileptic seizures. Epilepsy Behav 9(2):307–311. ► https://doi.org/10.1016/j.yebeh.2006.06.009

Chung DS, Wettroth C, Hallett M, Maurer CW (2018) Functional speech and voice disorders: case series and literature review. Mov Disord Clin Pract 5(3):312–316. ► https://doi.org/10.1002/mdc3.12609

Dietrich M (2023) Funktionelle neurologische Störungen mit Stimm- und Sprechsymptomen: Identifikation und interdisziplinäre Behandlung. neuro aktuell 8:19–25

Duffy JR (2016) Functional speech disorders: clinical manifestations, diagnosis, and management. Handb Clin Neurol 139:379–388. ► https://doi.org/10.1016/b978-0-12-801772-2.00033-3

Dyukova GM, Glozman ZM, Titova EY, Kriushev ES, Gamaleya AA (2010) Speech disorders in right-hemisphere stroke. Neurosci Behav Physiol 40(6):593–602. ► https://doi.org/10.1007/s11055-010-9301-9

Fasano A, Valadas A, Bhatia KP, Prashanth LK, Lang AE, Munhoz RP, Morgante F, Tarsy D, Duker AP, Girlanda P, Bentivoglio AR, Espay AJ (2012) Psychogenic facial movement disorders: clinical features and associated conditions. Mov Disord 27(12):1544–1551. ► https://doi.org/10.1002/mds.25190

Galmiche JP, Clouse RE, Bálint A, Cook IJ, Kahrilas PJ, Paterson WG, Smout AJPM (2006) Functional esophageal disorders. Gastroenterology 130(5):1459–1465. ► https://doi.org/10.1053/j.gastro.2005.08.060

Ganos C, Erro R, Cavanna AE, Bhatia KP (2014) Functional tics and echophenomena. Parkinsonism Relat Disord 20(12):1440–1441. ► https://doi.org/10.1016/j.parkreldis.2014.10.001

Ganos C, Edwards MJ, Muller-Vahl K (2016) „I swear it is Tourette's!": On functional coprolalia and other tic-like vocalizations. Psychiatry Res 246:821–826. ► https://doi.org/10.1016/j.psychres.2016.10.021

Gargalas S, Weeks R, Khan-Bourne N, Shotbolt P, Simblett S, Ashraf L, Doyle C, Bancroft V, David AS (2017) Incidence and outcome of functional stroke mimics admitted to a hyperacute stroke unit. J Neurol Neurosurg Psychiatry 88(1):2–6. ► https://doi.org/10.1136/jnnp-2015-311114

Howlett S, Reuber M (2009) An augmented model of brief psychodynamic interpersonal therapy for patients with nonepileptic seizures. Psychotherapy (Chic) 46(1):125–138. ► https://doi.org/10.1037/a0015138

Izadyar S, Shah V, James B (2018) Comparison of postictal semiology and behavior in psychogenic nonepileptic and epileptic seizures. Epilepsy Behav 88:123–129. ► https://doi.org/10.1016/j.yebeh.2018.08.020

Keulen S, Verhoeven J, De Witte E, De Page L, Bastiaanse R, Marien P (2016) Foreign accent syndrome as a psychogenic disorder: a review. Front Hum Neurosci 10:168. ► https://doi.org/10.3389/fnhum.2016.00168

Kiese-Himmel C (2015) Klinisch-psychologische Bausteine in der Diagnostik funktioneller Dysphonien – eine Übersicht. Laryngorhinootologie 94(3):156–162. ► https://doi.org/10.1055/s-0034-1394454

Kollbrunner J, Seifert E (2017) Encouragement to increase the use of psychosocial skills in the diagnosis and therapy of patients with functional dysphonia. J Voice 31(1):132 e131–132 e137. ► https://doi.org/10.1016/j.jvoice.2015.11.021

Mainka T, Balint B, Govert F, Kurvits L, van Riesen C, Kuhn AA, Tijssen MAJ, Lees AJ, Muller-Vahl K, Bhatia KP, Ganos C (2019) The spectrum of involuntary vocalizations in humans: a video atlas. Mov Disord. ► https://doi.org/10.1002/mds.27855

McCann J, Peppe S (2003) Prosody in autism spectrum disorders: a critical review. Int J Lang Commun Disord 38(4):325–350. ► https://doi.org/10.1080/1368282031000154204

McWhirter L, Miller N, Campbell C, Hoeritzauer I, Lawton A, Carson A, Stone J (2019) Understanding foreign accent syndrome. J Neurol Neurosurg Psychiatry 90(11):1265–1269. ► https://doi.org/10.1136/jnnp-2018-319842

Mendez MF (2018) Non-neurogenic language disorders: a preliminary classification. Psychosomatics 59(1):28–35. ► https://doi.org/10.1016/j.psym.2017.08.006

Miller T, Deary V, Patterson J (2014) Improving access to psychological therapies in voice disorders: a cognitive behavioural therapy model. Curr Opin Otolaryngol Head Neck Surg 22(3):201–205. ► https://doi.org/10.1097/moo.0000000000000056

Neumann K, Euler HA, Bosshardt HG, Cook S, Sandrieser P, Sommer M (2017) Pathogenese, Diagnostik und Behandlung von Redeflussstörungen. Dtsch Arztebl Int 114(22–23):383–390. ► https://doi.org/10.3238/arztebl.2017.0383

Popkirov S, Grönheit W (2019) Hyperperfusion can identify epileptic stroke mimics. Pract Neurol 19(4):352–353. ► https://doi.org/10.1136/practneurol-2019-002255

Popkirov S, Stone J, Buchan AM (2020) Functional neurological disorder: A common and treatable stroke mimic. Stroke 51(5):1629–1635. ► https://doi.org/10.1161/STROKEAHA.120.029076

Reiter R, Rommel D, Brosch S (2013) Long term outcome of psychogenic voice disorders. Auris Nasus Larynx 40(5):470–475. ► https://doi.org/10.1016/j.anl.2013.01.002

Rensch KH (1971) Linguistische Aspekte der Glossolalie. Phonetica 23(4):217–238. ► https://doi.org/10.1159/000259345

Rieber RW, Vetter H (1994) The problem of language and thought in schizophrenia: a review. J Psycholinguist Res 23(2):149–195. ► https://doi.org/10.1007/bf02143921

Rogoll J, Petzold M, Strohle A (2018) Selektiver Mutismus. Nervenarzt 89(5):591–602. ► https://doi.org/10.1007/s00115-018-0504-6

Roy N, Bless DM, Heisey D, Ford CN (1997) Manual circumlaryngeal therapy for functional dysphonia: an evaluation of short- and long-term treatment outcomes. J Voice 11(3):321–331. ► https://doi.org/10.1016/s0892-1997(97)80011-2

Roy N, Nissen SL, Dromey C, Sapir S (2009) Articulatory changes in muscle tension dysphonia: evidence of vowel space expansion following manual circumlaryngeal therapy. J Commun Disord 42(2):124–135. ► https://doi.org/10.1016/j.jcomdis.2008.10.001

Skodda S, Rinsche H, Schlegel U (2009) Progression of dysprosody in Parkinson's disease over time – a longitudinal study. Mov Disord 24(5):716–722. ► https://doi.org/10.1002/mds.22430

Spengler FB, Becker B, Kendrick KM, Conrad R, Hurlemann R, Schade G (2017) Emotional dysregulation in psychogenic voice loss. Psychother Psychosom 86(2):121–123. ► https://doi.org/10.1159/000452306

Stone J, Warlow C, Sharpe M (2010) The symptom of functional weakness: a controlled study of 107 patients. Brain 133(Pt 5):1537–1551. ► https://doi.org/10.1093/brain/awq068

Van Lierde KM, De Bodt M, Dhaeseleer E, Wuyts F, Claeys S (2010) The treatment of muscle tension dysphonia: a comparison of two treatment techniques by means of an objective multiparameter approach. J Voice 24(3):294–301. ► https://doi.org/10.1016/j.jvoice.2008.09.003

Vossler DG, Haltiner AM, Schepp SK, Friel PA, Caylor LM, Morgan JD, Doherty MJ (2004) Ictal stuttering: a sign suggestive of psychogenic nonepileptic seizures. Neurology 63(3):516–519. ► https://doi.org/10.1212/01.wnl.0000133208.57562.cb

Funktionelle kognitive und amnestische Störungen

Inhaltsverzeichnis

12.1 Funktionelle kognitive Störung – 146

12.2 Dissoziative Amnesie – 154

Literatur – 159

S. Popkirov, *Funktionelle neurologische Störungen*,
https://doi.org/10.1007/978-3-662-69215-8_12

Vergesslichkeit , Erinnerungslücken, Konzentrationsstörungen und andere kognitive Beschwerden sind häufige Vorstellungsgründe in der Neurologie. Funktionelle Störungsformen, die nicht auf eine hirnorganische Erkrankung zurückgeführt werden können, sind eine häufige Differenzialdiagnose, sowohl bei akuten als auch bei chronisch-progredienten Verläufen.

Bei chronischen Beschwerden in verschiedenen kognitiven Domänen wird als Erstes die Frage nach einer Demenz oder nach einer leichten kognitiven Beeinträchtigung (MCI; engl. „mild cognitive impairment") gestellt. Als subjektive kognitive Beeinträchtigung (oder subjektive kognitive Verschlechterung) werden Defizite in der Gedächtnisleistung und im Konzentrationsvermögen beschrieben, die objektiv keinen Krankheitswert erreichen, aber unter Umständen eine Vorstufe der Demenz darstellen können. Ist anhand des Beschwerdemusters oder des Symptomverlaufs eine neurodegenerative Erkrankung ausgeschlossen, spricht man von funktionellen Gedächtnis- und Konzentrationsstörungen oder, vereinfacht, von einer **funktionellen kognitiven Störung.**

Der weit verbreitete Begriff der **Pseudodemenz** beschreibt eine reduzierte kognitive Leistungsfähigkeit, die auf dem ersten Blick dem klinischen Bild einer neurodegenerativen Demenz zu entsprechen scheint, bei näherer Betrachtung jedoch als Ausdruck einer depressiven Störung erkannt wird. Darüber hinaus wird der Terminus aber auch im weiteren Sinne für jegliche Formen der kognitiven Beeinträchtigung im Zusammenhang mit psychiatrischen Krankheiten verwendet (Snowdon 2011). Beim extrem seltenen **Ganser-Syndrom,** das in seiner Erstbeschreibung als ein „hysterischer Dämmerzustand" beschrieben wurde, handelt es sich um einen meist subakuten Zustand erheblicher geistiger Einschränkung, bei dem einfachste kognitive Funktionen ausgefallen zu sein scheinen (Ganser 1898).

Der englischen Begriff **Brain Fog** (Gehirnnebel) wird häufig im Zusammenhang mit chronischen Schmerz- oder Erschöpfungssyndromen genutzt und beschriebt eine heterogene Kombination aus kognitiven, affektiven und körperlichen Beschwerden (McWhirter et al. 2023). Neben Vergesslichkeit, Wortfindungs- und Konzentrationsstörungen kann Brain Fog auch Fremdheits- und Entkopplungsgefühle (Dissoziation, Derealisation), vermehrte mentale Anstrengung bzw. Erschöpfung, Druck- oder Wattegefühl im Kopf und Benommenheit umfassen.

Funktionelle Störungsbilder, die vorrangig den Abruf vorhandener Gedächtnisinhalte betreffen (also das Erinnerungsvermögen, sprich: **retrograde Amnesien**), ohne dass eine neuronale Schädigung vorliegt, werden als psychogene, funktionelle oder **dissoziative Amnesien** bezeichnet. Diese sind von anderen amnestischen Syndromen in der Neurologie abzugrenzen und werden im zweiten Teil dieses Kapitels besprochen.

12.1 Funktionelle kognitive Störung

In Demenz- und Gedächtnissprechstunden machen funktionelle Störungen 1/4 aller Vorstellungen aus (McWhirter et al. 2020a). Etwa die Hälfte dieser Patienten leidet an einer psychiatrischen Krankheit mit kognitiver Begleitsymptomatik, die andere Hälfte an einer eigenständigen funktionellen kognitiven Störung (Schmidtke et al. 2008). Letztere Patientengruppe machte in einer deutschen Gedächtnissprechstunde in einem Zeitraum von 3 Jahren 12 % der insgesamt 928 Vorstellungen aus (Schmidtke 2013). Patienten mit funktionellen kognitiven Störungen sind im Schnitt 50–60 Jahre alt und somit tendenziell jünger als MCI- oder Demenzpatienten (Bharambe und Larner 2018; Elsey et al. 2015; Schmidtke et al. 2008). Frauen und Männer sind in etwa gleich häufig betroffen.

▪ Klinisches Bild

Die Beschwerden betroffener Patienten lassen sich grob in Konzentrationsstörungen und Gedächtnisstörungen einteilen (Schmidtke 2013; Stone et al. 2015). Erstere sind Ausdruck einer reduzierten Aufmerksamkeitskontrolle. Geistesabwesenheit und vermehrte Ablenkbarkeit sind daher typische Beschwerden und gehen wiederum mit einer reduzierten Aufnahmebereitschaft im Alltag einher. Patienten schildern beispielsweise, sich nicht an den Inhalt soeben geführter Telefonate oder gelesener Texte zu erinnern. Dabei handelt es sich eher um eine Störung der Aufnahme als des Abrufs (des Erinnerns). Typisch sind auch Berichte über plötzliches Vergessen durch Ablenkung oder Raumwechsel sowie häufige „Fadenrisse" in Gesprächen. Solche Phänomene sind jedem Menschen grundsätzlich bekannt, können aber bei betroffenen Patienten besonders niederschwellig oder gehäuft vorkommen. Neben Gedächtnisproblemen, die auf eine beeinträchtigte Aufnahme zurückzuführen sind, werden auch Schwierigkeiten beim Abruf vorhandener Gedächtnisinhalte geschildert. Typischerweise handelt es sich hierbei um Wortfindungsstörungen oder Blockierungserlebnisse bezüglich „überlernter" Inhalte, wie etwa die Namen von Freunden oder PIN-Codes. Gelegentlich werden auch autobiografische Erinnerungslücken berichtet, die formal betrachtet als umschriebene dissoziative/retrograde Amnesie bezeichnet werden können (s. unten).

Die kognitiven Störungen können sich auch auf das Verhalten im Alltag auswirken. Einerseits unterbricht eine vermehrte Selbstbeobachtung automatisierte Vorgänge (z. B. langsameres Tippen aufgrund übermäßiger Sorgfalt), andererseits können alltägliche Handlungen, die sich des Arbeitsgedächtnisses bedienen, im Rahmen der allgemeinen Unaufmerksamkeit gestört werden (z. B. werden Zubereitungsschritte beim Kochen vergessen). Zusätzlich kann es zu Verhaltensweisen kommen, die dem persönlichen Belastungs- oder Krankheitsempfinden entsprechen. Im Extremfall kann dies in einem Ganser-Syndrom-ähnlichen Verhalten münden: Der Patient passt sein Verhalten dem subjektiv empfundenen kognitiven Zerfall und ggf. den eigenen Vorstellungen von Demenz oder Dämmerzustand an.

▪ Diagnostische Merkmale

Hauptkriterium der Diagnose ist die **Diskrepanz** (oder Inkonsistenz) zwischen der kognitiven Symptomatik und dem objektivierbaren neuropsychologischen Befund oder der tatsächlichen Leistungsfähigkeit im Alltag innerhalb der entsprechenden kognitiven Domäne (Ball et al. 2020).

Zur Diagnose haben sich einige Merkmale der Kommunikation und Interaktion als diagnostisch wegweisend erwiesen (s. ◘ Tab. 12.1) (Bailey et al. 2018; Cabreira et al. 2023). Im Gegensatz zu Patienten mit neurodegenerativen demenziellen oder prädemenziellen Syndromen kommen Patienten mit einer funktionellen Störung häufiger allein und aus eigenem Antrieb in die Sprechstunde (positiver prädiktiver Wert der **unbegleiteten Vorstellung:** 80 %). Wenn eine Begleitperson dabei ist, wird sie eher zur Bestätigung des Gesagten hinzugezogen und hat einen insgesamt geringeren Gesprächsanteil (Elsey et al. 2015). Bei Patienten mit einer Demenz sind es häufig die Angehörigen, die besorgter über die kognitiven Defizite sind als der Betroffene selbst; sie initiieren und begleiten den Arztbesuch. Während Demenzkranke in der Anamneseerhebung oft kaum über ihre Beschwerden Auskunft geben (können), berichten Patienten mit funktionellen Beschwerden spontan, strukturiert und unter Aufführung konkreter Beispiele ihre Defizite. Patienten mit einer Demenz antworten signifikant häufiger mit „weiß ich nicht" oder mit einer fragenden Kopfwendung zur Begleitperson anstelle einer eigenen Antwort. Dieses

Tab. 12.1 Kommunikative Unterschiede zwischen Patienten mit funktionellen kognitiven Beschwerden und solchen mit Demenz. (Nach Bailey et al. 2018)

	Funktionelle kognitive Störung	**MCI („mild cognitive impairment") oder Demenz**
Vorstellung	Kommt häufig ohne Begleitung (positiver prädiktiver Wert: 80 %)	Kommt fast immer in Begleitung
Schilderung der kognitiven Beschwerden	Mühelos und ausführlich, oft mit konkreten Beispielen zur Vergesslichkeit	Umständliche und unpräzise Schilderung, Begleitperson übernimmt häufig
Arbeitsgedächtnis im Gespräch	Kann mehrteilige Fragen beantworten; merkt oder betont Wiederholungen („Wie schon gesagt…")	Hat Schwierigkeiten, mehrteilige Fragen zu beantworten, bemerkt Wiederholungen nicht
Zeichen der Kopfwendung	Nur selten, ggf. um die eigenen Schilderungen bestätigen zu lassen	Patient wendet sich oft zur Begleitperson, anstatt Fragen selbst zu beantworten (positiver prädiktiver Wert: 94 %)
Motivation zur Vorstellung	Intrinsisch: Patient selbst ist besorgt	Extrinsisch: die Familie oder der Hausarzt ist besorgt
Gesichtswahrung und Fassadenverhalten	Untypisch: Im Gegenteil, Defizite werden hervorgehoben („Schauen Sie, das weiß ich jetzt auch nicht mehr!")	Typisch: Unwissen wird begründet („Ich hab' grad nicht aufgepasst") und bagatellisiert („So was konnte ich mir noch nie merken!")

Antwortverhalten hat sich als hoch spezifisches Zeichen für eine demenzielle Entwicklung erwiesen: Der positive prädiktive Wert des sogenannten **„Zeichen der Kopfwendung"** liegt bei 94 % für das Vorliegen einer Demenz (Elsey et al. 2015; Larner 2012). Weitere Besonderheiten, die den Verdacht auf eine neurodegenerative Erkrankung lenken sollten, sind gesichtswahrendes oder Fassadenverhalten, bei dem Patienten die eigenen Defizite verharmlosen oder ausweichend antworten. Des Weiteren gelten eine unscharfe Orientierung oder psychomotorische Verlangsamung als „Red Flags", wobei Letzteres auch bei einer schweren depressiven Verstimmung auftreten kann (Bild der „depressiven Pseudodemenz").

Zum langfristigen Krankheitsverlauf der funktionellen kognitiven Störung ist wenig bekannt. Eine der wenigen prospektiven Verlaufsbeobachtungen zeigte eine Besserungsrate von lediglich 15 % nach durchschnittlich 20 Monaten (Schmidtke et al. 2008). In derselben Beobachtungsstudie musste die Diagnose bei nur einem der 46 nachverfolgten Patienten im Verlauf revidiert werden, was einer Fehldiagnoserate von 2 % entspricht. Einerseits scheint die klinische Diagnosestellung somit relativ zuverlässig zu sein, andererseits sollten trotzdem Verlaufskontrollen stattfinden, um im Zweifelsfall eine eventuelle demenzielle Entwicklung nicht zu übersehen.

▪ Differenzialdiagnose

Die wichtigsten Differenzialdiagnosen der funktionellen kognitiven Störung sind, je nach Schweregrad der Beschwerden, der altersentsprechende Normalbefund, das MCI als Ausdruck einer prädemenziellen Entwicklung und die Demenz (s. Tab. 12.1).

▪▪ Normalbefund

Während testpsychologisch der kognitive Normalbefund anhand altersnormierter Testbatterien definiert werden kann, ist die klinische Beurteilung subjektiver Beschwerden und daraus entstehender Probleme im Alltag schwieriger. Ein Blick auf die gesunden Kontrollgruppen in psychologischen Studien kann hier aufschlussreich sein (Stone et al. 2015). So berichtet etwa 1/4 aller gesunden Erwachsenen, oftmals eine soeben erhaltene Wegbeschreibung oder geplante Einkäufe zu vergessen; ebenso häufig berichten Kontrollprobanden, sich nicht an das Frühstück vom Vortag zu erinnern oder zu vergessen, warum sie in einen Raum gegangen sind; jeder Dritte sucht gelegentlich sein geparktes Auto (Mittenberg et al. 1992). Auch die Häufigkeit berichteter Konzentrations- und Gedächtnisprobleme im Alltag kann nicht zuverlässig zur Diagnose einer funktionellen kognitiven Störung herangezogen werden (McWhirter et al. 2022). Schließlich obliegt es dem Arzt zu entscheiden, inwiefern Ausmaß und Art der berichteten Beschwerden und Beeinträchtigungen einen spezifischen Krankheitswert haben. Ein normaler Befund in der neuropsychologischen Testung schließt jedoch eine funktionelle kognitive Störung nicht aus, und ein hoher Leidensdruck deutet in der Regel auf eine relevante Störung hin.

■■ Psychiatrische Erkrankung

Als weitere wichtige Differenzialdiagnose zur funktionellen kognitiven Störung gilt die kognitive Beeinträchtigung, die im Rahmen einer zugrunde liegenden psychiatrischen Erkrankung auftritt. Entsprechend der Prävalenz in der Allgemeinbevölkerung handelt es sich häufig um Depressionen und Angststörungen, aber auch an die Schizophrenie, die Zwangsstörung oder das Aufmerksamkeitsdefizitsyndrom ist zu denken. Obwohl einzelne psychiatrische Erkrankungen jeweils unterschiedlich geartete kognitive Störungen bedingen, ist eine Gemeinsamkeit, die sie von neurodegenerativen Erkrankungen unterscheidet, die vorrangige Störung der Aufmerksamkeit und der Exekutivfunktionen (Millan et al. 2012).

■ Psychometrie

Allgemeine Demenz-Screeninginstrumente wie der Mini-Mental-Status-Test (MMST) oder der Montreal-Cognitive-Assessment-Test (MoCA) sind nicht geeignet, um zwischen funktionellen kognitiven Störungen und einem MCI zu unterscheiden (Pennington et al. 2019). Anhand ausführlicherer neuropsychologischer Tests wie der CERAD-Testbatterie kann eher ein charakteristisches Profil der kognitiven Leistung erstellt werden (Satzger et al. 2001; Schmidtke und Metternich 2009). Die für Patienten mit funktionellen kognitiven Störungen typischen Defizite in der Aufmerksamkeitskontrolle und Verarbeitungsgeschwindigkeit können mithilfe des Zahlenverbindungstests oder des Trail-Making-Tests abgebildet werden (Schmidtke und Metternich 2009). Deutliche Beeinträchtigungen des visuell-räumlichen Denkens (z. B. beim Uhrentest oder der Rey-Figur) müssen hingegen an eine Alzheimer-Demenz oder MCI denken lassen. Die kognitiven Störungen im Rahmen chronischer Erkrankungen wie dem postviralen Syndrom (oft als Brain Fog zusammengefasst) lassen testpsychometrisch kein einheitliches Defizitmuster erkennen (Fanshawe et al. 2024), was wiederum eine monokausale biologische Erklärung unwahrscheinlich macht.

■■ Simulationsdiagnostik

Manche Autoren empfehlen den Einsatz von neuropsychologischer Simulationsdiagnostik in Form von Beschwerden- bzw. Leistungsvalidierungstests (s. ► Kap. 16) (Pennington et al. 2015). Diesbezüglich muss betont werden, dass außerhalb eines forensischen oder gutachterlichen Kontextes Simulation sehr selten ein Faktor bei funktionellen kognitiven Störungen ist (Stone et al. 2015; Teodoro et al. 2018). Zum Einsatz kommen u. a. der Test of Memory Malingering (visueller Wiedererkennungstest) oder der Reliable-Digit-Span-Test (Zahlenfolgen vorwärts und rückwärts wiederholen) (Pennington et al. 2015). Gegen den diagnostischen Einsatz neuropsychologischer Simulationsdiagnostik spricht die Tatsache, dass in diversen klinischen Populationen (Epilepsie, Demenz, Intelligenzminderung u. v. m.) auffällige Ergebnisse mindestens so häufig zu finden sind wie bei Patienten mit funktionellen Störungen (McWhirter et al. 2020b).

■ **Zusatzdiagnostik**

Da die Diagnose einer funktionellen kognitiven Störung auf dem charakteristischen klinischen Bild basiert, bedarf sie in der Regel keiner zusätzlichen apparativen Diagnostik. Neben den unnötigen Kosten und der Verunsicherung des Patienten führen Zusatzuntersuchungen oft zu inzidentellen oder falsch positiven Befunden, die den Umgang mit der Diagnose „funktionelle kognitive Störung" erschweren.

■■ **MRT und Zufallsbefunde**

In einer Kohortenstudie an 700 nicht-dementen 73-Jährigen zeigte ein Kopf-MRT bei 1/3 der Teilnehmer einen Zufallsbefund (Sandeman et al. 2013). Formal eine Hirnatrophie hatte 1/4 aller Patienten, und 22 % zeigten Marklagerhyperintensitäten – Befunde, die im Rahmen einer niedrigschwelligen Demenzdiagnostik der Akzeptanz einer klinisch diagnostizierten funktionellen Störung im Wege stünden.

■■ **Falsch positive Biomarker**

Die Bestimmung der Demenzmarker im Liquor birgt angesichts ihrer mäßigen Spezifität die Gefahr von falsch positiven Ergebnissen. Vergleicht man die Ergebnisse bei Patienten mit klinischem MCI, das im Verlauf in eine Demenz übergeht, mit Ergebnissen bei Patienten ohne Verschlechterung im Langzeitverlauf (neurodegenerative Ursache unwahrscheinlich), so ergibt sich eine Spezifität der einzelnen Demenzmarker (Tau, Phospho-Tau und Beta-Amyloid-1–42) von 70 % und in Kombination von 87 % (Ferreira et al. 2014). Die Spezifität der kombinierten Demenzmarker zur Unterscheidung zwischen manifester Alzheimer-Demenz und gesunden Probanden liegt ebenfalls bei 87 % (Ferreira et al. 2014). Geht man in einer Gedächtnissprechstunde von einer Inzidenz neurodegenerativer Erkrankungen von 53 % aus (McWhirter et al. 2020a), so würde eine grundsätzliche Testung sämtlicher Patienten in 14 % der Fälle falsch positive Ergebnisse für die einzelnen Parameter und in 6 % für die Kombination aller Demenzmarker ergeben. Die Auswirkungen eines falsch positiven Ergebnisses (und somit der Fehldiagnose „Demenz") für einen Patienten mit einer funktionellen kognitiven Störung sind erheblich.

Der Einsatz neuerer nuklearmedizinischer Verfahren, die neurodegenerative Krankheitsprozesse visualisieren, sollte ebenfalls ausgewählten Fällen vorbehalten bleiben. Die Positronenemissionstomografie (PET) unter Einsatz des Tracers Florbetapir zur Darstellung von Beta-Amyloid-Plaques beispielsweise erreicht bezüglich der Progression vom MCI zur Demenz eine Spezifität von 50–71 % je nach Kollektiv und Beobachtungszeitraum (Martinez et al. 2017).

■ **Erklärungsmodell**

Bei der funktionellen kognitiven Störung handelt es sich um eine multifaktorielle Krankheit, deren Verlauf und Ausprägung individuell unterschiedlich sein können. Im Folgenden sollen einige neuropsychologische Kaskaden und Risikofaktoren besprochen werden, die im Einzelfall relevant sein können. ◘ Abb. 12.1 gibt eine Gesamtübersicht zum postulierten Krankheitsmodell, wobei für den einzelnen Patienten natürlich nur ein Teil der aufgeführten Faktoren relevant sein wird.

■■ **Katastrophisierung**

Die Einschätzung der eigenen kognitiven Leistung unterliegt verschiedenen Einflüssen. Zum einen kann ein zu hoher

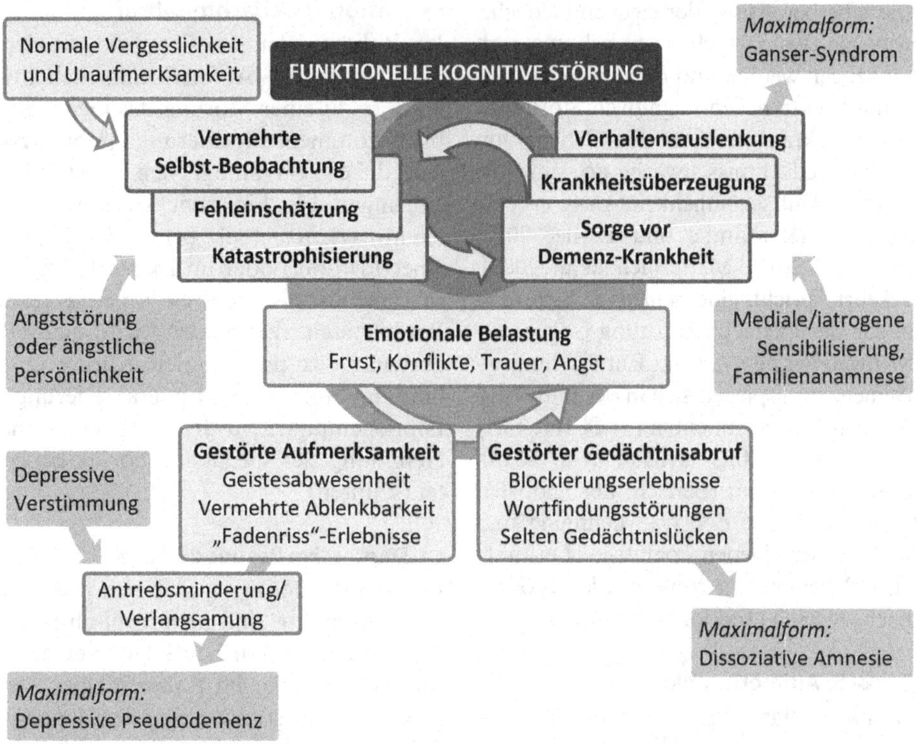

Abb. 12.1 Schematische Darstellung der Ätiologie und Symptomatik funktioneller kognitiver Störungen

Anspruch an die eigene Leistung („Früher konnte ich alle Telefonnummern auswendig") die Beurteilung der normalen Vergesslichkeit beeinflussen. Zum anderen kann die Beurteilung der eigenen Leistung auch durch eine Sensibilisierung zum Thema „Demenz" beeinflusst sein, z. B. durch eine positive Familienanamnese, durch mediale Einflüsse (Schlagzeilen wie „Langer Schlaf erhöht Demenzrisiko!") oder durch Aussagen der Ärzte („Ein MRT kann nicht schaden: in Ihrem Alter sind Demenzerkrankungen häufig"). Ängstliche oder zwanghafte Persönlichkeitszüge sowie eine (subklinische) Angsterkrankung können ebenfalls die Überbewertung normaler Unaufmerksamkeit oder Vergesslichkeit fördern. Diese Spirale aus Besorgnis und Fehleinschätzung kann bis zu einer „Demenzphobie" führen (Stone et al. 2015). Wenn ein solcher Prozess in einer Krankheitsüberzeugung mündet (gefördert z. B. durch MRT-Zufallsbefunde oder falsch positive Demenzmarker), kann gelegentlich auch eine **automatische Verhaltensanpassung** gemäß der Symptomerwartung beobachtet werden („unbewusste Inszenierung" nach Mentzos 2015). In seiner Maximalform führt dieser Mechanismus zum sehr seltenen **Ganser-Syndrom**, bei dem das Verhalten einen schweren kognitiven Verfall nahelegt, dieser aber den eigenen Vorstellungen von Demenz entspricht (z. B. werden einfachste Rechenaufgaben falsch gelöst bei erhaltener Leistung in anderen Bereichen) (Dieguez 2018; McWhirter et al. 2019). In den meisten Fällen beschränkt sich jedoch die Verhaltensauslenkung durch Krankheitsüberzeugung auf Facetten der verbalen und nonverbalen Kommunikation.

Die Überbewertung der eigenen Gedächtnisprobleme kann auch testpsychometrisch nachvollzogen werden und unterscheidet Patienten mit funktionellen kognitiven Störungen von Demenzkranken: Gibt ein Patient von selbst eine Gedächtnisschwäche an, sinkt die statistische Wahrscheinlichkeit, dass er eine Demenz hat (Bharambe und Larner 2018; Bhome et al. 2019; Metternich et al. 2009). Umgekehrt spricht eine schlechte Selbsteinschätzung der Gedächtnisleistung (sogenanntes Metagedächtnis) *für* die Entwicklung einer Demenz und spiegelt sich in der unbesorgten Art betroffener Patienten (s. ◘ Tab. 12.1) (Mimmack et al. 2023; Wilson et al. 2015). Einschränkungen im Bereich der globalen Metakognition, also der Wahrnehmung und Beurteilung der eigenen kognitiven Leistung, sind bei Patienten mit funktionellen Störungen nachgewiesen (Teodoro et al. 2023).

▪▪ Gestörte Aufmerksamkeit

Emotionale Belastungen, ob durch die Besorgnis über die kognitiven Beschwerden oder anderweitig verursacht, führen zu einer Störung der Aufmerksamkeitskontrolle (Teodoro et al. 2018). Insbesondere unlösbare Probleme und Konflikte, Verzweiflung, Beziehungsprobleme und chronische Krankheiten können im Mittelpunkt der Krankheitsentstehung stehen. Es kommt zu einer niederschwelligen Ablenkbarkeit durch eigene Gedanken (Grübelneigung/Gedankenkreisen), körperliche Beschwerden (besonders chronische Schmerzen) und belanglose Umweltreize (Stichwort: Hypervigilanz). Dadurch ist die Fokussierung auf konkrete Aufgaben erschwert. Neben der allgemeinen Geistesabwesenheit und Unachtsamkeit berichten Patienten über Fadenrisse in Gesprächen oder davon, Vorhaben bereits durch geringe Ablenkungen zu vergessen („Was wollte ich jetzt eigentlich machen?"-Erlebnisse) (Schmidtke 2013). Die gestörte Fokussierung auf die Außenwelt erklärt auch einen Teil der Gedächtnisprobleme, die auf eine gescheiterte Aufnahme zurückzuführen sind.

▪▪ Gestörter Gedächtnisabruf

Im Rahmen der emotionalen Aktivierung und gestörten Aufmerksamkeitskontrolle kann es zu einer Störung des Gedächtnisabrufs kommen. Blockierungserlebnisse können dabei von alltäglichen Wortfindungsstörungen bis hin zum kurzzeitigen Gedächtnisverlust (wie beim „Blackout" in einer Prüfung) oder im Extremfall zur umschriebenen **dissoziativen Amnesie** reichen. Bei letzteren „Blockaden" wird eine Überaktivität des präfrontalen Kortex in Verbindung mit einer Minderaktivierung der Hippocampi als Ausdruck der emotionalen Hemmung des Gedächtnisabrufs beobachtet (s. unten).

▪▪ Depressive Pseudodemenz

Antriebsminderung und psychomotorische Verlangsamung sind nicht typisch für Patienten mit funktionellen kognitiven Störungen, können aber im Rahmen einer zusätzlichen oder zugrunde liegenden depressiven Störung auftreten (sogenannte depressive Pseudodemenz). Pathophysiologisch wird hier eine immunologisch vermittelte Funktionsstörung der Basalganglien vermutet (Goldsmith et al. 2016).

▶ Fallbeispiel

Eine 58-jährige Patientin stellt sich in der Sprechstunde vor. Sie mache sich große Sorgen um ihr schlechter werdendes Gedächtnis. Sie vergesse im Alltag ständig Sachen, ihr fallen immer wieder Wörter und Namen nicht ein, und sie müsse häufig Gegenstände im Haushalt suchen (z. B. Handy oder Schlüssel). Auf die Bitte hin, ein konkretes Beispiel für ihre Gedächtnisstörung zu geben, antwortet sie Folgendes:

„Heute Morgen zum Beispiel: Ich habe mich für den Termin bei Ihnen vorbereitet und bin in die Küche gegangen, um etwas zu holen, wusste aber, als ich dort ankam, plötzlich überhaupt nicht mehr, was ich da eigentlich wollte. Also bin ich losgegangen, und erst als ich draußen stand, fiel mir plötzlich wieder ein, dass ich die Überweisung auf dem Küchentisch gelassen hatte. Später musste ich dann wieder mein Auto draußen suchen, weil ich mir auch nie merken kann, wo ich es am Vorabend geparkt habe. Und gestern, da habe ich mit einer Freundin telefoniert, die mir von ihrer – ach, wie heißt das noch gleich – sehen Sie? Mir fallen ständig Wörter nicht ein… Schwiegertochter – sie hat mir von ihrer Schwiegertochter erzählt. Und obwohl sie eine sehr gute Freundin ist, fiel mir partout nicht der Name ihres Sohnes, also dem Mann der Schwiegertochter, ein. Das ist alles wie bei meiner Mutter, die wusste am Ende auch nicht mehr, wie ich heiße." ◄

■ Therapie

Der erste Behandlungsschritt ist, wie bei allen funktionellen neurologischen Störungen, eine adäquate **Diagnosevermittlung,** welche die aktuellen Beschwerden und relevanten Krankheitsprozesse verständlich macht und somit das Kohärenzgefühl des Patienten fördert (s. ► Kap. 3). Es sollte betont werden, dass es sich um ein relativ häufiges Phänomen handelt, das anhand des charakteristischen klinischen Bildes diagnostiziert werden kann und bei dem eine effektive Behandlung möglich ist. Die Abgrenzung zu neurodegenerativen Demenzerkrankungen muss in klaren Worten verdeutlicht werden, sollte aber nicht primär durch negative Untersuchungsergebnisse begründet sein. Sofern bildgebende Untersuchungen erfolgt sind, müssen alle Zufallsbefunde besprochen und erklärt werden. Die grundsätzliche Umkehrbarkeit und Therapierbarkeit der Beschwerden sollten erläutert werden, allerdings sind zu optimistische Prognostizierungen nicht gerechtfertigt (Schmidtke et al. 2008).

Es wird empfohlen, über das **normale Ausmaß** alltäglicher Vergesslichkeit und Unaufmerksamkeit zu sprechen. Häufigkeitsangaben können dabei hilfreich sein (s. oben). Es muss eine realistische Beurteilung der Beschwerden erfolgen, ohne diese zu bagatellisieren. Die Besprechung normaler, altersentsprechender kognitiver Leistungen soll dazu dienen, die Beschwerden des Patienten zu relativieren, nicht zu negieren.

Die Beeinträchtigung automatisierter Denkvorgänge durch vermehrte Selbstbeobachtung sollte erklärt werden. Hier kann etwa das Beispiel angeführt werden, dass Menschen mehr Tippfehler machen, wenn ihnen jemand beim Schreiben über die Schulter schaut. Im Falle der vermehrten Selbstbeobachtung ist man selbst derjenige, der einem bildlich über die Schulter schaut.

Der störende Einfluss von Besorgnis, kreisenden Gedanken, innerer Anspannung, Trauer, Verzweiflung und anderen Gefühlen auf die Aufmerksamkeitskontrolle muss erläutert werden. Allerdings sollte nicht automatisch eine zugrunde liegende Depression oder Angststörung unterstellt oder das gesamte Beschwerdebild als „Stress" abgetan werden. Der Effekt psychischer Anspannung auf den Gedächtnisabruf kann am Beispiel des „Blackouts" in der Prüfungssituation oder des Lampenfiebers eines Schauspielers veranschaulicht werden.

■■ Weiterführende Therapie

Bedenkt man den natürlichen Verlauf funktioneller kognitiver Störungen (bei 85 % nach 20 Monaten keine Besserung), sollte nach der Diagnosevermittlung auch eine weiterführende Therapie empfohlen werden. Als effektiv hat sich die Kombination aus Psychoedukation und Verhaltenstherapie erwiesen, bei der die Wahrnehmung der eigenen Leistung **(Metagedächtnis)** trainiert und eine **Normalisierung der Erwartungshaltung** gefördert wird (Metternich et al. 2010). Es wird dabei mit verschiedenen verhaltenstherapeutischen Techniken versucht, die Wahrnehmung und Bewertung kognitiver Fehler zu reflektieren und zu kontrollieren. Darüber hinaus können entsprechend den individuellen Krankheitsfaktoren auch Stressbewältigungstechniken und

Problemlösungsstrategien vermittelt werden (Schmidtke 2013). Einer großen Metaanalyse zufolge hat allgemeines kognitives Training hingegen keinen nennenswerten Nutzen (Metternich et al. 2010). Allerdings kann es als zusätzliches Behandlungsmodul die Therapieakzeptanz und das Selbstwirksamkeitsempfinden der Patienten fördern.

12.2 Dissoziative Amnesie

Dissoziative Amnesien sind Ausdruck einer prinzipiell reversiblen Unfähigkeit des Gedächtnisabrufs und betreffen überwiegend das episodische (autobiografische) Gedächtnis. Akute dissoziative Amnesien werden meistens durch emotionale Belastungssituationen hervorgerufen, die mit einem hohen Maß an empfundener Ausweglosigkeit oder Bedrohung einhergehen (Harrison et al. 2017; Markowitsch und Staniloiu 2016). Familiäre oder berufliche Krisen, aber auch Unfälle oder Verletzungen können eine dissoziative Amnesie auslösen.

Bei der sehr seltenen **generalisierten Form** kommt es zu einem Versagen des Abrufs der gesamten Autobiografie einschließlich der persönlichen Identität. Wird der Beginn einer dissoziativen Amnesie von einem zwanghaften, fluchtartigen Umherwandern begleitet (Poriomanie), so spricht man von einer **dissoziativen Fugue.** Die generalisierte dissoziative Amnesie mit und ohne Fugue betrifft bevorzugt männliche Patienten im jungen bis mittleren Erwachsenenalter (Harrison et al. 2017; Staniloiu et al. 2018).

Bei der **umschriebenen Form** betrifft die Amnesie eine zeitlich begrenzte Episode (Harrison et al. 2017). Sie kann einige Stunden bis mehrere Tage („Gedächtnislücken") oder ganze Lebensabschnitte betreffen (Harrison et al. 2017; Staniloiu et al. 2018). Gelegentlich werden dissoziative Erinnerungslücken, die den Zeitraum um ein psychisch belastendes Ereignis betreffen, als „posttraumatische Amnesie" bezeichnet. Dieser Begriff ist jedoch zweideutig und sollte in diesem Kontext vermieden werden, da er auch für die hirnorganisch bedingte Amnesie infolge eines Schädel-Hirn-Traumas benutzt wird. Zudem sind unvollständige oder verzerrte Erinnerungen an traumatische Erlebnisse eher auf eine gestörte Gedächtniskonsolidierung während des Ereignisses als auf eine Störung des retrograden Gedächtnisabrufs im Sinne einer dissoziativen Amnesie zurückzuführen. Die Erinnerungslücken, die dissoziative Anfälle hinterlassen, können mittels Hypnose rekonstruiert werden; dies entspricht somit einer umschriebenen dissoziativen Amnesie (Kuyk et al. 1995) (s. ► Kap. 5). Bei der sogenannten „systematisierten" Form der dissoziativen Amnesie misslingt der Gedächtnisabruf nur bezüglich bestimmter Kategorien (z. B. Familienmitglieder).

▪ Diagnostik und Differenzialdiagnosen

Die Diagnose einer dissoziativen Amnesie beruht hauptsächlich auf dem charakteristischen klinischen Bild. Der akute Beginn der Symptomatik erleichtert in der Regel die Abgrenzung zu diversen chronischen amnestischen Syndromen, wie sie bei der Alzheimer-Demenz oder dem alkoholischen Korsakow-Syndrom anzutreffen sind. Dissoziative Amnesien weisen zudem nur selten eine anterograde Komponente auf, während diese bei strukturellen Schäden der limbischen Hirnregionen im Vordergrund steht (s. ◘ Abb. 12.2). Während die retrograde Amnesie bei der Alzheimer-Demenz und ähnlichen Erkrankungen bevorzugt kürzlich erworbene Erinnerungen betrifft und ältere Erinnerungen erhalten bleiben (Ribot-Gesetz), besteht dieser zeitliche Gradient bei der dissoziativen Amnesie nicht oder ist sogar umgedreht.

▪▪ Akute Verläufe

Bei der Differenzialdiagnose der akuten dissoziativen Amnesie muss trotzdem an

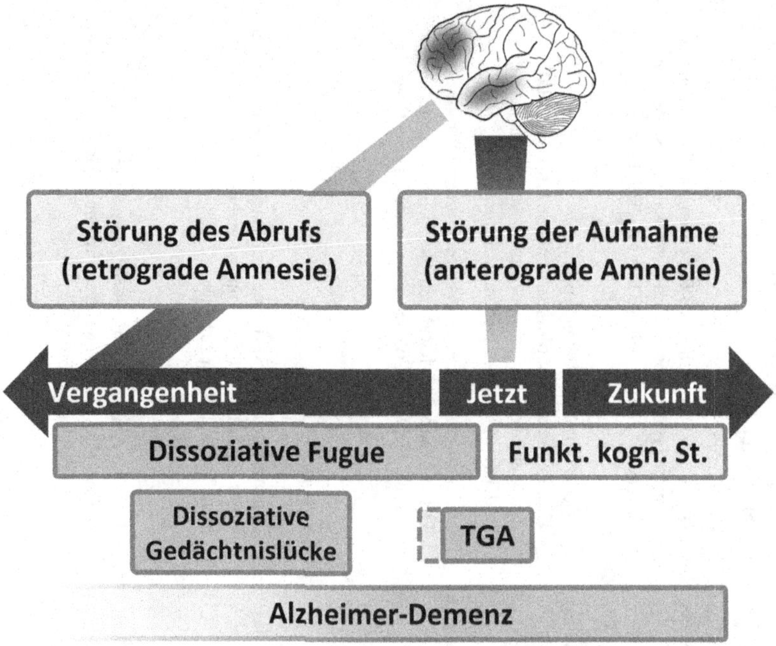

Abb. 12.2 Schematische Darstellung einiger amnestischer Syndrome in Bezug auf die retrograde und anterograde Gedächtnisleistung. Bei der dissoziativen Amnesie kann in der funktionellen Bildgebung eine Überaktivität des dorsolateralen präfrontalen Kortex und gleichzeitige Minderaktivität des Hippocampus nachgewiesen werden. Abkürzungen: *TGA* transiente globale Amnesie; *Funkt. kogn. St.* Funktionelle kognitive Störung

diverse, meist ebenfalls seltene, akute amnestische Syndrome gedacht werden. In Tab. 12.2 sind die wichtigsten Differenzialdiagnosen mit Unterscheidungsmerkmalen und entsprechenden Literaturverweisen aufgeführt. Der Übersichtlichkeit halber werden hier nur Krankheiten genannt, die akut bis subakut und ohne weitere neurologische Ausfälle auftreten können. Im Zweifel sollten eine MRT-Bildgebung (s. Abb. 12.3), ein EEG und entsprechende Laboruntersuchungen durchgeführt werden, allerdings muss beim klassischen Bild der dissoziativen Amnesie die Zusatzdiagnostik auf das Wesentliche reduziert werden, um keine irrtümlichen Krankheitsvorstellungen zu bekräftigen.

Pathophysiologie

Pathophysiologische Erklärungsmodelle zur dissoziativen Amnesie berücksichtigen prädisponierende Faktoren, akute Auslöser sowie objektivierbare neuropsychologische Krankheitsmerkmale.

Emotionale Belastung

Akuter Stress, der zu einer Aktivierung der Hypothalamus-Hypophysen-Nebennierenrinden-Achse führt, hemmt bei gesunden Probanden die Aktivität des Hippocampus und damit den Abruf episodischer Gedächtnisinhalte (Gagnon et al. 2019; Wolf 2009). Dieser Effekt kann verstärkt sein, wenn der Stressor besonders gravierend und emotional belastend ist und wenn die Stresshormonregulation bereits krankhaft verändert ist, wie es bei diversen psychiatrischen Erkrankungen der Fall ist (Staniloiu und Markowitsch 2014). Eine derart reduzierte Hippocampusaktivität konnte auch bei Patienten mit einer dissoziativen Amnesie im experimentellen Setting nachgewiesen werden (Chechko et al. 2018).

Tab. 12.2 Differenzialdiagnose der akuten Amnesie

	Auslöser	Amnesie	Typische Dauer	Bemerkungen
Dissoziative Amnesie	Emotionale Belastung, gelegentlich Unfälle/Verletzungen	Retrograd	Unterschiedlich	Verlust der persönlichen Identität ist ein sehr spezifischer Befund
Transiente globale Amnesie (Bartsch und Deuschl 2010)	In 50–90 % der Fälle körperliche oder emotionale Belastung	Anterograd und retrograd	1–24 h, meistens 4–10 h	Betrifft fast ausschließlich Patienten >40 Jahre. Punktförmige Hyperintensität im Hippocampus sichert die Diagnose (dünnschichtige DWI nach 2 Tagen)
Transiente epileptische Amnesie (Butler und Zeman 2008)	In 70 % der Fälle direkt nach dem Aufwachen	Verschieden, anterograd und/oder retrograd	Minuten bis Stunden, meistens 30–60 min	Wiederholtes Auftreten typisch Häufig begleitende olfaktorische/gustatorische Halluzinationen und/oder oro-alimentäre Automatismen. EEG und Therapieansprechen sind diagnostisch
Ischämische Amnesie (Michel et al. 2017)	Keine spezifischen äußeren Trigger Sonderform: Fornix-Infarkt nach A. communicans-anterior-Aneurysma-Behandlung oder -Ruptur (Gade 1982)	Anterograd, selten auch retrograd	Minuten bis Tage	Meistens embolische Infarkte im hinteren Stromgebiet. Oft von (subtilen) fokal-neurologischen Defiziten begleitet. MRT mit DWI-Sequenzen sichert die Diagnose
Posttraumatisch nach leichtem Schädel-Hirn-Trauma (SHT) (Fotakopoulos et al. 2018)	Leichtes SHT Cave: Nur bei 4 % aller leichten SHT kommt es zu einer Amnesie	Primär anterograd, gelegentlich auch retrograd	Stunden bis Tage	Wenn ein leichtes SHT eine Amnesie verursacht, sind in 60 % der Fälle im CCT Kontusionsblutungen oder andere Traumafolgen zu sehen
Enzephalitis (Hokkanen et al. 1996)	Neurotrope Erreger bei infektiösen Enzephalitiden. Gelegentlich paraneoplastisch oder autoimmun-vermittelt	Verschieden, anterograd und/oder retrograd	Unterschiedlich	Isolierte Amnesie als Frühsymptom ist sehr selten – meistens besteht wegweisende vegetative oder neurologische Begleitsymptomatik

(Fortsetzung)

Tab. 12.2 (Fortsetzung)

	Auslöser	Amnesie	Typische Dauer	Bemerkungen
Intoxikation/Medikation (Bicker 2015)	Benzodiazepine, Zolpidem, Zopiclon, Gamma-Hydroxybutyrat (GHB), Ketamin und andere „K.O.-Tropfen“	Anterograd und retrograd	Stunden bis Tage	Oft begleitend Sedierung. Drogen-Screening bei unklaren Gedächtnislücken, insbesondere nach Sexualdelikt
Opioid-assoziiertes amnestisches Syndrom (Barash et al. 2020)	Opioidabusus, insbesondere Fentanyl	Vollständig anterograd, milde retrograd	Wochen bis Monate	Charakteristisch sind MR-Hyperintensitäten der Hippocampi beidseits

▪▪ Verdrängung

Als neurophysiologisches Korrelat eines gewollten Vergessens (Verdrängung) konnten mittels funktioneller MRT-Bildgebung bei gesunden Probanden eine Überaktivität des dorsolateralen präfrontalen Kortex und eine zeitgleiche Minderaktivität (Deaktivierung) des Hippocampus gezeigt werden (Anderson et al. 2004; Anderson und Hanslmayr 2014). Ebendiese Konstellation konnte auch bei Patienten mit dissoziativen Amnesien nachgewiesen werden (Kikuchi et al. 2010).

▪▪ Symptomerwartung

Die experimentell-psychologisch belegten Mechanismen der Erinnerungshemmung können jedoch nur schwer das Vollbild der chronischen dissoziativen Amnesie erklären. Entscheidend ist hierbei wahrscheinlich auch die Erwartungshaltung der Betroffenen (Mangiulli et al. 2021; Seligman und Kirmayer 2008). Indirekte Hinweise dafür finden sich in der hypnoseinduzierten (dissoziativen) Amnesie, welche nur bei Menschen beobachtet wird, die diese explizit erwarten (Young und Cooper 1972). Des Weiteren konnte nachgewiesen werden, dass Behandlungserfolge mittels medikamentengestützter Interviews (s. unten) maßgeblich durch den Einsatz von Suggestion bestimmt werden (Poole et al. 2010).

Eine Online-Umfrage unter ca. 1000 Befragten fand, dass 17 % mindestens einmal im Leben einen Gedächtnisverlust vorgetäuscht haben (Mangiulli et al. 2021). Interessanterweise berichtetet etwa die Hälfte von ihnen (93/172), später tatsächlich Schwierigkeiten beim Gedächtnisabruf für die Episode der vorgetäuschten Amnesie gehabt zu haben. Ein derartiges Zusammenwirken ungewollter Autosuggestion mit den oben genannten Verdrängungsmechanismen könnte Aufschlüsse über die Pathophysiologie der dissoziativen Amnesie bieten.

Schließlich ist auch ein kultureller Einfluss auf die Krankheitsausprägung zu beobachten. Darstellungen von Amnesie in

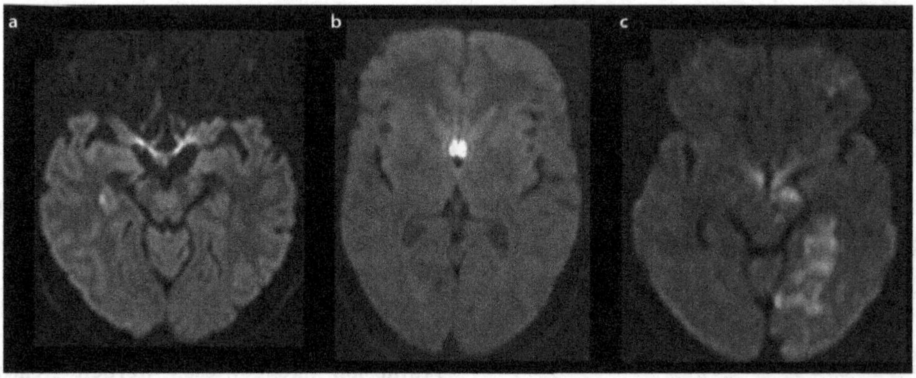

Abb. 12.3 Einige Differenzialdiagnosen des akuten amnestischen Syndroms. **A.** Charakteristische punktförmige DWI-Hyperintensität im Hippocampus bei der transienten globalen Amnesie. **B.** Bilateraler Fornix-Infarkt in der DWI-Sequenz bei einer 74-jährigen Patientin mit einer akuten anterograden und retrograden (3 Monate zurückreichenden) Amnesie. **C.** Den Hippocampus betreffende Ischämie in Folge einer luetischen Vaskulitis bei einer 29-jährigen Patientin mit isoliertem, anterograd amnestischem Syndrom. (A: aus Scheel et al. 2012; mit freundlicher Genehmigung 20162010 © 2012, Springer-Verlag. All Rights Reserved. B: aus Turine et al.; © Springer International Publishing/Belgian Neurological Society 2015. All Rights Reserved. C: aus Kearney et al.; mit freundlicher Genehmigung von © Springer-Verlag 2009. All Rights Reserved)

Filmen und Büchern können maßgeblich zu den klinischen Erscheinungsbildern dissoziativer Amnesieformen beitragen (Pope et al. 2007; Sethi und Spiers 2016; Smith et al. 2010).

12

▪ Therapie und Prognose

Aufgrund der Seltenheit der dissoziativen Amnesie als alleinstehende Erkrankung basieren Therapieempfehlungen auf Expertenmeinungen, Einzelfallberichten und kleineren Fallserien. Psychiatrische Komorbiditäten und relevante Stressoren sollten identifiziert und psychotherapeutisch (und ggf. medikamentös) behandelt werden. Im Falle von akuter oder subakuter Belastung sollten in erster Linie eine psychische Stabilisierung und eine Reduktion des allgemeinen Erregungsniveaus angestrebt werden. Im Rahmen längerer Einzelgespräche kann dann versucht werden, den Zugriff auf die nicht abrufbaren Erinnerungen zu ermöglichen (McKay und Kopelman 2009). Hierzu wird empfohlen, als Erstes eine ausführliche Fremdanamnese aufzunehmen. Anschließend wird ein Gespräch über neutrale Themen begonnen, welches dann langsam in Richtung der (noch erinnerten) Biografie des Patienten gelenkt wird, um schließlich indirekt auf die nicht abrufbaren Inhalte zu kommen. Dabei sollten möglichst offene, nicht suggestive Fragen gestellt werden, damit der Patient auf natürlichem Wege Zugriff auf sein autobiografisches Gedächtnis erlangt. Die früher im angelsächsischen Raum übliche Methode des Interviews unter Sedierung mittels Barbituraten oder Benzodiazepinen sollte den Zugang zum „Vergessenen" erleichtern, wird aber heutzutage kaum noch durchgeführt (Poole et al. 2010). Ob durch Hypnose oder Entspannungstechniken ähnliche Effekte erzielt werden können, ist unklar.

In einer größeren Fallsammlung zeigte sich für generalisierte dissoziative Amnesien mit Fugue ein schnellerer, häufigerer und weiterreichender Rückgang der Symptome als für umschriebene Amnesien (Harrison et al. 2017). Andere Fallserien berichten jedoch von geringeren Remissionsraten (Kritchevsky et al. 2004; Staniloiu et al. 2018).

Literatur

Anderson MC, Hanslmayr S (2014) Neural mechanisms of motivated forgetting. Trends Cogn Sci 18(6):279–292. ► https://doi.org/10.1016/j.tics.2014.03.002

Anderson MC, Ochsner KN, Kuhl B, Cooper J, Robertson E, Gabrieli SW, Glover GH, Gabrieli JD (2004) Neural systems underlying the suppression of unwanted memories. Science 303(5655):232–235. ► https://doi.org/10.1126/science.1089504

Bailey C, Poole N, Blackburn DJ (2018) Identifying patterns of communication in patients attending memory clinics: a systematic review of observations and signs with potential diagnostic utility. Br J Gen Pract 68(667):e123–e138. ► https://doi.org/10.3399/bjgp18x694601

Ball HA, McWhirter L, Ballard C, Bhome R, Blackburn DJ, Edwards MJ, Fleming SM, Fox NC, Howard R, Huntley J, Isaacs JD, Larner AJ, Nicholson TR, Pennington CM, Poole N, Price G, Price JP, Reuber M, Ritchie C, Rossor MN, Schott JM, Teodoro T, Venneri A, Stone J, Carson AJ (2020) Functional cognitive disorder: dementia's blind spot. Brain 143(10):2895–2903. ► https://doi.org/10.1093/brain/awaa238

Barash JA, Whitledge J, Watson CJ, Boyle K, Lim C, Lev MH, DeMaria A Jr, Ganetsky M (2020) Opioid-associated amnestic syndrome: description of the syndrome and validation of a proposed definition. J Neurol Sci 417:117048. ► https://doi.org/10.1016/j.jns.2020.117048

Bartsch T, Deuschl G (2010) Transient global amnesia: functional anatomy and clinical implications. Lancet Neurol 9(2):205–214. ► https://doi.org/10.1016/s1474-4422(09)70344-8

Bharambe V, Larner AJ (2018) Functional cognitive disorders: demographic and clinical features contribute to a positive diagnosis. Neurodegener Dis Manag 8(6):377–383. ► https://doi.org/10.2217/nmt-2018-0025

Bhome R, McWilliams A, Huntley JD, Fleming SM, Howard RJ (2019) Metacognition in functional cognitive disorder – a potential mechanism and treatment target. Cogn Neuropsychiatry 24(5):311–321. ► https://doi.org/10.1080/13546805.2019.1651708

Bicker W (2015) „K.O.-Tropfen“: Eine forensisch-toxikologische Betrachtung. Deliktszenarien, Substanzen, Wirkungen, Beweismittel, chemische Analytik, toxikologische Beurteilung. SIAK-Journal – Zeitschrift für Polizeiwissenschaft und polizeiliche Praxis 3:13–26. ► https://doi.org/10.7396/2015_3_b

Butler CR, Zeman AZ (2008) Recent insights into the impairment of memory in epilepsy: transient epileptic amnesia, accelerated long-term forgetting and remote memory impairment. Brain 131(Pt 9):2243–2263. ► https://doi.org/10.1093/brain/awn127

Cabreira V, Frostholm L, McWhirter L, Stone J, Carson A (2023) Clinical signs in functional cognitive disorders: A systematic review and diagnostic meta-analysis. J Psychosom Res 173:111447. ► https://doi.org/10.1016/j.jpsychores.2023.111447

Chechko N, Stickel S, Kellermann T, Kirner A, Habel U, Fernandez G, Schneider F, Kohn N (2018) Progressively analogous evidence of covert face recognition from functional magnetic resonance imaging and skin conductance responses studies involving a patient with dissociative amnesia. Eur J Neurosci 48(3):1964–1975. ► https://doi.org/10.1111/ejn.14087

Dieguez S (2018) Ganser syndrome. Front Neurol Neurosci 42:1–22. ► https://doi.org/10.1159/000475676

Elsey C, Drew P, Jones D, Blackburn D, Wakefield S, Harkness K, Venneri A, Reuber M (2015) Towards diagnostic conversational profiles of patients presenting with dementia or functional memory disorders to memory clinics. Patient Educ Couns 98(9):1071–1077. ► https://doi.org/10.1016/j.pec.2015.05.021

Fanshawe JB, Sargent BF, Badenoch JB, Saini A, Watson CJ, Pokrovskaya A, Aniwattanapong D, Conti I, Nye C, Burchill E, Hussain ZU, Said K, Kuhoga E, Tharmaratnam K, Pendered S, Mbwele B, Taquet M, Wood GK, Rogers JP, Hampshire A, Carson A, David AS, Michael BD, Nicholson TR, Paddick SM, Leek CE (2024) Cognitive domains affected post-COVID-19; a systematic review and meta-analysis. Eur J Neurol 20:e16181. ► https://doi.org/10.1111/ene.16181

Ferreira D, Perestelo-Perez L, Westman E, Wahlund LO, Sarria A, Serrano-Aguilar P (2014) Meta-review of CSF core biomarkers in Alzheimer's disease: the state-of-the-art after the new revised diagnostic criteria. Front Aging Neurosci 6:47. ► https://doi.org/10.3389/fnagi.2014.00047

Fotakopoulos G, Makris D, Tsianaka E, Kotlia P, Karakitsios P, Gatos C, Tzannis A, Fountas K (2018) The value of the identification of predisposing factors for post-traumatic amnesia in management of mild traumatic brain injury. Brain Inj 32(5):563–568. ► https://doi.org/10.1080/02699052.2018.1432075

Gade A (1982) Amnesia after operations on aneurysms of the anterior communicating artery. Surg Neurol 18(1):46–49. ► https://doi.org/10.1016/0090-3019(82)90013-1

Gagnon SA, Waskom ML, Brown TI, Wagner AD (2019) Stress impairs episodic retrieval by disrupting hippocampal and cortical mechanisms of remembering. Cereb Cortex 29(7):2947–2964. ▶ https://doi.org/10.1093/cercor/bhy162

Ganser S (1898) Ueber einen eigenartigen hysterischen Dämmerzustand. Arch Psychiatr Nervenkr 30(2):633–640. ▶ https://doi.org/10.1007/bf02036039

Goldsmith DR, Haroon E, Woolwine BJ, Jung MY, Wommack EC, Harvey PD, Treadway MT, Felger JC, Miller AH (2016) Inflammatory markers are associated with decreased psychomotor speed in patients with major depressive disorder. Brain Behav Immun 56:281–288. ▶ https://doi.org/10.1016/j.bbi.2016.03.025

Harrison NA, Johnston K, Corno F, Casey SJ, Friedner K, Humphreys K, Jaldow EJ, Pitkanen M, Kopelman MD (2017) Psychogenic amnesia: syndromes, outcome, and patterns of retrograde amnesia. Brain 140(9):2498–2510. ▶ https://doi.org/10.1093/brain/awx186

Hokkanen L, Salonen O, Launes J (1996) Amnesia in acute herpetic and nonherpetic encephalitis. Arch Neurol 53(10):972–978. ▶ https://doi.org/10.1001/archneur.1996.00550100038013

Kearney H, Mallon P, Kavanagh E, Lawler L, Kelly P, O'Rourke K (2010) Amnestic syndrome due to meningovascular neurosyphilis. J Neurol 257(4):669–671. ▶ https://doi.org/10.1007/s00415-009-5418-6

Kikuchi H, Fujii T, Abe N, Suzuki M, Takagi M, Mugikura S, Takahashi S, Mori E (2010) Memory repression: brain mechanisms underlying dissociative amnesia. J Cogn Neurosci 22(3):602–613. ▶ https://doi.org/10.1162/jocn.2009.21212

Kritchevsky M, Chang J, Squire LR (2004) Functional amnesia: clinical description and neuropsychological profile of 10 cases. Learn Mem 11(2):213–226. ▶ https://doi.org/10.1101/lm.71404

Kuyk J, Jacobs LD, Aldenkamp AP, Meinardi H, Spinhoven P, Van Dycki R (1995) Pseudo-epileptic seizures: hypnosis as a diagnostic tool. Seizure 4(2):123–128. ▶ https://doi.org/10.1016/s1059-1311(95)80091-3

Larner AJ (2012) Head turning sign: pragmatic utility in clinical diagnosis of cognitive impairment. J Neurol Neurosurg Psychiatry 83(8):852–853. ▶ https://doi.org/10.1136/jnnp-2011-301804

Mangiulli I, Jelicic M, Patihis L, Otgaar H (2021) Believing in dissociative amnesia relates to claiming it: a survey of people's experiences and beliefs about dissociative amnesia. Memory 29(10):1362–1374. ▶ https://doi.org/10.1080/09658211.2021

Markowitsch HJ, Staniloiu A (2016) Functional (dissociative) retrograde amnesia. Handb Clin Neurol 139:419–445. ▶ https://doi.org/10.1016/b978-0-12-801772-2.00036-9

Martinez G, Vernooij RW, Fuentes Padilla P, Zamora J, Bonfill Cosp X, Flicker L (2017) 18F PET with florbetapir for the early diagnosis of Alzheimer's disease dementia and other dementias in people with mild cognitive impairment (MCI). Cochrane Database Syst Rev 11:CD012216. ▶ https://doi.org/10.1002/14651858.cd012216.pub2

McKay GCM, Kopelman MD (2009) Psychogenic amnesia: when memory complaints are medically unexplained. Adv Psychiatr Treat 15(2):152–158. ▶ https://doi.org/10.1192/apt.bp.105.001586

McWhirter L, Smyth H, Hoeritzauer I, Couturier A, Stone J, Carson AJ (2023) What is brain fog? J Neurol Neurosurg Psychiatry 94(4):321–325. ▶ https://doi.org/10.1136/jnnp-2022-329683

McWhirter L, King L, McClure E, Ritchie C, Stone J, Carson A (2022) The frequency and framing of cognitive lapses in healthy adults. CNS Spectr 27(3):331–338. ▶ https://doi.org/10.1017/S1092852920002096

McWhirter L, Ritchie C, Stone J, Carson A (2020a) Functional cognitive disorders: a systematic review. Lancet Psychiatry 7(2):191–207. ▶ https://doi.org/10.1016/S2215-0366(19)30405-5

McWhirter L, Ritchie CW, Stone J, Carson A (2020b) Performance validity test failure in clinical populations – a systematic review. J Neurol Neurosurg Psychiatry 91(9):945–952. ▶ https://doi.org/10.1136/jnnp-2020-323776

McWhirter L, Sargent B, Ritchie C, Stone J, Carson A (2019) I think, therefore I forget – using experimental simulation of dementia to understand functional cognitive disorders. CNS Spectr 30:1–8. ▶ https://doi.org/10.1017/s1092852919001329

Mentzos S (2015) Hysterie: Zur Psychodynamik unbewusster Inszenierungen. Vandenhoeck & Ruprecht, Göttingen

Metternich B, Schmidtke K, Hull M (2009) How are memory complaints in functional memory disorder related to measures of affect, metamemory and cognition? J Psychosom Res 66(5):435–444. ▶ https://doi.org/10.1016/j.jpsychores.2008.07.005

Metternich B, Kosch D, Kriston L, Harter M, Hull M (2010) The effects of nonpharmacological interventions on subjective memory complaints: a systematic review and meta-analysis. Psychother Psychosom 79(1):6–19. ▶ https://doi.org/10.1159/000254901

Michel P, Beaud V, Eskandari A, Maeder P, Demonet JF, Eskioglou E (2017) Ischemic amnesia: causes and outcome. Stroke 48(8):2270–2273. ▶ https://doi.org/10.1161/strokeaha.117.017420

Millan MJ, Agid Y, Brune M, Bullmore ET, Carter CS, Clayton NS, Connor R, Davis S, Deakin B, DeRubeis RJ, Dubois B, Geyer MA, Goodwin GM, Gorwood P, Jay TM, Joels M, Mansuy IM, Meyer-Lindenberg A, Murphy D, Rolls E, Saletu B, Spedding M, Sweeney J, Whittington M, Young LJ (2012) Cognitive dysfunction in psychiatric disorders: characteristics, causes and the quest for improved therapy. Nat Rev Drug Discov 11(2):141–168. ► https://doi.org/10.1038/nrd3628

Mimmack KJ, Gagliardi GP, Marshall GA, Vannini P, Alzheimer's Disease Neuroimaging Initiative, (2023) Measurement of dimensions of self-awareness of memory function and their association with clinical progression in cognitively normal older adults. JAMA Netw Open 6(4):e239964. ► https://doi.org/10.1001/jamanetworkopen.2023.9964

Mittenberg W, DiGiulio DV, Perrin S, Bass AE (1992) Symptoms following mild head injury: expectation as aetiology. J Neurol Neurosurg Psychiatry 55(3):200–204. ► https://doi.org/10.1136/jnnp.55.3.200

Pennington C, Newson M, Hayre A, Coulthard E (2015) Functional cognitive disorder: what is it and what to do about it? Pract Neurol 15(6):436–444. ► https://doi.org/10.1136/practneurol-2015-001127

Pennington C, Ball H, Swirski M (2019) Functional cognitive disorder: diagnostic challenges and future directions. Diagnostics (Basel) 9(4):131. ► https://doi.org/10.3390/diagnostics9040131

Poole NA, Wuerz A, Agrawal N (2010) Abreaction for conversion disorder: systematic review with meta-analysis. Br J Psychiatry 197(2):91–95. ► https://doi.org/10.1192/bjp.bp.109.066894

Pope HG Jr, Poliakoff MB, Parker MP, Boynes M, Hudson JI (2007) Is dissociative amnesia a culture-bound syndrome? Findings from a survey of historical literature. Psychol Med 37(2):225–233. ► https://doi.org/10.1017/s0033291706009500

Sandeman EM, Hernandez Mdel C, Morris Z, Bastin ME, Murray C, Gow AJ, Corley J, Henderson R, Deary IJ, Starr JM, Wardlaw JM (2013) Incidental findings on brain MR imaging in older community-dwelling subjects are common but serious medical consequences are rare: a cohort study. PLoS ONE 8(8):e71467. ► https://doi.org/10.1371/journal.pone.0071467

Satzger W, Hampel H, Padberg F, Bürger K, Nolde T, Ingrassia G, Engel RR (2001) Zur praktischen Anwendung der CERAD-Testbatterie als neuropsychologisches Demenzscreening. Nervenarzt 72(3):196–203. ► https://doi.org/10.1007/s001150050739

Scheel M, Malkowsky C, Klingebiel R, Schreiber SJ, Bohner G (2012) Magnetic resonance imaging in transient global amnesia: lessons learned from 198 cases. Clin Neuroradiol 22(4):335–340. ► https://doi.org/10.1007/s00062-012-0140-7

Schmidtke K (2013) Funktionelle Gedächtnis- und Konzentrationsstörungen. In: Bartsch T, Falkai P (Hrsg) Gedächtnisstörungen. Springer, Berlin, S 219–230. ► https://doi.org/10.1007/978-3-642-36993-3_16

Schmidtke K, Metternich B (2009) Validation of two inventories for the diagnosis and monitoring of functional memory disorder. J Psychosom Res 67(3):245–251. ► https://doi.org/10.1016/j.jpsychores.2009.04.005

Schmidtke K, Pohlmann S, Metternich B (2008) The syndrome of functional memory disorder: definition, etiology, and natural course. Am J Geriatr Psychiatry 16(12):981–988. ► https://doi.org/10.1097/jgp.0b013e318187ddf9

Seligman R, Kirmayer LJ (2008) Dissociative experience and cultural neuroscience: narrative, metaphor and mechanism. Cult Med Psychiatry 32(1):31–64. ► https://doi.org/10.1007/s11013-007-9077-8

Sethi NK, Spiers MV (2016) The head trauma amnesia cure: the making of a medical myth. Neurology 87(21):2283–2284. ► https://doi.org/10.1212/01.wnl.0000508598.21539.07

Smith CN, Frascino JC, Kripke DL, McHugh PR, Treisman GJ, Squire LR (2010) Losing memories overnight: a unique form of human amnesia. Neuropsychologia 48(10):2833–2840. ► https://doi.org/10.1016/j.neuropsychologia.2010.05.025

Snowdon J (2011) Pseudodementia, a term for its time: the impact of Leslie Kiloh's 1961 paper. Australas Psychiatry 19(5):391–397. ► https://doi.org/10.3109/10398562.2011.610105

Staniloiu A, Markowitsch HJ (2014) Dissociative amnesia. Lancet Psychiatry 1(3):226–241. ► https://doi.org/10.1016/s2215-0366(14)70279-2

Staniloiu A, Markowitsch HJ, Kordon A (2018) Psychological causes of autobiographical amnesia: a study of 28 cases. Neuropsychologia 110:134–147. ► https://doi.org/10.1016/j.neuropsychologia.2017.10.017

Stone J, Pal S, Blackburn D, Reuber M, Thekkumpurath P, Carson A (2015) Functional (Psychogenic) cognitive disorders: a perspective from the neurology clinic. J Alzheimers Dis 48(Suppl):S5–S17. ► https://doi.org/10.3233/jad-150430

Teodoro T, Edwards MJ, Isaacs JD (2018) A unifying theory for cognitive abnormalities in functional neurological disorders, fibromyalgia and chronic fatigue syndrome: systematic review. J Neurol Neurosurg Psychiatry 89(12):1308–1319. ► https://doi.org/10.1136/jnnp-2017-317823

Teodoro T, Koreki A, Chen J, Coebergh J, Poole N, Ferreira JJ, Edwards MJ, Isaacs JD (2023) Functional cognitive disorder affects reaction time, subjective mental effort and global metacognition. Brain 146(4):1615–1623

Turine G, Gille M, Druart C, Rommel D, Rutgers MP (2016) Bilateral anterior fornix infarction: the „amnestic syndrome of the subcallosal artery". Acta Neurol Belg 116(3):371–373. ► https://doi.org/10.1007/s13760-015-0553-6

Wilson RS, Boyle PA, Yu L, Barnes LL, Sytsma J, Buchman AS, Bennett DA, Schneider JA (2015) Temporal course and pathologic basis of unawareness of memory loss in dementia. Neurology 85(11):984–991. ► https://doi.org/10.1212/wnl.0000000000001935

Wolf OT (2009) Stress and memory in humans: twelve years of progress? Brain Res 1293:142–154. ► https://doi.org/10.1016/j.brainres.2009.04.013

Young J, Cooper LM (1972) Hypnotic recall amnesia as a function of manipulated expectancy. Proceedings of the Annual Convention of the American Psychological Association 7(Pt. 2):857–858

Funktionelle Schmerzsyndrome

Inhaltsverzeichnis

13.1 Einleitung – 164

13.2 Ganzkörperschmerzen und das Fibromyalgiesyndrom – 165

13.3 Komplexes regionales Schmerzsyndrom (CRPS) – 170

Literatur – 173

S. Popkirov, *Funktionelle neurologische Störungen*,
https://doi.org/10.1007/978-3-662-69215-8_13

13.1 Einleitung

Schmerzen sind ein häufiges Symptom neurologischer Krankheiten. Grundsätzlich wird zwischen nozizeptiven und neuropathischen Schmerzen unterschieden. Der **nozizeptive** Schmerz entspricht einer tatsächlichen oder drohenden Gewebeschädigung und beruht auf einem normal funktionierenden Zusammenspiel von Reizwahrnehmung (Nozizeption) und zentraler Verarbeitung. Der **neuropathische** Schmerz hingegen wird durch eine strukturelle Schädigung des peripheren oder zentralen somatosensorischen Nervensystems verursacht, die auf eine nachweisbare Läsion oder definierte neurologische Erkrankung zurückgeführt werden kann.

▪▪ Noziplastische Schmerzen

Nicht selten kommt es jedoch zu wiederholten oder anhaltenden Schmerzen, bei denen weder eine Aktivierung peripherer Nozizeptoren noch eine Läsion der Nervenfasern oder der schmerzverarbeitenden Hirnregionen anzunehmen ist. Bei einem derartigen Krankheitszustand muss von einer **Funktionsstörung** der Schmerzwahrnehmung ausgegangen werden. Hierzu wurde kürzlich der Begriff des **noziplastischen** Schmerzes eingeführt (Kosek et al. 2016; Popkirov et al. 2020). Es handelt sich dabei in erster Linie um Veränderungen der zentralen Schmerzverarbeitung, die jedoch auch periphere Auslöser und Auswirkungen haben kann. Schmerzen verschiedener Kategorien können natürlich kombiniert auftreten, und eine strenge Trennung wird nicht immer möglich sein. Ein akuter nozizeptiver oder neuropathischer Schmerz kann z. B. maladaptive Veränderungen der Schmerzverarbeitung in Gang setzen, die noziplastische Schmerzen verursachen und langfristig wiederum strukturelle Veränderungen zur Folge haben (z. B. Atrophie durch Minderbewegung).

▪▪ Primäre chronische Schmerzsyndrome

Die nosologische Kategorisierung von chronischen Schmerzzuständen, die primär noziplastischer Natur sind, ist im Wandel. Für die ICD-11 ist eine eigenständige Krankheitsklasse für primäre chronische Schmerzsyndrome vorgesehen (Nicholas et al. 2019). Neben den primären Kopfschmerzsyndromen, die längst im Arbeitsgebiet der Neurologie verortet sind, stehen hier auch chronische viszerale (z. B. Reizdarmsyndrom) und muskuloskelettale Schmerzsyndrome (z. B. chronische Rückenschmerzen). In diesem Kapitel werden zwei weitere primäre chronische Schmerzsyndrome besprochen, die in der neurologischen Praxis anzutreffen sind: das Fibromyalgiesyndrom und das komplexe regionale Schmerzsyndrom.

▪ Schmerzen und funktionelle neurologische Störungen

Chronische Schmerzen und primäre Schmerzsyndrome sind unter Patienten mit funktionellen neurologischen Störungen insgesamt häufig. In der Gegenüberstellung mit klinisch vergleichbaren neurologischen Erkrankungen wie Epilepsie, Multipler Sklerose und hyperkinetischen Bewegungsstörungen weisen Patienten mit dissoziativen Anfällen oder funktionellen Bewegungsstörungen (einschl. Lähmungen) stets deutlich höhere Raten an chronischen Schmerzen auf (Steinruecke et al. 2024). Bezüglich der allgemeinen Prävalenz chronischer Schmerzen ist die Studienlage äußerst heterogen, sodass allgemeingültige Angaben schwierig sind. Eine umfassende Metaanalyse ergab, dass im Schnitt etwa die Hälfte der Patienten mit funktionellen Bewegungsstörungen und/oder dissoziativen Anfällen chronische Schmerzen hat (Steinruecke et al. 2024).

Die Rate an chronischen Schmerzen und funktionellen Schmerzsyndromen liegt bei Patienten mit funktionellen Bewegungsstörungen bei bis zu 75 % (Driver-Dunckley et al. 2011; Gelauff et al. 2020; Vechetova et al. 2018). Patienten mit funktionellen Paresen berichten zu 33 % über Schmerzen in der betroffenen Extremität; 2/3 über Schmerzen in anderen Körperregionen (Stone et al. 2010). Bei Patienten mit dissoziativen Anfällen liegen in 47–67 % der Fälle chronische Schmerzen vor (Driver-Dunckley et al. 2011; Gazzola et al. 2012). Etwa 1/3 der Patienten mit funktionellen motorischen Störungen oder dissoziativen Anfällen nehmen regelmäßig Opioidanalgetika ein (Hantke et al. 2007; O'Connell et al. 2019). Bei Kindern mit funktionellen neurologischen Störungen liegt die Rate an begleitenden Schmerzen bei 56 % (Kozlowska et al. 2007). Mehrere Studien legen nahe, dass chronische Schmerzen ein ungünstiger prognostischer Faktor in der Langzeitprognose funktioneller neurologischer Störungen sind (Steinruecke et al. 2024).

Andersherum sind unter Patienten mit chronischen Schmerzen funktionelle neurologische Symptome nicht selten anzutreffen. In einer Untersuchung von 190 Fällen an einer Schmerzambulanz wurde bei 17 % der Betroffenen eine funktionelle neurologische Störung dokumentiert (Mason et al. 2023).

Die häufige Komorbidität von funktionellen neurologischen Störungen und (primären) chronischen Schmerzsyndromen deutet auf überlappende biologische und psychosoziale Risikofaktoren hin, lässt aber auch **Gemeinsamkeiten der neurophysiologischen Pathomechanismen** vermuten. Eine enge interdisziplinäre Zusammenarbeit zwischen Neurologie und Schmerzmedizin ist hier besonders wichtig. Patienten mit funktionellen neurologischen Symptomen und einer komorbiden Schmerzerkrankung können doppelt von der vielseitigen Behandlung im Rahmen einer interdisziplinären multimodalen Schmerztherapie (IMST) im vollstationären Rahmen profitieren.

13.2 Ganzkörperschmerzen und das Fibromyalgiesyndrom

Unter Ganzkörperschmerzen werden primär chronische **Schmerzen in mehreren Körperregionen** (engl. „chronic widespread pain") verstanden. Dabei muss die Schmerzdauer definitionsgemäß bei >3 Monaten liegen, und es müssen mindestens 3 Körperquadranten sowie axiale Regionen (Nacken/Brustkorb/Rücken) betroffen sein. Schmerzen in mehreren Körperregionen können alternativ als Schmerzen in mindestens 7 von 19 vorgegebenen Schmerzorten auf der „regionalen Schmerzskala" definiert werden (s. ◘ Abb. 13.1) (Häuser et al. 2010). Die Prävalenz derartiger Schmerzen liegt bei etwa 10 % in der Allgemeinbevölkerung (Eich et al. 2012b; Rahman et al. 2014). Zu den differenzialdiagnostisch zu erwägenden Ursachen chronischer Schmerzen in mehreren Regionen gehört neben entzündlich-rheumatischen Erkrankungen (z. B. Polymyalgia rheumatica) und endokrinen Störungen (z. B. Hypothyreose) das Fibromyalgiesyndrom.

▪ Klinik

Bei der Fibromyalgie handelt es sich um ein primäres chronisches Schmerzsyndrom definiert durch Muskelschmerzen (sowie Rücken- und Gelenkschmerzen) und Druckempfindlichkeit in mehreren Körperregionen sowie Hyperalgesie und Allodynie. Zudem wird ein **nicht-erholsamer Schlaf** mit Tagesmüdigkeit, Erschöpfung (Fatigue) und Zerschlagenheit am Morgen berichtet, wobei primär eine Störung des Non-REM-Schlafs vermutet wird (Eich et al. 2017). Als drittes Kardinalsymptom werden Konzentrations- und Gedächtnisstörungen berichtet, die neuropsychologisch am ehesten als **Störung der Exekutivfunktionen** zusammengefasst werden können (s. ▸ Kap. 12) (Eich et al. 2017; Teodoro et al. 2018).

Regionale Schmerzskala

Bitte geben Sie die Stärke der Schmerzen und/oder Druckempfindlichkeit an, die Sie in den letzten 7 Tagen in jedem der unten aufgeführten Gelenke und anderen Körperregionen hatten. Bitte machen Sie ein Kreuz in dem Kästchen, das am besten Ihre Schmerzen oder Berührungsempfindlichkeit wiedergibt. Wenn Sie keine Schmerzen oder Berührungsempfindlichkeit in der angegebenen Gelenk- oder Körperregion hatten, kreuzen Sie bitte "Keine" an. Bitte geben Sie eine Antwort für jede in der Liste aufgeführte Gelenk- oder Körperregion.

Ich habe die Anleitung gelesen: **Ja O** **Nein O**

	Intensität der Schmerzen			
Ich habe in den vergangenen 7 Tagen unter Schmerzen und/oder Berührungsempfindlichkeit in folgenden Gelenken und Körperregionen gelitten	**Keine**	**Gering**	**Mäßig**	**Stark**
Linker Kiefer				
Rechter Kiefer				
Linke Schulter				
Rechte Schulter				
Linker Oberarm				
Rechter Oberarm				
Linker Unterarm				
Rechter Unterarm				
Brustkorb				
Bauch				
Linke Hüfte				
Rechte Hüfte				
Linker Oberschenkel				
Rechter Oberschenkel				
Linker Unterschenkel				
Rechter Unterschenkel				
Nacken (Halswirbelsäule)				
Brustwirbelsäule				
Kreuz (Lendenwirbelsäule)				

Bitte markieren Sie die Stelle auf der Linie, die am besten Ihren Zustand in den vergangenen 7 Tagen beschreibt.

Wie müde sind Sie gewesen?

Nicht müde |————————————————| Sehr müde

Abb. 13.1 Regionale Schmerzskala. (Aus Häuser et al. 2010; mit freundlicher Genehmigung von © Springer-Verlag 2010; all rights reserved)

13

Häufige Begleitbeschwerden und Komorbiditäten sind Angst- und depressive Störungen, das Restless-Legs-Syndrom, Sensibilitätsstörungen, Schwankschwindel sowie andere primäre chronische Schmerzsyndrome wie Kopfschmerzen, Reizdarmsyndrom und kraniomandibuläre Dysfunktion (Sumpton und Moulin 2014). Obwohl die Inzidenz einer komorbiden depressiven Störung bei 30–70 % liegt und gewisse pathophysiologische Gemeinsamkeiten identifiziert werden können, handelt es sich bei der Fibromyalgie nicht um eine „Sonderform" der Depression; eine depressive Verstimmung muss nicht vorliegen und darf daher nicht automatisch unterstellt werden (Eich et al. 2012b).

Die Prävalenz der Fibromyalgie liegt in Deutschland bei 2,1–3,8 % der Allgemeinbevölkerung, wobei das Geschlechterverhältnis in etwa ausgeglichen ist und die Prävalenz mit dem Alter ansteigt (Hauser et al. 2009; Wolfe et al. 2013). Unter Patienten mit funktionellen Bewegungsstörungen und dissoziativen Anfällen beträgt die Häufigkeit 10 % (Steinruecke et al. 2024).

Da das Krankheitsbild der Fibromyalgie über die charakteristische Symptomkonstellation definiert ist, wird zunehmend der Begriff **„Fibromyalgiesyndrom"** bevorzugt; so soll auch der Eindruck einer entzündlich-rheumatischen Pathologie vermieden werden. Angesichts der Prävalenz chronischer Schmerzen in der Bevölkerung kann die Krankheit auch als klinisch definierter Endbereich eines pathophysiologischen Kontinuums primärer (noziplastischer) Schmerzen und neuropsychologischer Begleitsymptomatik betrachtet werden.

▪ Pathogenese und Ätiologie

Fibromyalgie ist eine multifaktorielle Krankheit. Es kann eine familiäre Häufung beobachtet werden, woraus eine gewisse genetische Prädisposition abzuleiten ist. Geschwister Betroffener haben eine 14-fach höhere Erkrankungswahrscheinlichkeit als die Normalbevölkerung (Arnold et al. 2013) und Verwandte ersten Grades ein 9-faches Risiko im Vergleich zu Verwandten von Menschen mit chronischer Polyarthritis (Arnold et al. 2004). Die Häufung psychiatrischer Komorbiditäten und die Assoziation mit vorausgegangenen physischen und psychologischen Belastungen (z. B. Unfälle oder Arbeitsplatzstress) lässt ein enges **biopsychosoziales Zusammenspiel** diverser Faktoren in der Krankheitsentstehung vermuten.

Den Kardinalsymptomen Ganzkörperschmerzen, Hyperalgesie und Allodynie liegt eine gestörte zentrale Schmerzverarbeitung zugrunde (Sommer et al. 2008). Dabei spielen sowohl eine afferente Signalverstärkung als auch eine reduzierte endogene Schmerzhemmung eine Rolle. Hinzu kommt eine maladaptive Schmerzverarbeitung charakterisiert durch Katastrophisierungs- und Vermeidungsverhalten. Auch im peripheren nozizeptiven System können Veränderungen nachgewiesen werden, wie etwa eine Rarefizierung unmyelinisierter peripherer Nervenfasern in der Haut (nicht mit der Small-Fiber-Neuropathie gleichzusetzen) (Uceyler et al. 2013). Ferner können pathologische Abweichungen in diversen Neurotransmitter- und neuroendokrinen Systemen nachgewiesen werden (Stressachse, Wachstumshormon, Dopamin, Serotonin, Zytokine) (Sommer et al. 2008).

Die Ätiologie und Pathogenese der Fibromyalgie können nicht auf eine simple Kausalkette reduziert werden und dürfen somit nicht als alleinige Folge eines isolierten Krankheitsfaktors dargestellt werden (z. B. „somatisierte" Depression, Unfallfolge oder genetische Variante). Es ist jedoch hilfreich, krankheitsfördernde Faktoren auf verschiedenen Ebenen zu identifizieren und als individuelle Behandlungsansätze zu nutzen.

■ **Diagnosestellung**

Beim Leitsymptom „Ganzkörperschmerzen" sollte aktiv das Vorliegen einer Fibromyalgie überprüft werden. Eine frühe und sichere Diagnosestellung ermöglicht neben dem rechtzeitigen Therapiebeginn auch die Vermeidung unnötiger Zusatzdiagnostik oder nicht indizierter Behandlungsversuche. Für Patienten kann die Vermittlung einer Syndromdiagnose Zusammenhänge zwischen Schlafstörung, Schmerzen und Konzentrationsschwierigkeiten verdeutlichen und zu entsprechenden Therapiemaßnahmen motivieren.

Die leitliniengerechte Diagnosestellung erfordert die Feststellung von chronischen Schmerzen mit Schwellungs- oder Steifigkeitsgefühl in mehreren Körperregionen (s. oben) sowie Müdigkeit und gestörten oder nicht-erholsamen Schlaf (Eich et al. 2012b). Die typischen kognitiven Beschwerden sollten miterfasst werden, gelten aber nicht als obligate Symptome. Die Syndromdiagnose einer Fibromyalgie erfolgt somit anhand der Anamnese, unterstützt durch den Ausschluss relevanter Differenzialdiagnosen. Neben der Erfassung der Kardinalsymptome sollte daher auch gezielt nach differenzialdiagnostischen „Red Flags" gefahndet werden (s. ◘ Tab. 13.1) (Hauser et al. 2017). Die allgemeine, neurologische und orthopädische körperliche Untersuchung kann durch eine systematische Testung der **Druckdolenz von Sehnenansatzpunkten** (engl. „tender points") ergänzt werden. Diese ist zwar nicht mehr zwingend für die Diagnosestellung erforderlich, kann aber dem Patienten (und dem Behandler) die Validität der Diagnose verdeutlichen (Rahman et al. 2014).

13

Der Einsatz von psychiatrischen Screeninginstrumenten (z. B. PHQ-4) sowie eine gründliche psychiatrische Exploration sind zur Erfassung relevanter Risikofaktoren und Komorbiditäten sinnvoll (Eich et al. 2017). Gegebenenfalls ist eine weiterführende **fachpsychotherapeutische Untersuchung** indiziert. Allerdings sollte nicht der Eindruck entstehen, dass die Diagnose der Fibromyalgie auf psychiatrischen Aspekten beruht oder die Erkrankung eine rein psychosoziale Ätiologie hat.

■ **Differenzialdiagnosen und Zusatzuntersuchungen**

Neben der gründlichen und gezielten Anamnese (einschließlich Familien-, Sozial- und Medikamentenanamnese) und der körperlichen Untersuchung (einschließlich eines neurologischen und orthopädischen Befundes) bedarf es in der Regel kaum weiterer Zusatzuntersuchungen. Ein **Basislabor** sollte einige wichtige entzündlich-rheumatische und endokrine Differenzialdiagnosen abdecken (s. ◘ Tab. 13.1) (Hauser et al. 2017). Ohne konkrete Hinweise auf eine spezifische Ursache der Beschwerden sollte von weiteren Spezialuntersuchungen wie Antikörperbestimmungen oder Röntgenaufnahmen abgesehen werden, da falsch positive Befunde häufig sind (Rahman et al. 2014). Gelegentlich kann die Fibromyalgie zusätzlich zu einer anderen systemischen/organischen Erkrankung auftreten. In solchen Fällen kommt der interdisziplinären Behandlung eine besondere Bedeutung zu.

Für den **neurologischen Alltag** ist die Fibromyalgie ein wichtiges Syndrom. Sie liegt einer Studie zufolge 15 % aller Multiple-Sklerose-Fehldiagnosen zugrunde und kann als Komorbidität bei einem Drittel aller Patienten mit chronischer Migräne diagnostiziert werden (Peres et al. 2001; Solomon et al. 2016). Das Fibromyalgiesyndrom kann gelegentlich mit anderen funktionellen neurologischen Störungen wie dissoziativen Anfällen vergesellschaftet sein (Benbadis 2005; Tatum et al. 2016).

■ **Therapie**

Wie bei allen funktionellen Syndromen steht die Aufklärung des Patienten ama

Tab. 13.1 Auffällige Befunde, „Red Flags" und Differenzialdiagnosen der Fibromyalgie

Auffälligkeiten		Differenzialdiagnosen
Auffälligkeiten im Basislabor	Blutsenkungsgeschwindigkeit (BSG), C-reaktives Protein (CRP), kleines Blutbild	Polymyalgia rheumatica, rheumatoide Arthritis oder andere entzündlich-rheumatische Erkrankung
	Creatinkinase (CK)	Myopathien (metabolisch, toxisch, degenerativ, endokrin oder entzündlich)
	Kalzium	Hyperkalzämie, Hyperparathyreoidismus
	Thyreoidea-stimulierendes Hormon (TSH)	Hypothyreose
	Vitamin D	Vitamin-D-Mangel mit Osteomalazie
B-Symptomatik	Fieber, Nachtschweiß oder Gewichtsverlust	Maligne Grunderkrankung
Medikamentenanamnese	Statine, Protonenpumpeninhibitoren und diverse andere (Eich et al. 2012b)	Toxische/medikamenteninduzierte Myalgien/ Myopathien
	Opioide/Opiate	Opioidinduzierte Hyperalgesie
	Aromatasehemmer, Interferone	Arthralgien
	Bisphosphonate	Knochenschmerzen
Untersuchungsbefunde	Hautausschlag, Gelenkschwellung, Raynaud-Syndrom, Bewegungseinschränkungen der Wirbelsäule, Lymphknotenschwellung	Entzündlich-rheumatische Erkrankungen (rheumatoide Arthritis, ankylosierende Spondylitis, systemischer Lupus erythematodes)
	Fokal-neurologische Defizite	Neurologische Erkrankung (z. B. multiple Sklerose, Small-Fiber-Neuropathie, Myositiden/ Myopathien, zervikale Spinalkanalstenose)

Anfang der Therapie. Dies kann im informellen Arzt-Patient-Gespräch, mit Informationsbroschüren oder im Rahmen strukturierter Patientenschulungen erfolgen und sollte Kenntnisse zur Diagnose, der Abgrenzung von anderen Krankheiten sowie den Grundzügen der Pathophysiologie vermitteln. Zwar kann von einer gründlichen Patienteninformation oder -schulung allein keine Symptomlinderung erwartet werden, doch gilt sie als essenzieller Bestandteil der langfristigen Therapie (Eich et al. 2012a). Spezialisierte Schulungsmaterialien und Manuale werden von Selbsthilfeorganisationen und anderen Quellen angeboten (z. B. Musterschulungsprogramm der Deutschen Rentenversicherung: ▶ http://www.zentrum-patientenschulung.de/forschung/projekte/FimS/FimS_Manual.pdf). Weitere Basismaßnahmen sind neben der Patientenschulung die allgemeine körperliche und psychosoziale Aktivierung (z. B. Spaziergänge, Hobbys nachgehen), die bei leichten Erkrankungsformen bereits zu einer spürbaren Besserung führen können.

▪▪ Psychotherapie

Bei der Wahl der weiterführenden Therapiemodalitäten sollten der Schweregrad der Erkrankung, psychische und somatische Komorbiditäten sowie die Wünsche des Patienten berücksichtigt werden.

Stehen maladaptive Verhaltensweisen und psychiatrische Begleiterkrankungen im Vordergrund, sollte eine (verhaltenstherapeutische) Psychotherapie angeboten werden (Rahman et al. 2014). Der Übergang von strukturierter Patientenschulung zur **kognitiven Verhaltenstherapie** ist dabei fließend. Die Thematisierung und Bearbeitung von schmerzbezogenen Emotionen und Gedankengängen sowie die Erarbeitung effektiver Copingstrategien kann im Bereich Stimmung und körperlicher Behinderung förderlich sein; eine relevante Beeinflussung der Schmerzen darf jedoch nicht erwartet werden (Rahman et al. 2014). Daher ist der Einsatz von Verhaltenstherapie insbesondere in Kombination mit körperlich aktivierenden Verfahren sinnvoll (multimodales Therapiekonzept).

▪▪ Bewegungstherapie

Unter den aktivierenden Bewegungstherapien haben sich das aerobe Ausdauertraining (mindestens 20 min/Tag, 2- bis 3-mal pro Woche) sowie leichtes Krafttraining oder Aquajogging bewährt (Häuser et al. 2009). Auch passive körperliche Verfahren wie Wärmetherapie, Spa-Therapie oder Massagen können effektiv sein.

13

▪▪ Medikation

In der medikamentösen Behandlung der Fibromyalgie wurde bislang eine (geringe bis mäßige) Wirksamkeit für Antidepressiva wie Amitriptylin (25–50 mg/d), Duloxetin (60–120 mg/d), Fluoxetin (20–40 mg/d), Milnacipran (100–200 mg/d) und Paroxetin (20–40 mg/d) sowie Antikonvulsiva wie Pregabalin (150–300 mg/d) und Gabapentin (1200–2400 mg/d) beschrieben (Häuser et al. 2009; Rahman et al. 2014). Die „number needed to treat" für eine 50 %ige Schmerzlinderung liegt für Duloxetin bei 8 und für Pregabalin bei 14 (Rahman et al. 2014). Wenn der Patient auf die Medikation anspricht, sollte nach 6 Monaten ein Medikamentenauslassversuch erwogen werden (Eich et al. 2012a).

▪▪ Multimodale Therapie

Bei Patienten mit schweren Krankheitsverläufen sollten multimodale Therapien im Rahmen spezialisierter Komplexbehandlungen durchgeführt werden (z. B. multimodale Schmerztherapie, rheumatologische Komplexbehandlung oder stationäre psychosomatisch-psychotherapeutische Krankenhausbehandlung) (Eich et al. 2012a).

13.3 Komplexes regionales Schmerzsyndrom (CRPS)

Das komplexe regionale Schmerzsyndrom (engl. „complex regionalpain syndrome", **CRPS**) beschreibt eine Spätfolge peripherer Verletzungen, bei der Schmerzen und Schmerzüberempfindlichkeit sowie trophische, autonome und sensomotorische Funktionsstörungen deutlich das Ausmaß der ursprünglichen Gewebeschädigung übersteigen.

▪ Auslöser

Typische Auslöser sind Weichteilverletzungen, Frakturen und chirurgische Eingriffe. Einer prospektiven Beobachtung von über 1500 Patienten zufolge entwickeln etwa 4 % nach einer Fraktur des Handgelenks ein CRPS (Moseley et al. 2014). Starke postoperative Schmerzen (≥5/10) in der ersten Woche sind hierbei eine relevante „Red Flag". In 3–11 % der Fälle kann kein auslösendes Trauma eruiert werden (de Rooij et al. 2010).

▪ Klinik

Charakteristische Merkmale der Schmerzen sind eine Zunahme unter Belastung, regionale Hyperalgesie und Allodynie sowie eine erhebliche gelenknahe Druckdolenz (Mainka et al. 2014). Auch eine Taubheit

(Hypästhesie) der betroffenen Extremität kann vorliegen, welche ähnlich wie bei funktionellen Sensibilitätsstörungen eine nicht-anatomische Verteilung aufweist, also z. B. den gesamten Arm distal der Schulter betrifft (Rommel et al. 1999).

Die Motorik ist meist deutlich eingeschränkt und zeigt die typischen Charakteristika funktioneller Paresen und Bewegungsstörungen (Birklein et al. 2000). Neben einer allgemeinen Verlangsamung der Bewegungen und einer Tendenz zum Einknicken der Kraft kommt es mitunter zum typischen Bild der fixierten/funktionellen Dystonie (s. ◘ Abb. 7.3). Zusätzlich können ein Tremor oder Myoklonien beobachtet werden, deren Generierung elektrophysiologisch am ehesten einer funktionellen Störung entspricht (s. ► Kap. 7) (Munts et al. 2008; Popkirov et al. 2019).

Autonome Störungen wie Ödeme, regionale Temperaturveränderungen, Verfärbungen der Haut und Hyperhidrosis sind häufig (Birklein et al. 2015). Störungen des Nagel- und Haarwuchses sowie trophische Veränderungen des Bindegewebes bis hin zu Kontrakturen und Hautatrophie können auftreten.

▪ Pathogenese und Ätiologie

Die Symptomatik des CRPS wird durch ein komplexes Zusammenspiel entzündlicher, immunologischer, vegetativer und neuronaler Prozesse bestimmt, wobei biologische Veranlagung **(Endophänotyp)** und kognitiv-affektive Aspekte vermutlich entscheidend für die Entstehung und Chronifizierung der Erkrankung sind (s. ◘ Abb. 13.2) (Borchers und Gershwin 2017; Popkirov et al. 2019).

▪▪ Verletzungsfolgen

Im Rahmen des physiologischen Heilungsprozesses nach einem Trauma oder einer Operation kommt es zu einer lokalen Entzündungsreaktion mit Ödem, Rötung und

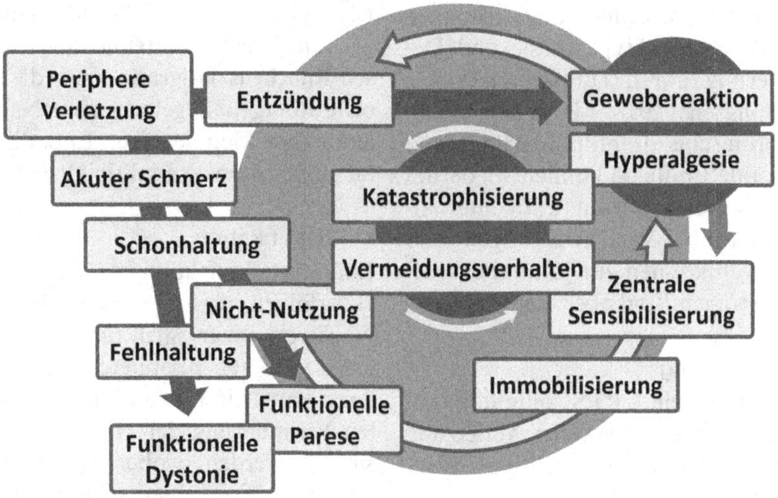

◘ **Abb. 13.2** Schematische Darstellung pathophysiologischer Kaskaden beim komplexen regionalen Schmerzsyndrom. Ausgehend von einer peripheren Verletzung zeigen sich in der Folge eine schmerzbedingte Schonhaltung und eine lokale Gewebereaktion. Unter dem Einfluss eines dysfunktionalen Schmerz- und Copingverhaltens kommt es zur Entwicklung einer persistierenden funktionellen Störung der Bewegung und der Schmerzwahrnehmung

lokaler Sensibilisierung, aber auch zur reflektorischen Schonhaltung und Minderbewegung der betroffenen Extremität (Borchers und Gershwin 2017). Veränderungen der Hautdurchblutung und Temperaturregulation sowie trophische Störungen (z. B. vermehrter Haarwuchs, wie nach längerem Tragen eines Gipsverbandes) kommen hinzu. Proinflammatorische Zytokine sowie eine Überexpression adrenerger Rezeptoren auf lokalen Nervenfasern sorgen für eine periphere Schmerzsensibilisierung (Knudsen et al. 2019). Neuropathische Schmerzen können im Falle einer Nervenverletzung (beim sog. CRPS Typ II) hinzukommen.

▪▪ Chronische Fehlanpassung

Schmerz-Katastrophisierung und **Vermeidungsverhalten** können einen Teufelskreis in Gang setzen, der lokale Veränderungen und zentrale Anpassungsprozesse ungünstig verknüpft. Fehl- und Schonhaltung können in funktionelle Bewegungsstörungen münden und die Hyperalgesie kann zu zentral vermittelten Wahrnehmungsstörungen wie Sensibilisierung, Hypästhesie und Depersonalisierung führen (Hausteiner-Wiehle und Henningsen 2018; Popkirov et al. 2019). Chronische Immobilisierung und neurohumorale Einflüsse können wiederum die lokale Gewebereaktion aufrechterhalten. Psychiatrische Vorerkrankungen und Folgestörungen können zur Krankheitsentwicklung beitragen, sind aber nicht obligat.

▪ Diagnosestellung

Der Verdacht auf ein CRPS sollte aufkommen, wenn nach einer lokalen Verletzung chronische Schmerzen und sichtbare vegetativ-trophische Veränderungen im Bereich der gesamten Extremität auftreten, die nicht dem ursprünglichen Verletzungsausmaß entsprechen. Wenn infrage kommende Differenzialdiagnosen (z. B. Kompartmentsyndrom oder postoperative Infektion) ausgeschlossen wurden, muss die CRPS-Diagnose dann anhand der sogenannten **Budapest-Kriterien** gesichert werden (Harden et al. 2010). Diese sind erfüllt, wenn ein unverhältnismäßiger, chronischer Schmerz und mindestens 3 anamnestische und 2 klinische Symptome aus folgenden Kategorien vorliegen: 1) Hyperalgesie, Allodynie; 2) Asymmetrie der Hauttemperatur, Veränderung der Hautfarbe; 3) asymmetrisches Schwitzen, Ödem; 4) reduzierte Beweglichkeit, Dystonie, Tremor, Schwäche, Veränderungen von Haar-/Nagelwachstum. Auch der Ausschluss von Differenzialdiagnosen wird explizit als Diagnosekriterium aufgeführt (s. unten).

Obwohl die Art der auslösenden Verletzung, der zeitliche Abstand dazu und die Lokalisation der Beschwerden nicht festgelegt sind, sollte bei fraglichem Trauma, bei ungewöhnlich langer Latenz (mehr als 3 Monate) und bei fehlender Generalisierung (z. B. Aussparung der distalen Extremität) die Diagnose nur sehr zurückhaltend gestellt und durch den Nachweis pathognomonischer apparativer Befunde gestützt werden (Birklein et al. 2015). Hierzu eignen sich die wiederholte oder längerfristige Messung der **Hauttemperatur,** die **3-Phasen-Knochenszintigrafie** und die **konventionelle Röntgenbildgebung** zum Nachweis gelenknaher kleinfleckiger Entkalkungsherde (abzugrenzen von Inaktivitätsosteoporose).

▪▪ Klassifikation

Eine Einteilung kann in CRPS I und CRPS II erfolgen, entsprechend ohne und mit Nachweis einer strukturellen Schädigung eines größeren peripheren Nervs; des Weiteren kann die Erkrankung nach der initialen Veränderung der Hauttemperatur klassifiziert werden, wobei das „kalte" CRPS (30 % der Fälle) eine schlechtere Prognose hat (de Rooij et al. 2010).

▪ Differenzialdiagnosen und Zusatzuntersuchungen

Die symptombasierte Diagnose des CRPS nach den Budapest-Kriterien erreicht eine

Spezifität von lediglich 68 %, und die Fehldiagnoseraten in der Primärversorgung liegt bei 72–77 %, sodass dem Ausschluss infrage kommender Differenzialdiagnosen ein besonders hoher Stellenwert zukommt (Borchers und Gershwin 2017; Harden et al. 2010). Aus dem neurologischen Arbeitsfeld sollte hier an mechanische Nervenschäden (Nervenkompressions- oder Kompartmentsyndrome), infektiöse Neuropathien (insbesondere Neuroborreliose und Post-Zoster-Neuralgie), Polyneuropathien (insbesondere Multiplextyp), Polyradikulitis oder Plexusschäden gedacht werden (Borchers und Gershwin 2017). Zudem kommen postoperative Infektionen, rheumatische oder infektiöse Arthritiden und thromboembolische Erkrankungen infrage. Die genaue Unterscheidung zwischen CRPS und CRPS-ähnlichen Veränderungen bei **chronischem Nichtgebrauch** einer Extremität ist teilweise schwierig, wie die Diskussionen um die Pathophysiologie des „post-stroke CRPS“ und die Überlappung mit der chronischen funktionellen Parese/Dystonie verdeutlichen (Chae 2010; Popkirov et al. 2019).

▪ Therapie

Die Behandlung des CRPS richtet sich nach Krankheitsstadium, Schweregrad, Behinderungsgrad und Komorbiditäten. In den meisten Fällen kann die Behandlung ambulant erfolgen, jedoch sollten bei chronischen oder schweren Verläufen stationäre multidisziplinäre Therapieprogramme bzw. Komplexbehandlungen erwogen werden.

Grundpfeiler der Behandlung sind die aktive Mobilisierung der Extremität und die Normalisierung der kognitiv-affektiven Schmerzverarbeitung. **Physiotherapie** und **Ergotherapie** sind hierzu unverzichtbar. Um entsprechende Therapien und die aktive Teilnahme daran umzusetzen, bedarf es einer analgetischen Pharmakotherapie. **Verhaltenstherapeutische** Elemente sollten in die Physio- und Ergotherapie eingebettet sein (Melf-Marzi et al. 2022). Erfolgversprechend ist eine verhaltens- und physiotherapeutisch begleitete, **abgestufte Konfrontation** und Belastung durch angstauslösende Bewegungen, Tätigkeiten oder Empfindungen (den Hollander et al. 2016). Dabei werden Schmerzkatastrophisierung und Vermeidungsverhalten abgebaut und auf diese Weise Alltagsfunktionalität und Lebensqualität verbessert.

▪▪ Medikation

Die Studienlage spricht für den Einsatz von Bisphosphonaten und Steroiden zur spezifischen Schmerztherapie bei sichtbaren entzündlichen Symptomen wie Ödem oder Rötung (Melf-Marzi et al.2022). Neben den allgemeinen analgetischen Behandlungsalgorithmen bei neuropathischen Schmerzen liegen speziell für Gabapentin sowie für Ketamin (Spezialzentren vorbehalten) und Memantine (in Kombination mit Morphin) positive Daten aus randomisierten, kontrollierten Studien vor. Für interventionelle Therapien wie Sympathikusblockaden, Sympathektomien oder elektrische Stimulationsverfahren kann keine allgemeine Empfehlung ausgesprochen werden (Melf-Marzi et al.2022).

Literatur

Arnold LM, Hudson JI, Hess EV, Ware AE, Fritz DA, Auchenbach MB, Starck LO, Keck PE Jr (2004) Family study of fibromyalgia. Arthritis Rheum 50(3):944–952. ▶ https://doi.org/10.1002/art.20042

Arnold LM, Fan J, Russell IJ, Yunus MB, Khan MA, Kushner I, Olson JM, Iyengar SK (2013) The fibromyalgia family study: a genome-wide linkage scan study. Arthritis Rheum 65(4):1122–1128. ▶ https://doi.org/10.1002/art.37842

Benbadis SR (2005) A spell in the epilepsy clinic and a history of “chronic pain” or “fibromyalgia” independently predict a diagnosis of psychogenic seizures. Epilepsy Behav 6(2):264–265. ▶ https://doi.org/10.1016/j.yebeh.2004.12.007

Birklein F, Riedl B, Sieweke N, Weber M, Neundorfer B (2000) Neurological findings in complex regional pain syndromes – analysis of 145 cases. Acta

Neurol Scand 101(4):262–269. ► https://doi.org/10.1034/j.1600-0404.2000.101004262x./

Birklein F, O'Neill D, Schlereth T (2015) Complex regional pain syndrome: an optimistic perspective. Neurology 84(1):89–96. ► https://doi.org/10.1212/wnl.0000000000001095

Borchers AT, Gershwin ME (2017) The clinical relevance of complex regional pain syndrome type I: the emperor's new clothes. Autoimmun Rev 16(1):22–33. ► https://doi.org/10.1016/j.autrev.2016.09.024

Chae J (2010) Poststroke complex regional pain syndrome. Top Stroke Rehabil 17(3):151–162. ► https://doi.org/10.1310/tsr1703-151

de Rooij AM, Perez RS, Huygen FJ, van Eijs F, van Kleef M, Bauer MC, van Hilten JJ, Marinus J (2010) Spontaneous onset of complex regional pain syndrome. Eur J Pain 14(5):510–513. ► https://doi.org/10.1016/j.ejpain.2009.08.007

den Hollander M, Goossens M, de Jong J, Ruijgrok J, Oosterhof J, Onghena P, Smeets R, Vlaeyen JW (2016) Expose or protect? A randomized controlled trial of exposure in vivo vs pain-contingent treatment as usual in patients with complex regional pain syndrome type 1. Pain 157(10):2318–2329. ► https://doi.org/10.1097/j.pain.0000000000000651

Deutsche Gesellschaft für Neurologie (Hrsg) Diagnostik und Therapie komplexer regionaler Schmerzsyndrome (CRPS), S1-Leitlinie (2018) Zugegriffen: 06.12.2019

Driver-Dunckley E, Stonnington CM, Locke DE, Noe K (2011) Comparison of psychogenic movement disorders and psychogenic nonepileptic seizures: is phenotype clinically important? Psychosomatics 52(4):337–345. ► https://doi.org/10.1016/j.psym.2011.01.008

Eich W, Hauser W, Arnold B, Bernardy K, Bruckle W, Eidmann U, Klimczyk K, Kollner V, Kuhn-Becker H, Offenbacher M, Settan M, von Wachter M, Petzke F (2012a) Das Fibromyalgiesyndrom. Allgemeine Behandlungsgrundsätze, Versorgungskoordination und Patientenschulung. Schmerz 26(3):268–275. ► https://doi.org/10.1007/s00482-012-1167-z

Eich W, Hauser W, Arnold B, Jackel W, Offenbacher M, Petzke F, Schiltenwolf M, Settan M, Sommer C, Tolle T, Uceyler N, Henningsen P, Arbeitsgemeinschaft der Wissenschaftlichen Medizinischen Fachgesellschaften (2012b) Das Fibromyalgiesyndrom. Definition, Klassifikation, klinische Diagnose und Prognose. Schmerz 26(3):247–258. ► https://doi.org/10.1007/s00482-012-1169-x

Eich W, Bär KJ, Bernateck M, Burgmer M, Dexl C, Petzke F, Sommer C, Winkelmann A, Häuser W (2017) Definition, Klassifikation, klinische Diagnose und Prognose des Fibromyalgiesyndroms. Der Schmerz 31(3):231–238. ► https://doi.org/10.1007/s00482-017-0200-7

Gazzola DM, Carlson C, Rugino A, Hirsch S, Starner K, Devinsky O (2012) Psychogenic nonepileptic seizures and chronic pain: a retrospective case-controlled study. Epilepsy Behav 25(4):662–665. ► https://doi.org/10.1016/j.yebeh.2012.10.008

Gelauff JM, Rosmalen JGM, Gardien J, Stone J, Tijssen MAJ (2020) Shared demographics and comorbidities in different functional motor disorders. Parkinsonism Relat D 70:1–6. ► https://doi.org/10.1016/j.parkreldis.2019.11.018

Hantke NC, Doherty MJ, Haltiner AM (2007) Medication use profiles in patients with psychogenic nonepileptic seizures. Epilepsy Behav 10(2):333–335. ► https://doi.org/10.1016/j.yebeh.2006.11.014

Harden RN, Bruehl S, Perez RS, Birklein F, Marinus J, Maihofner C, Lubenow T, Buvanendran A, Mackey S, Graciosa J, Mogilevski M, Ramsden C, Chont M, Vatine JJ (2010) Validation of proposed diagnostic criteria (the "Budapest Criteria") for complex regional pain syndrome. Pain 150(2):268–274. ► https://doi.org/10.1016/j.pain.2010.04.030

Häuser W, Eich W, Herrmann M, Nutzinger DO, Schiltenwolf M, Henningsen P (2009) Fibromyalgiesyndrom. Dtsch Arztebl. International 106(23):383–391. ► https://doi.org/10.3238/arztebl.2009.0383

Hauser W, Schmutzer G, Glaesmer H, Brahler E (2009) Prävalenz und Prädiktoren von Schmerzen in mehreren Körperregionen. Ergebnisse einer repräsentativen deutschen Bevölkerungsstichprobe. Schmerz 23(5):461–470. ► https://doi.org/10.1007/s00482-009-0817-2

Häuser W, Schild S, Kosseva M, Hayo S, von Wilmowski H, Alten R, Langhorst J, Hofmann W, Maus J, Glaesmer H (2010) Validierung der deutschen Version der regionalen Schmerzskala zur Diagnose des Fibromyalgiesyndroms. Der Schmerz 24(3):226–235. ► https://doi.org/10.1007/s00482-010-0931-1

Hauser W, Perrot S, Sommer C, Shir Y, Fitzcharles MA (2017) Diagnostic confounders of chronic widespread pain: not always fibromyalgia. Pain Rep 2(3):e598. ► https://doi.org/10.1097/pr9.0000000000000598

Hausteiner-Wiehle C, Henningsen P (2018) Do we have to rethink complex regional pain syndrome? J Psychosom Res 111:13–14. ► https://doi.org/10.1016/j.jpsychores.2018.05.002

Knudsen LF, Terkelsen AJ, Drummond PD, Birklein F (2019) Complex regional pain syndrome: a focus on the autonomic nervous system. Clin Auton Res

29(4):457–467. ► https://doi.org/10.1007/s10286-019-00612-0

Kosek E, Cohen M, Baron R, Gebhart GF, Mico JA, Rice AS, Rief W, Sluka AK (2016) Do we need a third mechanistic descriptor for chronic pain states? Pain 157(7):1382–1386. ► https://doi.org/10.1097/j.pain.0000000000000507

Kozlowska K, Nunn KP, Rose D, Morris A, Ouvrier RA, Varghese J (2007) Conversion disorder in Australian pediatric practice. J Am Acad Child Adolesc Psychiatry 46(1):68–75. ► https://doi.org/10.1097/01.chi.0000242235.83140.1f

Mainka T, Bischoff FS, Baron R, Krumova EK, Nicolas V, Pennekamp W, Treede RD, Vollert J, Westermann A, Maier C (2014) Comparison of muscle and joint pressure-pain thresholds in patients with complex regional pain syndrome and upper limb pain of other origin. Pain 155(3):591–597. ► https://doi.org/10.1016/j.pain.2013.12.014

Mason I, Renée J, Marples I, McWhirter L, Carson A, Stone J, Hoeritzauer I (2023) Functional neurological disorder is common in patients attending chronic pain clinics. Eur J Neurol 30(9):2669–2674. ► https://doi.org/10.1111/ene.15892

Melf-Marzi A, Böhringer B, Wiehle M, Hausteiner-Wiehle C (2022) Modern principles of diagnosis and treatment in complex regional pain syndrome. Dtsch Arztebl Int 119: 879–86. ► https://doi.org/10.3238/arztebl.m2022.0358

Moseley GL, Herbert RD, Parsons T, Lucas S, Van Hilten JJ, Marinus J (2014) Intense pain soon after wrist fracture strongly predicts who will develop complex regional pain syndrome: prospective cohort study. J Pain 15(1):16–23. ► https://doi.org/10.1016/j.jpain.2013.08.009

Munts AG, Van Rootselaar AF, Van Der Meer JN, Koelman JH, Van Hilten JJ, Tijssen MA (2008) Clinical and neurophysiological characterization of myoclonus in complex regional pain syndrome. Mov Disord 23(4):581–587. ► https://doi.org/10.1002/mds.21910

Nicholas M, Vlaeyen JWS, Rief W, Barke A, Aziz Q, Benoliel R, Cohen M, Evers S, Giamberardino MA, Goebel A, Korwisi B, Perrot S, Svensson P, Wang SJ, Treede RD (2019) The IASP classification of chronic pain for ICD-11: chronic primary pain. Pain 160(1):28–37. ► https://doi.org/10.1097/j.pain.0000000000001390

O'Connell N, Nicholson T, Blackman G, Tavener J, David AS (2019) Medication prescriptions in 322 motor functional neurological disorder patients in a large UK mental health service: a case control study. Gen Hosp Psychiatry 58:94–102. ► https://doi.org/10.1016/j.genhosppsych.2019.04.004

Peres MFP, Young WB, Kaup AO, Zukerman E, Silberstein SD (2001) Fibromyalgia is common in patients with transformed migraine. Neurology 57(7):1326–1328. ► https://doi.org/10.1212/wnl.57.7.1326

Popkirov S, Enax-Krumova EK, Mainka T, Hoheisel M, Hausteiner-Wiehle C (2020) Functional pain disorders – more than nociplastic pain. NeuroRehabilitation 47(3):343–353. ► https://doi.org/10.3233/NRE-208007

Popkirov S, Hoeritzauer I, Colvin L, Carson AJ, Stone J (2019) Complex regional pain syndrome and functional neurological disorders – time for reconciliation. J Neurol Neurosurg Psychiatry 90(5):608–614. ► https://doi.org/10.1136/jnnp-2018-318298

Rahman A, Underwood M, Carnes D (2014) Fibromyalgia. BMJ 348:g1224. ► https://doi.org/10.1136/bmj.g1224

Rommel O, Gehling M, Dertwinkel R, Witscher K, Zenz M, Malin JP, Janig W (1999) Hemisensory impairment in patients with complex regional pain syndrome. Pain 80(1–2):95–101. ► https://doi.org/10.1016/s0304-3959(98)00202-4

Solomon AJ, Bourdette DN, Cross AH, Applebee A, Skidd PM, Howard DB, Spain RI, Cameron MH, Kim E, Mass MK, Yadav V, Whitham RH, Longbrake EE, Naismith RT, Wu GF, Parks BJ, Wingerchuk DM, Rabin BL, Toledano M, Tobin WO, Kantarci OH, Carter JL, Keegan BM, Weinshenker BG (2016) The contemporary spectrum of multiple sclerosis misdiagnosis: a multicenter study. Neurology 87(13):1393–1399. ► https://doi.org/10.1212/wnl.0000000000003152

Sommer C, Hauser W, Gerhold K, Joraschky P, Petzke F, Tolle T, Uceyler N, Winkelmann A, Thieme K (2008) Ätiopathogenese und Pathophysiologie des Fibromyalgiesyndroms und chronischer Schmerzen in mehreren Körperregionen. Schmerz 22(3):267–282. ► https://doi.org/10.1007/s00482-008-0672-6

Steinruecke M, Mason I, Keen M, McWhirter L, Carson AJ, Stone J, Hoeritzauer I (2024) Pain and functional neurological disorder: a systematic review and meta-analysis. J Neurol Neurosurg Psychiatry. Feb 21:jnnp-2023–332810. ► https://doi.org/10.1136/jnnp-2023-332810

Stone J, Warlow C, Sharpe M (2010) The symptom of functional weakness: a controlled study of 107 patients. Brain 133(5):1537–1551. ► https://doi.org/10.1093/brain/awq068

Sumpton JE, Moulin DE (2014) Fibromyalgia. Handb Clin Neurol 119:513–527. ► https://doi.org/10.1016/b978-0-7020-4086-3.00033-3

Tatum WO, Langston ME, Acton EK (2016) Fibromyalgia and seizures. Epileptic Disord 18(2):148–154. ► https://doi.org/10.1684/epd.2016.0823

Teodoro T, Edwards MJ, Isaacs JD (2018) A unifying theory for cognitive abnormalities in functional neurological disorders, fibromyalgia and chronic fatigue syndrome: systematic review. J Neurol Neurosurg Psychiatry 89(12):1308–1319. ► https://doi.org/10.1136/jnnp-2017-317823

Uceyler N, Zeller D, Kahn AK, Kewenig S, Kittel-Schneider S, Schmid A, Casanova-Molla J, Reiners K, Sommer C (2013) Small fibre pathology in patients with fibromyalgia syndrome. Brain 136(Pt 6):1857–1867. ► https://doi.org/10.1093/brain/awt053

Vechetova G, Slovak M, Kemlink D, Hanzlikova Z, Dusek P, Nikolai T, Ruzicka E, Edwards MJ, Serranova T (2018) The impact of non-motor symptoms on the health-related quality of life in patients with functional movement disorders. J Psychosom Res 115:32–37. ► https://doi.org/10.1016/j.jpsychores.2018.10.001

Wolfe F, Brahler E, Hinz A, Hauser W (2013) Fibromyalgia prevalence, somatic symptom reporting, and the dimensionality of polysymptomatic distress: results from a survey of the general population. Arthritis Care Res (Hoboken) 65(5):777–785. ► https://doi.org/10.1002/acr.21931

Chronische polysymptomatische Syndrome

Inhaltsverzeichnis

14.1 Chronische Beschwerden nach Gehirnerschütterung oder Schleudertrauma – 178

14.2 Chronisches Erschöpfungssyndrom – 181

14.3 Syndrome der idiopathischen Umweltunverträglichkeit – 183

Literatur – 184

S. Popkirov, *Funktionelle neurologische Störungen*,
https://doi.org/10.1007/978-3-662-69215-8_14

Im Folgenden wird eine Auswahl polysymptomatischer Syndrome besprochen, die im neurologischen und neurorehabilitativen Kontext relevant sind. Alle hier besprochenen Syndrome sind Gegenstand kontroverser Debatten. Aufgrund der transdiagnostischen Überlappung der Symptomatik und des fehlenden Nachweises einer spezifischen Ätiologie wird die Berechtigung der Nomenklatur und der diagnostischen Eigenständigkeit infrage gestellt. Wenn ein postkommotionelles Syndrom auch ohne Gehirnerschütterung auftreten kann, sind Bezeichnung und Definition des Krankheitsbildes noch sinnhaft? Demgegenüber werden objektivierbare, pathologische Befunde der endokrinen, immunologischen und neurologischen Systeme als Beweise für die Authentizität und Behandlungsbedürftigkeit dieser Syndrome aufgeführt. Wenn beim chronischen Erschöpfungssyndrom krankheitsspezifische Zytokinprofile nachgewiesen sind, kann man das Krankheitsbild noch als somatische Begleiterscheinung eines rein psychischen Prozesses abtun? Dieses Kapitel soll die Debatten um funktionelle polysymptomatische Syndrome weder anheizen noch auflösen. Vielmehr soll für die klinische Praxis eine Vertrautheit mit den Krankheitsbildern vermittelt werden, die eine empathische und interdisziplinäre Behandlung möglich macht.

▪▪ Skepsis und Anerkennung

Die Skepsis bezüglich der durch Nomenklatur, Expertenmeinungen oder Patientenschilderungen suggerierten Ätiopathogenese darf nicht in einen Zweifel an der Authentizität der subjektiv erlebten Beschwerden übergehen. In anderen Worten: Ein verfestigter Glaube an eine infektiöse Ätiologie des chronischen Erschöpfungssyndroms oder an unentdeckte Gewebeschäden nach leichter Schädelprellung darf hinterfragt werden; die damit verbundenen subjektiven Symptome nicht. Allerdings muss auch bedacht werden, dass eine Nahelegung oder eine unkritische Akzeptanz unbelegter Zusammenhänge unter Umständen Fehlattribuierungen und Symptomerwartungen fördern und so zur Krankheitsentwicklung beitragen kann. Die spekulative Unterstellung einer einseitig wirkenden „Psychogenese" ist ebenfalls unberechtigt und wenig zielführend. Funktionelle polysymptomatische Syndrome sollten als gut beschriebene und verhältnismäßig häufig auftretende Krankheiten aufgefasst werden, deren komplexe Ätiologie prinzipiell als Zusammenspiel biologischer und psychosozialer Faktoren verstanden wird, jedoch im Einzelfall nicht immer klar nachzuvollziehen ist. Nach der klinischen Diagnose und einer adäquaten Ausschlussdiagnostik (deren Ausmaß im Voraus genau besprochen und festgelegt werden muss) sollte ein gewisser Grad an ätiologischer Ungewissheit von Medizinern und Patienten akzeptiert werden, um den Fokus der weiteren Behandlung auf die Rehabilitation legen zu können.

14.1 Chronische Beschwerden nach Gehirnerschütterung oder Schleudertrauma

Eine Chronifizierung und Ausweitung akuter Beschwerden nach leichten Wirbelsäulen- oder Kopfverletzungen wurde bereits Ende des 19. Jahrhunderts als Spätfolge von Zugunfällen als „Railway Spine" und „Train Brain" beschrieben und kontrovers diskutiert (s. ► Kap. 2) (Erichsen 1867; Evans 2010; Oppenheim 1892). Während die akuten Symptome und reflektorischen Veränderungen unmittelbar nach einer Gehirnerschütterung oder einem Schleudertraumas pathophysiologisch nachvollziehbar sind, bleiben die Pathomechanismen der Spätfolgen nach wie vor unklar.

■ **Klinik**

Das sogenannte **postkommotionelle Syndrom** (engl. „post-concussion syndrome") beschreibt eine Konstellation unspezifischer Beschwerden, die als unmittelbare Folge eines leichten Schädel-Hirn-Traumas bzw. einer Gehirnerschütterung auftreten können (Dwyer und Katz 2018). Es handelt sich in erster Linie um Kopfschmerzen und Schwindel, Erschöpfung (Fatigue) und gestörten bzw. nicht-erholsamen Schlaf, Konzentrations- und Gedächtnisstörungen, Reizbarkeit und Depressivität sowie Licht- und Geräuschempfindlichkeit (s. ◘ Tab. 14.1). Derartige Beschwerden sind nach einer Gehirnerschütterung allerdings nicht obligat und treten nur selten als Vollbild auf; andererseits berichten auch Patienten nach Unfällen ohne Kopfverletzung bzw. ohne Beteiligung des Kopfs in vergleichbarer Häufigkeit akute Symptome, die dem klinischen Bild eines postkommotionellen Syndroms entsprechen

◘ **Tab. 14.1** Symptomatik der chronischen Syndrome nach Gehirnerschütterung und Schleudertrauma im Vergleich zur Punktprävalenz in der Allgemeinbevölkerung

	Chronisches postkommotionelles Syndrom	**Chronisches Schleudertraumasyndrom**	**Punktprävalenz bei Gesunden**
Initialereignis	Gehirnerschütterung	Schleudertrauma	–
Risikofaktor für Chronifizierung	Unmittelbare Angst und Symptomlast	Unmittelbare Angst und Symptomlast	–
Symptome			
Kopfschmerzen	69 %	85 %	36–81 %
Nackenschmerzen	41 %	98 %	Nicht erfragt
Geräuschempfindlichkeit	40 %	48 %	2–40 %
Lichtempfindlichkeit	43 %	50 %	21–35 %
Visuelle Wahrnehmungsstörung	30 %	40 %	28–41 %
Schwindel	27 %	55 %	32–52 %
Übelkeit	21 %	30 %	13–53 %
Gestörter Schlaf	40 %	63 %	50–69 %
Erschöpfung (Fatigue)	53 %	73 %	54–81 %
Gereiztheit	40 %	73 %	42–78 %
Nervosität, Angespanntheit	39 %	40 %	63–76 %
Traurigkeit/Depressivität	40 %	55 %	32–70 %
Konzentrationsstörungen	68 %	80 %	59–77 %
Verlangsamtes Denken	49 %	78 %	60–66 %
Vergesslichkeit	43 %	78 %	46–59 %
Quellen:	(Dwyer und Katz 2018; Hiploylee et al. 2017)	(Haldorsen et al. 2003; Sarrami et al. 2017)	(Chan 2001; Garden und Sullivan 2010; Iverson und Lange 2003; Wang et al. 2006)

würden (Meares et al. 2008). Ein weitgehend identisches klinisches Bild kann auch nach einem sogenannten **Schleudertrauma** der Halswirbelsäule (auch Beschleunigungstrauma oder HWS-Distorsion genannt) beobachtet werden (Haldorsen et al. 2003).

▪▪ Chronifizierung

Neben den akuten Manifestationen dieser Verletzungsformen werden auch chronische Verläufe beschrieben, deren pathophysiologischer Zusammenhang mit (okkulten) strukturellen Läsionen bislang nicht nachgewiesen ist (Dwyer und Katz 2018; Evans 2010; Ferrari und Schrader 2001; Schrader et al. 2012). Sowohl das chronische postkommotionelle Syndrom als auch das chronische Schleudertraumasyndrom sind somit im biopsychosozialen Erklärungsmodell als reaktive und maladaptive funktionelle Syndrome zu sehen. Gut belegte gemeinsame Risikofaktoren für die Chronifizierung der Beschwerden sind neben der Schwere der Initialsymptome auch peritraumatische Angst und Rechtsstreitigkeiten im Verlauf (Dwyer und Katz 2018; Sarrami et al. 2017).

▪▪ Schmerzen und Empfindlichkeitsstörungen

Schädel- oder Schleudertraumata können starke und anhaltende **Kopfschmerzen** auslösen, insbesondere wenn eine primäre Kopfschmerzerkrankung oder entsprechende Neigung bzw. Familienanamnese vorliegt (Obermann et al. 2010). Dabei handelt es sich in den meisten Fällen um Spannungskopfschmerzen und seltener um Migränekopfschmerzen. Eine zugrunde liegende strukturelle Veränderung der zentralen Schmerzverarbeitung konnte bei Patienten mit chronischen posttraumatischen Kopfschmerzen mittels MRT nachgewiesen werden (Obermann et al. 2009). Auch **Nackenschmerzen** sind sehr häufig und können mit Weichteilverletzungen oder -reizungen in Verbindung gebracht werden, die mit üblicher Bildgebung nicht dargestellt werden können (Bogduk 2006). Eine zentrale Sensibilisierung kann unmittelbar nach einem leichten Schädel-Hirn-Trauma oder Schleudertrauma nachgewiesen werden (Kuperman et al. 2018; Van Oosterwijck et al. 2013). Ein Zusammenhang mit der ebenfalls oft berichteten **Geräusch- und Lichtempfindlichkeit** ist anzunehmen.

▪▪ Schwindel

Der chronische Schwindel hat oft die klinischen Charakteristika eines PPPD-Syndroms (s. ► Kap. 8). Allerdings kann in 10–15 % der Fälle nach leichtem Schädel-Hirn-Trauma oder Halswirbelsäulentrauma mittels Lagerungsproben eine traumatische Kanalolithiasis bzw. ein benigner paroxysmaler Lagerungsschwindel diagnostiziert werden (Akin et al. 2017; Jozefowicz-Korczynska et al. 2018; Lee et al. 2012). Auch andere vestibuläre Schädigungen wie Labyrinthkontusionen („Red Flag“: Hörminderung) oder Perilymphfisteln („Red Flag“: Nystagmus bei Druckänderungen) können gelegentlich einen posttraumatischen Schwindel bedingen (Thomke und Dieterich 2011). Ein **Tinnitus** kann sowohl einer Labyrinthkontusion als auch einer veränderten zentralen Hörverarbeitung entspringen.

▪▪ Neuropsychologische Symptome

Obwohl die sensorische Seh- und Hörfunktion meistens nicht primär durch ein kraniales oder zervikales Trauma eingeschränkt wird, können oft visuelle und auditive Verarbeitungs- und Wahrnehmungsstörungen objektiviert werden. Typisch sind Schwierigkeiten beim Sprachverständnis oder beim Lesen (Reddy et al. 2019; Tjell et al. 1999). Ob diesen persistierenden Störungen integrativer Hirnleistung eine subtile neuroanatomische Läsion (diffuse axonale Verletzung) oder eine (maladaptive) Funktionsstörung zugrunde liegt, ist Gegenstand der Forschung. Die Beobachtung derartiger auditiver, visueller und vestibulärer Verarbeitungsstörungen in Patientengruppen ohne plausible Hirnverletzungen spricht für letztere Interpretation (Popkirov et al. 2019; Swanson et al. 2018). Ebenso spricht der nachweisliche Zusammenhang zwischen Erwartungshaltung und Krankheitsüberzeugung mit der Entwicklung des Krankheitsbildes für eine funktionelle Störung (Evans 2010; Ferrari und Schrader 2001).

Eine Störung der zentralen Verarbeitung zeigt sich auch in den charakteristischen kognitiven Defiziten. Typische Beschwerden sind hierbei eine allgemeine Verlangsamung, Geistesabwesenheit, Vergesslichkeit und Wortfindungsstörungen (Dwyer und Katz 2018). Die Beschwerden können am ehesten auf eine Störung der Exekutivfunktionen zurückgeführt werden und entsprechen weitgehend dem neuropsychologischen Störungsbild bei anderen funktionellen neurologischen Störungen (Teodoro et al. 2018) sowie der isolierten Form der funktionellen kognitiven Störung (s. ► Kap. 12). Die kognitiven Störungen stehen im Zusammenhang mit der affektiven Dysregulation (Gereiztheit, Angespanntheit, Depressivität) und dem nicht-erholsamen Schlaf. Obwohl eine depressive Verstimmung besonders im Verlauf in den Vordergrund treten kann, darf sie nicht als alleinige Ursache der übrigen Beschwerden missverstanden werden; ein komplexes Zusammenspiel zwischen neurokognitiven und affektiven Veränderungen ist anzunehmen und multimodal zu behandeln (Dwyer und Katz 2018; Ferrari und Schrader 2001).

▪ Therapie

Zur Therapie gehören neben der ausführlichen und gründlichen Aufklärung (insbesondere bezüglich der negativen Effekte von Schon- und Vermeidungsverhalten) die symptomorientierte Behandlung der individuellen Beschwerden mittels Ergotherapie, Physiotherapie und ggf. Verhaltenstherapie.

14.2 Chronisches Erschöpfungssyndrom

Das chronische Müdigkeits- oder Erschöpfungssyndrom (auch benigne myalgische Enzephalomyelitis genannt; engl. „myalgic encephalomyelitis/chronic fatigue syndrome“, ME/CFS) beschreibt ein chronisches Krankheitsbild unklarer Ätiologie, bei dem eine persistierende **körperliche und geistige Erschöpfung** im Vordergrund steht, die selbst nach geringer Belastung unverhältnismäßig rasch auftritt bzw. zunimmt und sich kaum durch Ausruhen bessert (verlängerte Erholungszeit von über 24 h) (Rollnik 2017). Als post-exertionelle Malaise (PEM) wird die zeitlich verzögerte Ermüdung bezeichnet. Der Schlaf wird als nicht-erholsam empfunden, ohne dass eine objektivierbare Schlafstörung vorliegen muss. Des Weiteren kommt es zu charakteristischen Wortfindungs-, Merk- und Konzentrationsstörungen, die als **„Brain Fog“** (geistige Umnebelung, Gehirnnebel) zusammengefasst werden und große Ähnlichkeit mit den kognitiven Störungen bei der Fibromyalgie („Fibro Fog“) oder funktionellen neurologischen Störungen haben (Teodoro et al. 2018). Zusätzlich kommt es zu unspezifischen grippeähnlichen Symptomen (z. B. Halsschmerzen und schmerzhaften Lymphknoten) und orthostatischen Beschwerden. Es existieren mehrere Diagnosekriterien, die unterschiedlich sensitiv und spezifisch sind (Brurberg et al. 2014). Je nach angewandten Kriterien wird die Prävalenz auf 1–3 % der Allgemeinbevölkerung geschätzt.

▪ Ätiologie

Die Ätiologie des chronischen Erschöpfungssyndroms ist bislang ungeklärt. Lange vorherrschende Debatten bezüglich einer Psychogenese (im Sinne einer Somatisierungsstörung) wurden in letzter Zeit zunehmend in ein biopsychosoziales Krankheitsmodell überführt, in dem objektivierbare neuroimmunologische und endokrine Aspekte berücksichtigt werden können (Komaroff 2019). Diverse **metabolische und immunologische Veränderungen** konnten in neueren Studien nachgewiesen werden (Naviaux et al. 2016; Strawbridge et al. 2019). Allerdings bleibt unklar, ob derartige Befunde ätiologisch bedeutsam sind oder eine Folgeerscheinung der chronischen Immobilisierung oder anderer Einflüsse darstellen. Insofern ist auch weiterhin unklar, wie spezifisch messbare pathophysiologische Veränderungen sind.

Das chronische Erschöpfungssyndrom entspricht in vielen Fällen einem schwer verlaufenden **postakuten Infektionssyndrom**. Dabei handelt es sich um eine große Gruppe bislang unerklärter chronischer Krankheitszustände mit überlappender Symptomatik wie dem Post-Q-Fieber-Fatigue-Syndrom, Postpolio-Syndrom oder dem Post-COVID-Syndrom (Choutka et al. 2022).

▪▪ Erschöpfung als Wahrnehmungskonstrukt

Das Empfinden von krankhafter Erschöpfung (verknüpft mit entsprechendem Krankheitsverhalten und metabolischen/immunologischen Begleiterscheinungen) kann als physiologische (und evolutionsbiologisch sinnvolle) Antwort auf diverse physische, psychische oder immunologische Belastungen verstanden werden (Stephan et al. 2016). Unter ungünstigen Umständen (z. B. genetische Prädisposition oder psychosoziale Einflüsse) kann sich eine reduzierte Selbstwirksamkeitserwartung (im weiteren Sinne der erlernten Hilflosigkeit entsprechend) als dauerhafte Erwartungshaltung bezüglich der Wahrnehmung der körpereigenen Regulationsmechanismen verfestigen und diese somit verzerren (Stephan et al. 2016). So könnte sich ein dauerhaftes Grundempfinden von Erschöpfung und reduzierter Belastbarkeit entwickeln. Diese Form der „top-down“ vermittelten Empfindungsstörung entspricht in etwa den Auswirkungen der abnormen Krankheitserwartungen bei anderen funktionellen Störungen. Eine derartig gestörte interozeptive Selbstwahrnehmung hinsichtlich der körperlichen Selbstregulation (Homöostase/Allostase) kann gelegentlich auch auf strukturelle Funktionsstörungen der zugrunde liegenden neuronalen Netzwerke zurückgeführt werden (u. a. Inselrinde, anteriores Cingulum, Hypothalamus) und somit unter Umständen bei Krankheiten wie der Multiplen Sklerose auftreten (Hanken et al. 2014). Die erhöhte Erschöpfbarkeit wiederholter Kraftausübung korreliert unter Laborbedingungen nicht mit biologischen Markern für Muskelatrophie oder neuromuskulärer Übertragungsstörung, sondern mit der objektivierbaren Tendenz zur Anstrengungsmeidung im Verhaltensversuch (Walitt et al. 2024). Es handelt sich somit ebenfalls am ehesten um einen Effekt der reduzierten Selbstwirksamkeitserwartung und Kinesiophobie.

▪▪ Neurologische Begleitsymptomatik

Die neurologische Symptomatik umfasst bei postakuten Infektionssyndromen wie dem chronischen Erschöpfungssyndrom oder dem meist milder verlaufenden **Post-COVID-Syndrom** am häufigsten unspezifische Symptome wie Kopfschmerzen, Benommenheit und den oben genannten Brain Fog (s. auch ► Kap. 12). Obwohl fokal-neurologische Symptome wie Gangstörungen, Lähmungen, Parästhesien und Tremor beschrieben sind, ist deren Typisierung in den meisten Studien unzureichend, um sie ätiologisch (funktionell oder strukturpathologisch) zuordnen zu können (Teodoro et al. 2023). Grundsätzlich sind funktionelle neurologische Störungen jedoch im Rahmen postakuter Infektionssyndrome wie dem Post-COVID-Syndrom wiederholt beschrieben und sollten in der diagnostischen Abklärung bedacht werden (Albu et al. 2023; Alonso-Canovas et al. 2023).

Eine gründliche neurologische Untersuchung deckt in Post-COVID-Kollektiven eine Mischung aus funktionellen, postinfektiösen und nicht-infektassoziierten neurologischen Erkrankungen auf (Fleischer et al. 2022; Ludwig et al. 2023).

- **Therapie**

Bezüglich der Therapie des chronischen Erschöpfungssyndroms wurden begrenzte Erfolge mittels Bewegungstherapie (abgestuftes aerobes Ausdauertraining) und verhaltenstherapeutischer Ansätze berichtet (Larun et al. 2019). Bei begleitender affektiver Symptomatik können Antidepressiva versucht werden. Überzeugende Daten hinsichtlich einer spezifischen medikamentösen Behandlung des chronischen Erschöpfungssyndroms liegen derzeit nicht vor.

14.3 Syndrome der idiopathischen Umweltunverträglichkeit

Unter der idiopathischen Umweltunverträglichkeit werden diverse klinische Syndrome zusammengefasst, die eine weitgehend überlappende Symptomatik aufweisen und auf jeweils unterschiedliche Umweltreize bezogen werden, ohne dass ein pathophysiologischer Zusammenhang nachgewiesen werden kann (Van den Bergh et al. 2017).

- **Multiple Chemikaliensensibilität**

Bei der multiplen Chemikaliensensibilität werden diverse unspezifische Symptome als Reaktion auf chemische Umweltreize wie Reinigungsmittel, Tabakrauch, Duftstoffe, Pestizide oder Abgase geschildert (Eis et al. 2008). Eine systematische Untersuchung an 291 Patienten aus 6 deutschen Zentren konnte keine charakteristische Symptomkonstellation und keine Entsprechung zu vermeintlichen Umweltnoxen nachweisen; ebenso konnten keine genetische Prädisposition, keine Veränderung der Geruchswahrnehmung und keine übermäßige neurogene Entzündungsreaktion der Nasenschleimhäute festgestellt werden (Eis et al. 2008). Eine toxisch-somatische Genese ist somit sehr unwahrscheinlich. Die Prävalenz selbstberichteter Empfindlichkeit gegenüber Chemikalien liegt in Deutschland bei 9 % (Hausteiner et al. 2004).

- **Elektromagnetische Hypersensitivität**

Unter Elektrosensibilität bzw. elektromagnetischer Hypersensitivität wird eine Neigung zu unspezifischen Beschwerden bezeichnet, die auf den Einfluss elektromagnetischer Strahlung zurückgeführt werden. In einer Umfrage aus 2009 (n = 2502) berichteten 10 % der Allgemeinbevölkerung, sich durch hochfrequente elektromagnetische Felder des Mobilfunks gesundheitlich beeinträchtigt zu fühlen (Hartmann und Belz 2010). Eine Auswirkung elektromagnetischer nieder- und hochfrequenter Nah- und Fernfelder auf das körperliche Wohlbefinden oder auf kognitive Fähigkeiten konnte jedoch in diversen verblindeten Provokationsstudien bislang nicht nachgewiesen werden (Hug und Röösli 2012).

- **Vibroakustisches Syndrom**

Als vibroakustisches Syndrom oder Windturbinensyndrom wird das Auftreten von unspezifischen Beschwerden diverser Organsysteme in Verbindung mit Infraschall und tieffrequentem Schall aus nahe gelegenen Windturbinen oder anderen Quellen bezeichnet. Ob Infraschallwellen pathophysiologische Effekte im menschlichen Körper auslösen können, wird kontrovers debattiert und konnte bislang weder überzeugend nachgewiesen noch abschließend ausgeschlossen werden (Carlile et al. 2018).

- **Symptomatik**

Typische neurologische Symptome der oben genannten Syndrome sind Schlafstörungen, Erschöpfung, Müdigkeit, Kopfschmerzen,

Nervosität, Reizbarkeit, Konzentrationsstörungen, Tinnitus, Schwindel und affektive Störungen. In seltenen Fällen können auch schwere funktionelle neurologische Ausfälle oder dissoziative Anfälle auftreten (Staudenmayer und Kramer 1999). Patienten mit funktionellen neurologischen Leitsymptomen berichten wiederum häufig über multiple Medikamentenunverträglichkeiten (Matin et al. 2017). Unter Patienten mit dissoziativen Anfällen berichtet jeder Vierte über multiple Allergien (Park et al. 2014; Robbins et al. 2016).

▪ **Erklärungsmodelle**

Da bislang bei den oben genannten Formen idiopathischer Umweltunverträglichkeiten ein pathophysiologischer Zusammenhang zwischen Noxen und Symptomen nicht überzeugend nachgewiesen werden konnte, wurden biopsychosoziale Krankheitsmodelle formuliert. Dabei scheinen Krankheitserwartungen sowie vorausgegangene Symptomerfahrungen analog zum Nocebo-Effekt für einen Teil der Beschwerden ursächlich zu sein (Hug und Röösli 2012; Rubin et al. 2014; Van den Bergh et al. 2017). Weitere neurophysiologische und psychophysische Wechselwirkungen (z. B. zwischen Schlafqualität, Schmerzempfinden und Exekutivfunktionen) tragen zum Vollbild der Krankheiten bei. Die Behandlung sollte dementsprechend multimodal und symptomorientiert gestaltet werden.

Literatur

Akin FW, Murnane OD, Hall CD, Riska KM (2017) Vestibular consequences of mild traumatic brain injury and blast exposure: a review. Brain Inj 31(9):1188–1194. ▸ https://doi.org/10.1080/02699052.2017.1288928

Albu S, Vallès M, Kumru H (2023) Diagnostic challenges of functional neurological disorders after covid-19 disease or vaccination: case series and review of the literature. Acta Neurol Belg 123(2):553–564. ▸ https://doi.org/10.1007/s13760-022-02140-7

Alonso-Canovas A, Kurtis MM, Gomez-Mayordomo V, Macías-García D, Gutiérrez Viedma Á, Mondragón Rezola E, Pagonabarraga J, Aranzabal Orgaz L, Masjuan J, Martinez-Castrillo JC, Pareés I (2023) Functional neurological disorders after COVID-19 and SARS-CoV-2 vaccines: a national multicentre observational study. J Neurol Neurosurg Psychiatry 94(9):776–777. ▸ https://doi.org/10.1136/jnnp-2022-330885

Bogduk N (2006) Whiplash injury. Handb Clin Neurol 81:791–801. ▸ https://doi.org/10.1016/s0072-9752(06)80057-6

Brurberg KG, Fonhus MS, Larun L, Flottorp S, Malterud K (2014) Case definitions for chronic fatigue syndrome/myalgic encephalomyelitis (CFS/ME): a systematic review. BMJ Open 4(2):e003973. ▸ https://doi.org/10.1136/bmjopen-2013-003973

Carlile S, Davy JL, Hillman D, Burgemeister K (2018) A review of the possible perceptual and physiological effects of wind turbine noise. Trends Hear 22:2331216518789551. ▸ https://doi.org/10.1177/2331216518789551

Chan RC (2001) Base rate of post-concussion symptoms among normal people and its neuropsychological correlates. Clin Rehabil 15(3):266–273. ▸ https://doi.org/10.1191/026921501675253420

Choutka J, Jansari V, Hornig M, Iwasaki A (2022) Unexplained post-acute infection syndromes. Nat Med 28(5):911–923. ▸ https://doi.org/10.1038/s41591-022-01810-6

Dwyer B, Katz DI (2018) Postconcussion syndrome. Handb Clin Neurol 158:163–178. ▸ https://doi.org/10.1016/b978-0-444-63954-7.00017-3

Eis D, Helm D, Muhlinghaus T, Birkner N, Dietel A, Eikmann T, Gieler U, Herr C, Lacour M, Nowak D, Pedrosa Gil F, Podoll K, Renner B, Andreas Wiesmuller G, Worm M (2008) The German multicentre study on Multiple Chemical Sensitivity (MCS). Int J Hyg Environ Health 211(5–6):658–681. ▸ https://doi.org/10.1016/j.ijheh.2008.03.002

Erichsen JE (1867) On railway and other injuries of the nervous system. Henry C. Lea, Philadelphia

Evans RW (2010) Persistent post-traumatic headache, postconcussion syndrome, and whiplash injuries: the evidence for a non-traumatic basis with an historical review. Headache 50(4):716–724. ▸ https://doi.org/10.1111/j.1526-4610.2010.01645.x

Ferrari R, Schrader H (2001) The late whiplash syndrome: a biopsychosocial approach. J Neurol Neurosurg Psychiatry 70(6):722–726. ▸ https://doi.org/10.1136/jnnp.70.6.722

Fleischer M, Szepanowski F, Tovar M, Herchert K, Dinse H, Schweda A, Mausberg AK, Holle-Lee D, Köhrmann M, Stögbauer J, Jokisch D, Jokisch M, Deuschl C, Skoda EM, Teufel M, Stettner M, Kleinschnitz C (2022) Post-COVID-19 syndrome is rarely associated with damage of the nervous system: findings from a prospective observational cohort study in 171 patients. Neurol Ther 11(4):1637–1657. ▶ https://doi.org/10.1007/s40120-022-00395-z

Garden N, Sullivan KA (2010) An examination of the base rates of post-concussion symptoms: the influence of demographics and depression. Appl Neuropsychol 17(1):1–7. ▶ https://doi.org/10.1080/09084280903297495

Haldorsen T, Waterloo K, Dahl A, Mellgren SI, Davidsen PE, Molin PK (2003) Symptoms and cognitive dysfunction in patients with the late whiplash syndrome. Appl Neuropsychol 10(3):170–175. ▶ https://doi.org/10.1207/s15324826an1003_06

Hanken K, Eling P, Hildebrandt H (2014) The representation of inflammatory signals in the brain – a model for subjective fatigue in multiple sclerosis. Front Neurol 5:264. ▶ https://doi.org/10.3389/fneur.2014.00264

Hartmann M, Belz J (2010) Ermittlung der Befürchtungen und Ängste der breiten Öffentlichkeit hinsichtlich möglicher Gefahren der hochfrequenten elektromagnetischen Felder des Mobilfunks – Vorhaben 3609S80001. Bundesamt für Strahlenschutz (BfS), Salzgitter

Hausteiner C, Bornschein S, Hansen J, Forstl H, Zilker T (2004) Multiple Chemical Sensitivity und subjektive Chemikalienempfindlichkeit in Deutschland – Ergebnisse einer bevölkerungsbasierten Befragung. Umweltmedizin in Forschung und Praxis 9:281–288

Hiploylee C, Dufort PA, Davis HS, Wennberg RA, Tartaglia MC, Mikulis D, Hazrati LN, Tator CH (2017) Longitudinal study of postconcussion syndrome: not everyone recovers. J Neurotrauma 34(8):1511–1523. ▶ https://doi.org/10.1089/neu.2016.4677

Hug K, Röösli M (2012) Elektromagnetische Hypersensibilität. Bewertung von wissenschaftlichen Studien. Stand Ende 2011. Bundesamt für Umwelt (BAFU), Bern, S 105

Iverson GL, Lange RT (2003) Examination of „post-concussion-like" symptoms in a healthy sample. Appl Neuropsychol 10(3):137–144. ▶ https://doi.org/10.1207/s15324826an1003_02

Jozefowicz-Korczynska M, Pajor A, Skora W (2018) Benign paroxysmal positional vertigo in patients after mild traumatic brain injury. Adv Clin Exp Med 27(10):1355–1359. ▶ https://doi.org/10.17219/acem/69708

Komaroff AL (2019) Advances in understanding the pathophysiology of chronic fatigue syndrome. JAMA 322(6):499–500. ▶ https://doi.org/10.1001/jama.2019.8312

Kuperman P, Granovsky Y, Granot M, Bahouth H, Fadel S, Hyams G, Ben Lulu H, Aspis O, Salame R, Begal J, Hochstein D, Grunner S, Honigman L, Reshef M, Sprecher E, Bosak N, Sterling M, Yarnitsky D (2018) Psychophysic-psychological dichotomy in very early acute mTBI pain: a prospective study. Neurology 91(10):e931–e938. ▶ https://doi.org/10.1212/wnl.0000000000006120

Larun L, Brurberg KG, Odgaard-Jensen J, Price JR (2019) Exercise therapy for chronic fatigue syndrome. Cochrane Database Syst Rev 10:Cd003200. ▶ https://doi.org/10.1002/14651858.cd003200.pub8

Lee WK, Koh SW, Wee SK (2012) Benign paroxysmal positional vertigo in people with traumatic spinal cord injury: incidence, treatment efficacy and implications. Am J Otolaryngol 33(6):723–730. ▶ https://doi.org/10.1016/j.amjoto.2012.06.008

Ludwig B, Deckert M, Krajnc N, Keritam O, Macher S, Bsteh G, Zulehner G, Thurnher M, Berger T, Seidel S, Willinger U, Rommer P (2023) Reported neurological symptoms after severe acute respiratory syndrome coronavirus type 2 infection: a systematic diagnostic approach. Eur J Neurol 30(9):2713–2725. ▶ https://doi.org/10.1111/ene.15923

Matin N, Young SS, Williams B, LaFrance WC Jr, King JN, Caplan D, Chemali Z, Weilburg JB, Dickerson BC, Perez DL (2017) Neuropsychiatric associations with gender, illness duration, work disability, and motor subtype in a U.S. functional neurological disorders clinic population. J Neuropsychiatry Clin Neurosci 29(4):375–382. ▶ https://doi.org/10.1176/appi.neuropsych.16110302

Meares S, Shores EA, Taylor AJ, Batchelor J, Bryant RA, Baguley IJ, Chapman J, Gurka J, Dawson K, Capon L, Marosszeky JE (2008) Mild traumatic brain injury does not predict acute postconcussion syndrome. J Neurol Neurosurg Psychiatry 79(3):300–306. ▶ https://doi.org/10.1136/jnnp.2007.126565

Naviaux RK, Naviaux JC, Li K, Bright AT, Alaynick WA, Wang L, Baxter A, Nathan N, Anderson W, Gordon E (2016) Metabolic features of chronic fatigue syndrome. Proc Natl Acad Sci U S A 113(37):E5472-5480. ▶ https://doi.org/10.1073/pnas.1607571113

Obermann M, Nebel K, Schumann C, Holle D, Gizewski ER, Maschke M, Goadsby PJ, Diener HC, Katsarava Z (2009) Gray matter changes related to chronic posttraumatic headache. Neurology 73(12):978–983. ▶ https://doi.org/10.1212/wnl.0b013e3181b8791a

Obermann M, Keidel M, Diener HC (2010) Post-traumatic headache: is it for real? Crossfire debates on headache: pro. Headache 50(4):710–715. ▶ https://doi.org/10.1111/j.1526-4610.2010.01644.x

Oppenheim H (1892) Die traumatischen Neurosen: nach den in der Nervenklinik der Charité in den 8 Jahren 1883–1891 gesammelten Beobachtungen. Hirschwald, Berlin

Park JH, Bokma J, Chapple K, Caplan JP (2014) A retrospective study of polyallergy as a marker of nonepileptic seizures in the epilepsy monitoring unit. Psychosomatics 55(6):566–571. ► https://doi.org/10.1016/j.psym.2014.05.004

Popkirov S, Baguley DM, Carson AJ, Brown RJ, Stone J (2019) The neurology of the Cuban "sonic attacks". Lancet Neurol 18(9):817–818. ► https://doi.org/10.1016/s1474-4422(19)30246-7

Reddy AVC, Mani R, Selvakumar A, Hussaindeen JR (2019) Reading eye movements in traumatic brain injury. J Optom. ► https://doi.org/10.1016/j.optom.2019.10.001

Robbins NM, Larimer P, Bourgeois JA, Lowenstein DH (2016) Number of patient-reported allergies helps distinguish epilepsy from psychogenic nonepileptic seizures. Epilepsy Behav 55:174–177. ► https://doi.org/10.1016/j.yebeh.2015.12.022

Rollnik JD (2017) Das chronische Müdigkeitssyndrom – ein kritischer Diskurs (Chronic fatigue syndrome: a critical review). Fortschr Neurol Psychiatr 85(02):79–85. ► https://doi.org/10.1055/s-0042-121259

Rubin G, Burns M, Wessely S (2014) Possible psychological mechanisms for "wind turbine syndrome". On the windmills of your mind. Noise Health 16(69):116–122. ► https://doi.org/10.4103/1463-1741.132099

Sarrami P, Armstrong E, Naylor JM, Harris IA (2017) Factors predicting outcome in whiplash injury: a systematic meta-review of prognostic factors. J Orthop Traumatol 18(1):9–16. ► https://doi.org/10.1007/s10195-016-0431-x

Schrader H, Stovner LJ, Eisenmenger W (2012) Fragliche nosologische Validität des chronischen Halswirbelschleudertraumasyndroms. Orthopäde 41(2):147–152. ► https://doi.org/10.1007/s00132-011-1868-5

Staudenmayer H, Kramer RE (1999) Psychogenic chemical sensitivity: psychogenic pseudoseizures elicited by provocation challenges with fragrances. J Psychosom Res 47(2):185–190. ► https://doi.org/10.1016/s0022-3999(99)00034-3

Stephan KE, Manjaly ZM, Mathys CD, Weber LAE, Paliwal S, Gard T, Tittgemeyer M, Fleming SM, Haker H, Seth AK, Petzschner FH (2016) Allostatic self-efficacy: a metacognitive theory of dyshomeostasis-induced fatigue and depression. Front Hum Neurosci 10:550. ► https://doi.org/10.3389/fnhum.2016.00550

Strawbridge R, Sartor ML, Scott F, Cleare AJ (2019) Inflammatory proteins are altered in chronic fatigue syndrome – a systematic review and meta-analysis. Neurosci Biobehav Rev 107:69–83. ► https://doi.org/10.1016/j.neubiorev.2019.08.011

Swanson RL II, Hampton S, Green-McKenzie J, Diaz-Arrastia R, Grady MS, Verma R, Biester R, Duda D, Wolf RL, Smith DH (2018) Neurological manifestations among US government personnel reporting directional audible and sensory phenomena in Havana, Cuba. JAMA 319(11):1125–1133. ► https://doi.org/10.1001/jama.2018.1742

Teodoro T, Edwards MJ, Isaacs JD (2018) A unifying theory for cognitive abnormalities in functional neurological disorders, fibromyalgia and chronic fatigue syndrome: systematic review. J Neurol Neurosurg Psychiatry 89(12):1308–1319. ► https://doi.org/10.1136/jnnp-2017-317823

Teodoro T, Chen J, Gelauff J, Edwards MJ (2023) Functional neurological disorder in people with long COVID: A systematic review. Eur J Neurol 30(5):1505–1514. ► https://doi.org/10.1111/ene.15721

Thomke F, Dieterich M (2011) Begutachtung des posttraumatischen Schwindels. Nervenarzt 82(12):1548–1556. ► https://doi.org/10.1007/s00115-011-3289-4

Tjell C, Tenenbaum A, Rosenhall U (1999) Auditory function in whiplash-associated disorders. Scand Audiol 28(4):203–209. ► https://doi.org/10.1080/010503999424635

Van den Bergh O, Brown RJ, Petersen S, Witthöft M (2017) Idiopathic environmental intolerance: a comprehensive model. Clin Psychol Sci 5(3):551–567. ► https://doi.org/10.1177/2167702617693327

Van Oosterwijck J, Nijs J, Meeus M, Paul L (2013) Evidence for central sensitization in chronic whiplash: a systematic literature review. Eur J Pain 17(3):299–312. ► https://doi.org/10.1002/j.1532-2149.2012.00193.x

Walitt B, Singh K, LaMunion SR, Hallett M, Jacobson S, Chen K, Enose-Akahata Y, Apps R, Barb JJ, Bedard P, Brychta RJ, Buckley AW, Burbelo PD, Calco B, Cathay B, Chen L, Chigurupati S, Chen J, Cheung F, Chin LMK, Coleman BW, Courville AB, Deming MS, Drinkard B, Feng LR, Ferrucci L, Gabel SA, Gavin A, Goldstein DS, Hassanzadeh S, Horan SC, Horovitz SG, Johnson KR, Govan AJ, Knutson KM, Kreskow JD, Levin M, Lyons JJ, Madian N, Malik N, Mammen AL, McCulloch JA, McGurrin PM, Milner JD, Moaddel R, Mueller GA, Mukherjee A, Muñoz-Braceras S, Norato G, Pak K, Pinal-Fernandez I, Popa T, Reoma LB, Sack MN, Safavi F, Saligan LN, Sellers BA, Sinclair S, Smith B, Snow J, Solin S, Stussman BJ, Trinchieri G, Turner SA, Vetter CS, Vial F, Vizioli C, Williams A, Yang SB; Center for Human Immunology, Autoimmunity, and Inflammation (CHI) Consortium; Nath A (2024) Deep phenotyping of post-infectious myalgic encephalomyelitis/chronic fatigue syndrome. Nat Commun 15(1):907. ► https://doi.org/10.1038/s41467-024-45107-3

Wang Y, Chan RCK, Deng Y (2006) Examination of postconcussion-like symptoms in healthy university students: relationships to subjective and objective neuropsychological function performance. Arch Clin Neuropsychol 21(4):339–347. ► https://doi.org/10.1016/j.acn.2006.03.006

Funktionelle neurologische Störungen bei Kindern und Jugendlichen

Inhaltsverzeichnis

15.1 Vorkommen in der Pädiatrie – 188

15.2 Klinische Besonderheiten – 188

15.3 Therapie – 191

Literatur – 191

S. Popkirov, *Funktionelle neurologische Störungen*,
https://doi.org/10.1007/978-3-662-69215-8_15

15.1 Vorkommen in der Pädiatrie

Das Auftreten funktioneller neurologischer Störung im Kindes- und Jugendalter wurde bereits in den frühen akademischen Abhandlungen zu Hysterie im 19. Jahrhundert dokumentiert (Freedman 2022). In der weiteren neurologischen Forschung erfuhren pädiatrische Fälle dann wenig Beachtung. Erst in den letzten Jahren ist wieder vermehrtes akademisches Interesse zu verzeichnen.

Zur allgemeinen Epidemiologie sind nur wenige Studien verfügbar. Die Inzidenz wird bei Kindern und Jugendlichen unter 16 Jahren auf 2–18 auf 100.000 beziffert (Kozlowska et al.2007; Raper et al. 2019; Yong et al. 2023). Mädchen sind wesentlich häufiger betroffen als Jungen, und die Inzidenz nimmt mit dem Alter zu. Die Diagnose wird nur sehr selten vor dem 8. Lebensjahr gestellt. Die häufigsten Symptome sind Störungen der Bewegungskontrolle, Anfälle und Sensibilitätsstörungen. Für Deutschland liegen kaum Untersuchungen vor. In einer groß angelegten Bevölkerungsstudie aus dem Jahr 1995 wurden bei Jugendlichen (14–17 Jahre) dissoziative und Konversionsstörungen mit einer Jahresprävalenz von 0,2–0,3 % erfasst (Lieb et al. 2000).

Bei 1/4 der Patienten bleibt die Erkrankung auch im Erwachsenenalter relevant (Raper et al. 2019). In Tab. 15.1 sind Angaben zur relativen Häufigkeit funktioneller Erkrankungsformen in verschiedenen pädiatrischen Einrichtungen aufgeführt.

15.2 Klinische Besonderheiten

Die grundlegenden pathophysiologischen Überlegungen sowie die allgemeinen diagnostischen und therapeutischen Prinzipien sind bei Kindern und Jugendlichen vergleichbar mit denen bei Erwachsenen. Daher wird im Folgenden nur auf Besonderheiten dieser Altersgruppe eingegangen.

▪▪ Funktionelle Bewegungsstörungen

Störungen der Bewegungskontrolle machen 17–41 % der funktionellen neurologischen Störungen bei Kindern und Jugendlichen aus (Kozlowska et al. 2007; Yong

Tab. 15.1 Relative Häufigkeit funktioneller neurologischer Störungen nach neurologischem Leitsymptom in verschiedenen pädiatrischen Settings

Leitsymptom	Setting	Anteil funktionelle Störung	Quelle
Akute Bewegungsstörung	Krankenhaus	25 %	Dale et al. (2010)
Bewegungsstörung	Spezialambulanz für Bewegungsstörungen	2–3 %	Chouksey und Pandey (2020)
Synkopenartige Anfälle	Krankenhaus	13–19 %	Heyer et al. (2017); Mohanty et al. (2021)
Epilepsieverdächtige Anfälle	Epilepsiezentrum	3,5 %	Patel et al. (2007)
Anhaltende konvulsive Anfälle	Rettungsdienst	8–10 %	Jungilligens et al. (2021)
Schwindel	Schwindelzentrum	15 %	Schnabel et al. (2023)
Sehminderung	Ophthalmologische Schuluntersuchung	1,75 %	Mantyjarvi (1981)
Hörminderung	HNO-Klinik	<1 %	Saravanappa et al. 2005

Tabelle modifiziert aus Popkirov und Weber (2023).

15

et al. 2023). Häufig sind dabei Lähmungen, Gangstörungen und unwillkürliche Überbeweglichkeit wie Tremor oder Zuckungen. Wie bei Erwachsenen (▶ Kap. 7) beginnt die Symptomatik meist abrupt, sodass die relative Inzidenz im akuten Setting hoch ist. Auch bei Kindern und Jugendlichen sind Erschöpfung, Schmerzen und andere psychovegetative Begleitbeschwerden häufig (Kozlowska et al. 2007; Yong et al. 2023).

Eine neuere deutsche Untersuchung von 40 Patienten zwischen 8 und 17 Jahren (90 % Mädchen), die aufgrund einer funktionellen Bewegungsstörung der Beine einer stationären pädiatrischen Neurorehabilitation zugeführt wurden, gibt Aufschluss über typische klinische Charakteristika (Lendt et al. 2023). Zusätzliche funktionelle Symptome hatte 1/3 der Patienten, und 60 % berichteten begleitende Schmerzen. Bei 55 % konnte ein auslösendes Ereignis eruiert werden, in 5 Fällen (12,5 %) war es eine akute neurologische Erkrankung; 10 % hatten eine zusätzliche neurologische Komorbidität wie Zerebralparese, Tumor oder Schlaganfall. Psychiatrische Komorbiditäten wurden bei 22,5 % erfasst. Die Erkrankungsdauer variierte zwischen 6 Tagen und 6 Jahren (median 3 Monate), wobei in der statistischen Auswertung eine längere Dauer nicht den Behandlungserfolg beeinträchtigte.

Die soziogene Übertragung von funktionellen Bewegungsstörungen innerhalb von Schulklassen ist vielfach dokumentiert (Bartholomew 2014). Eine rasante Zunahme der Inzidenz von funktionellen Tics während der COVID-19-Pandemie hat veranschaulicht, dass in den sozialen Netzwerken des 21. Jahrhunderts sozial vermittelte Symptomübertragungen auch geografisch ungebunden im globalen Ausmaß auftreten können (Martindale und Mink 2022). Eine klinische Auswertung von Tics in den Videos von den 28 einflussreichsten Nutzern der Videoplattform TikTok (jeweils mehr als 100.000 Follower) zeigte, dass die Tics in diversen Merkmalen von primären Tic-Erkrankungen zu unterscheiden waren (▶ Kap. 7) (Olvera et al. 2021). Interessanterweise hatte die Hälfte den gleichen vokalen Tic, bei dem die Betroffenen unwillkürlich das Wort „beans" sagten. 2/3 der Influencer gaben in ihren Videos an, mindestens eine Art von Tic von einem anderen Nutzer „übernommen" zu haben. Eine derartige phänomenologische Übertragung konkreter Symptome ist keineswegs bei jedem neuen Fall von funktionellen Tics zu erwarten. Allerdings dürfte die allgemeine Popularisierung der Tourette-Krankheit innerhalb der neuen sozialen Medien in Kombination mit den mannigfaltigen Belastungen der Corona-Pandemie das vermehrte Auftreten funktioneller Tics bei Kindern und Jugendlichen begünstigt haben (Martindale und Mink 2022; Nilles et al. 2022).

▪▪ Dissoziative Anfälle

Obwohl dissoziative Anfälle vereinzelt auch bei jüngeren Kindern beschrieben sind, tritt die Erkrankung meistens im Jungendalter auf. Im Alter zwischen 15 und 19 Jahren liegt die jährliche Inzidenz bei 7–10/100.000 und die 5-Jahres-Prävalenz bei 60/100.000 (Hansen et al., 2020; Villagrán et al. 2021). Bei der Differenzierung zwischen epileptischen und dissoziativen Anfällen gelten dieselben semiologischen Überlegungen wie bei Erwachsenen: Das Zukneifen der Augen (insbesondere bei passivem Öffnungsversuch), ein längerer (>2 min) undulierender Verlauf, schlagende Hin-und-her-Bewegungen des Kopfes oder der Extremitäten, Weinen sowie ein sozial-interagierender Charakter der Anfälle sprechen für eine dissoziative Genese (Opp und Job, 2022; ▶ Kap. 5). Sofern die Anfallsausprägung nicht klinisch eindeutig ist, sollte eine Aufzeichnung von iktalem EEG im Epilepsiezentrum angestrebt werden. Sollte im Rahmen einer solchen Video-EEG-Untersuchung kein spontaner Anfall auftreten, kann, wie bei Erwachsenen, eine suggestive

Anfallsprovokation probiert werden. Der positive prädiktive Wert der diagnostischen Suggestion liegt bei Kindern und Jugendlichen bei 90 % (Kaczmarek et al. 2020). Aufgrund einer möglicherweise allgemein erhöhten Suggestibilität von Kindern muss im Falle einer Anfallsauslösung sehr genau mithilfe von Angehörigen geprüft werden, ob das induzierte Ereignis tatsächlich den habituellen Anfällen entspricht.

Dissoziative Anfälle können auch mit einem einfachen Sturz und anschließender Reaktions- und Bewegungslosigkeit ablaufen und somit Synkopen ähneln (Heyer et al. 2016). Ähnlich wie bei Erwachsenen sind eine Dauer der Areagibilität von > 2 min sowie Augentränen als Zeichen eines intensiven Affekts charakteristische klinische Merkmale synkopenartiger dissoziativer Anfälle (Heyer et al. 2017). Zusätzlich ist auch eine besonders hohe Frequenz der Anfälle, sowohl pro 24 h (3 oder mehr Anfälle an einem Tag) als auch lebenszeitlich (>20 Anfälle insgesamt), charakteristisch für eine funktionelle Störung. Typische präsynkopale Prodromi wie Benommenheit, Sehstörungen, Übelkeit und Kaltschweißigkeit deuten wiederum auf vasovagale Synkopen hin. Im Zweifel kann eine Kipptischuntersuchung (idealerweise mit gleichzeitiger EEG-Aufzeichnung) oder eine Untersuchung am Epilepsiezentrum die Diagnose klären (Heyer et al. 2017; Popkirov et al. 2014).

Neben der semiologischen Anfallsanalyse können auch Beobachtungen zur Interaktion und Gesprächsführung diagnostisch wegweisend sein. Kinder und Jugendliche mit dissoziativen Anfällen neigen im Gegensatz zu jenen mit Epilepsie dazu, den eigentlichen Anfall in ihren Beschreibungen zu meiden. Es werden eher Begleitumstände sowie das allgemeine Ausgeliefertsein geschildert und weniger das konkrete subjektive Erleben (Opp et al. 2015; Opp und Job 2022).

In einer internationalen Studie wurden pädiatrische Fälle dissoziativer Anfälle aus dem Iran, Brasilien, USA, Kanada und Venezuela zusammengetragen (Asadi-Pooya et al. 2019). Trotz der erheblichen soziokulturellen Unterschiede zwischen den Erhebungsländern (Kollektivgrößen zwischen 27 und 83 Patienten) fanden sich in vergleichbarem Ausmaß Krankheitsfaktoren wie familiäre Dysfunktionalität (37–44 %), komorbide Epilepsie (33–40 %), Anfallserkrankungen in der Familie (18–37 %), schulische Probleme (18–48 %) sowie physische und sexuelle Gewalterfahrung (4–20 %).

▪▪ Funktioneller Schwindel

Der funktionelle Schwindel ist mit 15 % die zweithäufigste Diagnose bei Kindern und Jugendlichen an einem deutschen Schwindelzentrum (Schnabel et al. 2023). Unter den Ursachen persistierenden Schwindels (im Gegensatz zum episodischen Auftreten) ist der funktionelle Schwindel mit Abstand am häufigsten vertreten. Besonders zahlreich scheint die Kombination aus vestibulärer Migräne und einem funktionellen Dauerschwindel zu sein (Langhagen et al. 2013). Die rezidivierende vestibuläre Symptomatik im Rahmen der Migräneattacken kann dabei die Entwicklung eines funktionellen Dauerschwindels als Ausdruck einer anhaltenden Fehlanpassung auslösen (▶ Kap. 8). Derartige Fehlanpassungen werden möglicherweise begünstigt durch migräneassoziierte Besonderheiten der neuronalen Verarbeitung jenseits der akuten Attacken wie beispielsweise die reduzierte neuronale Habituationsneigung (Tarnutzer und Kaski 2023). Daher sollte gerade bei Kindern stets nach migränetypischen Kopfschmerzen und entsprechenden Begleitbeschwerden gefragt werden. Im Falle einer Komorbidität kann mit einer medikamentösen Migräneprophylaxe die Attackenfrequenz gesenkt werden; der funktionelle Dauerschwindel bedarf jedoch einer zusätzlichen verhaltens- und physiotherapeutischen Behandlung.

15.3 Therapie

Bislang liegen verhältnismäßig wenige wissenschaftliche Studien zur Behandlung von Kindern und Jugendlichen mit funktionellen neurologischen Störungen vor. Sie unterscheiden sich in den methodischen Details, fußen aber größtenteils auf einem biopsychosozialen Verständnis der Krankheit. Eine diagnostische Formulierung, welche die individuellen Krankheitsfaktoren des Patienten und seines familiären und sozialen Umfelds berücksichtigt, dient als Ausgangspunkt für einen personalisierten Therapieplan. Gerade diese notwendige Individualisierung der Therapie erschwert jedoch, zusammen mit der Heterogenität der Krankheitsausprägung, den Aufbau wissenschaftlicher Evidenz zu konkreten Therapieverfahren.

▪▪ Psychotherapie

Der Psychotherapie kommt eine zentrale Rolle in der Behandlung von Kindern und Jugendlichen mit funktionellen neurologischen Störungen zu. Der kürzlich erschienene Band „Konversionsstörungen mit funktionellen neurologischen Symptomen“ aus der Reihe „Leitfaden Kinder- und Jugendpsychotherapie“ bietet eine umfangreiche Ressource für die psychotherapeutische Arbeit (Noeker 2023). Zentrale Aspekte der Therapie sind die eingehende Diagnosevermittlung und Psychoedukation; der Einbezug des familiären Umfeldes (einschl. Familientherapie) und Kontingenzmanagement; gestaffelte Integrations- und Therapieziele; Symptomlinderung durch Bottom-up-Regulationsstrategien (Noeker 2023; Vassilopoulos et al. 2022).

Eine der wenigen kontrollierten Studien zur Behandlung dissoziativer Anfälle bei Jugendlichen untersucht die Wirksamkeit der sogenannten Retraining and Control Therapy (ReACT) (Fobian et al. 2020). Der verhaltenstherapeutische Ansatz ist an dem Prinzip des Habit-Reversal-Trainings angelehnt (effektiv für Tic-Störungen und nervöse Verhaltensgewohnheiten), wobei frühzeitig in der Anfallskaskade (▶ Kap. 5) bewusst ausgeführte Verhaltensweisen eingesetzt werden, um die weitere Eskalation (und Dissoziation) zu verhindern. Hier sind auch Parallelen zum Einsatz von Grounding-Techniken oder anderen Anti-Dissoziations-Skills zu erkennen. Derartige symptomorientierte Interventionen sollten idealerweise mit nicht-symptombezogener Psychotherapie verknüpft werden, um auslösende und aufrechterhaltende Einflüsse zu behandeln und den Fokus der Gesundheits- und Selbstfürsorge nicht allein auf die neurologische Symptomatik zu begrenzen (Noeker 2023).

▪▪ Multimodale interdisziplinäre Rehabilitation

Eine stationäre multimodale Behandlung erlaubt eine intensive und individuell angepasste Rehabilitation. Gut dokumentiert sind die Behandlungsansätze und Therapieerfolge der psychiatrisch-psychosomatisch geführten Arbeit von Kasia Kozlowska in Australien (Kozlowska et al. 2018, 2023). Ein ausführliches Behandlungsmanual ihrer Arbeitsgruppe für dissoziative Anfälle ist online frei verfügbar (Savage et al. 2022).

Rehabilitationsmedizinisch und neuropädiatrisch geführte Therapieprogramme haben insbesondere bei Gangstörungen überzeugende Behandlungserfolge zeigen können (Bolger et al.2018; Butz et al. 2019; Lendt et al. 2023). Physio- und ergotherapeutische Ansätze stehen hierbei im Vordergrund und werden nach verhaltenstherapeutischen Prinzipien dem biopsychosozialen Konzept funktioneller Bewegungsstörungen angepasst (▶ Kap. 7).

Literatur

Asadi-Pooya AA, Myers L, Valente K, Sawchuk T, Restrepo AD, Homayoun M, Buchhalter J, Bahrami Z, Taha F,Lazar LM, Paytan AA, D' Alessio L, Kochen S, Alessi R, Pick S, Nicholson TR (2019) Pediatric-onset psychogenic non epileptic seizures: A retrospective international multicenter study. Seizure 71:56–59.► https://doi.org/10.1016/j.seizure.2019.06.014

Bartholomew RE (2014) Mass hysteria in schools: a worldwide history since 1566. McFarland, Jefferson

Bolger A, Collins A, Michels M, Pruitt D (2018) Characteristics and Outcomes of Children With Conversion Disorder Admitted to a Single Inpatient Rehabilitation Unit, A Retrospective Study. PM R 10(9):910–916. ► https://doi.org/10.1016/j.pmrj.2018.03.004

Butz C, Iske C, Truba N, Trott K (2019) Treatment of Functional Gait Abnormality in a Rehabilitation Setting: Emphasizing the Physical Interventions for Treating the Whole Child. Innov Clin Neurosci. 16(7-8):18–21.

Chouksey A, Pandey S (2020) Functional movement disorders in children. Front Neurol 11:570151. ► https://doi.org/10.3389/fneur.2020.570151

Dale RC, Singh H, Troedson C, Pillai S, Gaikiwari S, Kozlowska K (2010) A prospective study of acute movement disorders in children. Dev Med Child Neurol 52:739–748. ► https://doi.org/10.1111/j.1469-8749.2009.03598.x

Fobian AD, Long DM, Szaflarski JP (2020) Retraining and control therapy for pediatric psychogenic non-epileptic seizures. Ann Clin Transl Neurol 7:1410–1419. ► https://doi.org/10.1002/acn3.51138

Freedman D (2022) Functional neurological disorders in children – a historical perspective. Semin Pediatr Neurol 41:100950. ► https://doi.org/10.1016/j.spen.2021.100950

Gedik-Soyuyuce O, Gence-Gumus Z, Ozdilek A, Ada M, Korkut N (2021) Vestibular disorders in children: a retrospective analysis of vestibular function test findings. Int J Pediatr Otorhinolaryngol 146:110751. ► https://doi.org/10.1016/j.ijporl.2021.110751

Hansen AS, Rask CU, Rodrigo-Domingo M, Pristed SG, Christensen J, Nielsen RE (2020) Incidence rates and characteristics of pediatric onset psychogenic nonepileptic seizures. Pediatr Res 88:796–803. ► https://doi.org/10.1038/s41390-020-0945-z

Heyer GL, Albert DV, Weber A, Gedela S, Vidaurre J (2016) Comparison of semiologies between tilt-induced psychogenic nonsyncopal collapse and psychogenic nonepileptic seizures. Epilepsy Behav 62:171–175. ► https://doi.org/10.1016/j.yebeh.2016.06.027

Heyer GL, Harvey RA, Islam MP (2017) Comparison of specific fainting characteristics between youth with tilt-induced psychogenic nonsyncopal collapse versus reflex syncope. Am J Cardiol 119:1116–1120. ► https://doi.org/10.1016/j.amjcard.2016.12.018

Jungilligens J, Michaelis R, Popkirov S (2021) Misdiagnosis of prolonged psychogenic non-epileptic seizures as status epilepticus: epidemiology and associated risks. J Neurol Neurosurg Psychiatry 92:1341–1345. ► https://doi.org/10.1136/jnnp-2021-326443

Kaczmarek I, Starczewska M, Wiktor AW, Steinborn B (2020) Sensitivity and specificity of induction of psychogenic non-epileptic seizures in children and adolescents. Seizure 80:278–280.► https://doi.org/10.1016/j.seizure.2020.05.012

Kozlowska K, Nunn KP, Rose D, Morris A, Ouvrier RA, Varghese J (2007) Conversion disorder in Australian pediatric practice. J Am Acad Child Adolesc Psychiatry 46(1):68–75. ► https://doi.org/10.1097/01.chi.0000242235.83140.1f.

Kozlowska K, Chudleigh C, Cruz C, Lim M, McClure G, Savage B, Shah U, Cook A, Scher S, Carrive P, Gill D (2018) Psychogenic non-epileptic seizures in children and adolescents: Part II – explanations to families, treatment, and group outcomes. Clin Child Psychol Psychiatry 23(1):160–176. ► https://doi.org/10.1177/1359104517730116

Kozlowska K, Chudleigh C, Savage B, Hawkes C, Scher S, Nunn KP (2023) Evidence-based mind-body interventions for children and adolescents with functional neurological disorder. Harv Rev Psychiatry 31(2):60–82. ► https://doi.org/10.1097/HRP.0000000000000358

Langhagen T, Schroeder AS, Rettinger N, Borggraefe I, Jahn K (2013) Migraine-related vertigo and somatoform vertigo frequently occur in children and are often associated. Neuropediatrics 44(1):55–58. ► https://doi.org/10.1055/s-0032-1333433

Lendt M, Manns V, Koch M, Müller K (2023) Pädiatrische Neurorehabilitation von funktionellen Gangstörungen. Monatsschr Kinderheilkd. Elektronische Erstveröffentlichung 02(06):2023. ► https://doi.org/10.1007/s00112-023-01766-y

Lieb R, Pfister H, Mastaler M, Wittchen HU (2000) Somatoform syndromes and disorders in a representative population sample of adolescents and young adults: prevalence, comorbidity and impairments. Acta Psychiatr Scand 101:194–208. ► https://doi.org/10.1034/j.1600-0447.2000.101003194.x

Mantyjarvi MI (1981) The amblyopic schoolgirl syndrome. J Pediatr Ophthalmol Strabismus 18:30–33. ► https://doi.org/10.3928/0191-3913-19811101-08

Martindale JM, Mink JW (2022) The rise of functional tic-like behaviors: what do the COVID-19 pandemic and social media have to do with it? A narrative review. Front Pediatr 10:863919. ► https://doi.org/10.3389/fped.2022.863919

Mohanty S, Kumar CPR, Kaku SM (2021) Clinico-etiological profile of pediatric syncope: a single center experience. Indian Pediatr 58:134–137

Nilles C, Pringsheim TM, Martino D (2022) The recent surge of functional movement disorders: social distress or greater awareness? Curr Opin Neurol 35(4):485–493. ► https://doi.org/10.1097/WCO.0000000000001074

Noeker M (2023) Konversionsstörungen mit funktionellen neurologischen Symptomen. Hogrefe, Göttingen

Olvera C, Stebbins GT, Goetz CG, Kompoliti K (2021) Tiktok tics: a pandemic within a pandemic. Mov Disord Clin Pract 8(8):1200–1205. ► https://doi.org/10.1002/mdc3.13316

Opp J, Frank-Job B, Knerich H (2015) Linguistische Analyse von Anfallsschilderungen zur Unterscheidung epileptischer und dissoziativer Anfälle. Neuropädiatrie in Klinik und Praxis 14:2–10

Opp J, Job B (2022) Dissoziative Anfälle frühzeitig erkennen. Monatsschr Kinderheilkd 170:77–85. ► https://doi.org/10.1007/s00112-021-01355-x

Patel H, Scott E, Dunn D, Garg B (2007) Nonepileptic seizures in children. Epilepsia 48:2086–2092. ► https://doi.org/10.1111/j.1528-1167.2007.01200.x

Popkirov S, Grönheit W, Schlegel U, Wellmer J (2014) Recurrent loss of consciousness despite DDD pacing: psychogenic pseudosyncope in a 19-year-old man. Clin Res Cardiol 103:755–757. ► https://doi.org/10.1007/s00392-014-0711-5

Popkirov S, Weber P (2023) Funktionelle neurologische Störungen. In: Weber P (Hrsg) Transition bei neurologischen Erkrankungen. Springer, Berlin Heidelberg. ► https://doi.org/10.1007/978-3-662-65724-9_17

Raper J, Currigan V, Fothergill S, Stone J, Forsyth RJ (2019) Long-term outcomes of functional neurological disorder in children. Arch Dis Child 104:1155–1160. ► https://doi.org/10.1136/archdischild-2018-316519

Saravanappa N, Mepham GA, Bowdler DA (2005) Diagnostic tools in pseudohypacusis in children. Int J Pediatr Otorhinolaryngol 69:1235–1238. ► https://doi.org/10.1016/j.ijporl.2005.03.039

Savage B, Chudleigh C, Hawkes C, Scher S, Kozlowska K (2022) Treatment of functional seizures in children and adolescents: a mind-body manual for health professionals. Australian Academic Press. Samford Valley, Australien.

Schnabel L, Dunker K, Huppert D (2023) Kindlicher Schwindel – Klinik und Verlauf. Monatsschr Kinderheilkd. ► https://doi.org/10.1007/s00112-023-01716-8

Tarnutzer AA, Kaski D (2023) What's in a name? Chronic vestibular migraine or persistent postural perceptual dizziness? Brain Sci 13(12):1692. ► https://doi.org/10.3390/brainsci13121692

Vassilopoulos A, Mohammad S, Dure L, Kozlowska K, Fobian AD (2022) Treatment approaches for functional neurological disorders in children. Curr Treat Options Neurol 24(2):77–97. ► https://doi.org/10.1007/s11940-022-00708-5

Villagrán A, Eldøen G, Duncan R, Aaberg KM, Hofoss D, Lossius MI (2021) Incidence and prevalence of psychogenic nonepileptic seizures in a Norwegian county: a 10-year population-based study. Epilepsia 62(7):1528–1535. ► https://doi.org/10.1111/epi.16949

Yong K, Chin RFM, Shetty J, Hogg K, Burgess K, Lindsay M, McLellan A, Stone J, KamathTallur K, Edinburgh Paediatric FND Study Group (2023) Functional neurological disorder in children and young people: incidence, clinical features, and prognosis. Dev Med Child Neurol 65(9):1238–1246. ► https://doi.org/10.1111/dmcn.15538

Funktionelle neurologische Störungen in der Notaufnahme

Inhaltsverzeichnis

16.1 Vorkommen – 196

16.2 Verdacht auf akuten Schlaganfall – 196

16.3 Verdacht auf Status epilepticus – 198

16.4 Diagnosevermittlung in der Notaufnahme – 200

Literatur – 203

S. Popkirov, *Funktionelle neurologische Störungen*,
https://doi.org/10.1007/978-3-662-69215-8_16

16.1 Vorkommen

In einer epidemiologischen Studie aus den USA machten die ICD-10-Hauptdiagnosen F44.4–7 nur 0,4 % der über 8 Mio. erfassten neurologischen Vorstellungen in Notaufnahmen aus (Stephen et al. 2021). Es ist jedoch von einer sehr großen Dunkelziffer auszugehen, die durch Fehldiagnosen, diagnostische Unsicherheit und Fehlkodierung verdeckt wird (Herbert et al. 2021). In einer Studie zur Diagnoseverschlüsselung wurde beispielsweise festgestellt, dass unter 130 Fällen prolongierter dissoziativer Anfälle insgesamt 48 verschiedene diagnostische Bezeichnungen bemüht wurden (Kholi und Vercueil 2020). Das Ausmaß der Dunkelziffer in epidemiologischen Erhebungen kann am Beispiel dissoziativer Anfälle sogar konkret beziffert werden: Eine gründliche diagnostische Auswertung notfallmäßig aufgenommener Patienten mit akuten Anfällen in England zeigte, dass 7,4 % dissoziative Anfälle hatten, während die Rate entsprechender Kodierungen in der nationalen Krankenhausstatistik um den Faktor 20 geringer ausfiel (Dickson et al. 2017, 2018). Es ist anzunehmen, dass ähnliche Verhältnisse auch für andere Störungsformen gelten: Die Rate an funktionellen Störungen allgemein in neurologischen Notaufnahmen liegt in Studien, die die Diagnose nachverfolgen, bei 9–13 % (Beharry et al. 2021; Moeller et al. 2008), also mindestens 20-mal höher als die in den USA errechneten 0,4 %. Auch isolierte Betrachtungen einzelner neurologischer Leitsymptome spiegeln diese Häufigkeit wider. In 2 deutschen Studien wurde unter allen Patienten, die mit dem Leitsymptom Schwindel in eine Notaufnahme kamen, bei 8–13 % ein funktioneller Schwindel diagnostiziert (Jahn et al. 2020; Royl et al. 2011). Der Anteil funktioneller Störungen bei akut aufgetretenen Bewegungsstörungen liegt bei 20 % (Dallocchio et al. 2019).

16.2 Verdacht auf akuten Schlaganfall

▪▪ Akutversorgung im Lysezeitfenster

Metaanalysen zeigen eindrücklich, dass beim ischämischen Schlaganfall die Chance einer erfolgreichen Lysetherapie oder mechanischen Thrombektomie mit jeder verstrichenen Stunde sinkt (Emberson et al. 2014; Khatri et al. 2014). Und obwohl das therapeutische Zeitfenster mit neuen bildgebenden und therapeutischen Techniken zunehmend wächst, bleibt es dabei, dass beim Verschluss eines großen hirnversorgenden Gefäßes mit jeder weiteren Minute durchschnittlich 2 Mio. Nervenzellen untergehen (Saver 2006). Unter diesem erheblichen Zeitdruck muss die klinische und apparative Schlaganfalldiagnostik durchgeführt werden. Optimierungen der Abläufe können die Door-to-needle-Zeit kürzen und die Lyserate erhöhen. Die diagnostische Beschleunigung führt jedoch auch zu einer erhöhten Rate an lysierten Stroke Mimics (Ali-Ahmed et al. 2019; Liberman et al. 2015). Um dem entgegenzuwirken, sollte das Erkennen funktioneller Störungen in diesem Kontext verbessert werden (Popkirov et al. 2020).

▪▪ Häufigkeit funktioneller Stroke Mimics

Die Häufigkeit funktioneller Störungen, die in der Notfallsituation unter dem Verdacht auf einen Schlaganfall versorgt werden, hängt maßgeblich davon ab, an welcher Stelle der Erstversorgung man schaut. Im Kollektiv aller Patienten, bei denen der Dispatcher des Rettungsdienstes den Schlaganfallverdacht ausspricht, dürften sogenannte Stroke Mimics höher sein als in der pflegerischen Notfall-Triage, dem neurologischen Erstkontakt oder in der Statistik der Lysetherapie. Hinzu kommt, dass die Notfall- und Schlaganfallversorgung international unterschiedlich aufgebaut ist, sodass Studienergebnisse nur bedingt übertragbar sind. Letztlich kann auch hier eine Dunkelziffer aus Fehlkodierungen und Fehldiagnosen angenommen werden (Jones et al. 2020b).

Funktionelle Störungen machen 15 % aller Stroke Mimics aus und gehören somit neben Migräne und epileptischen Anfällen zu den häufigsten Ursachen (Jones et al. 2020a). In Untersuchungen aus Großbritannien und Katar machen sie 8 % aller Schlaganfallverdachtsfälle aus (Gargalas et al. 2017; Wilkins et al. 2018), in einer deutschen Studie waren es rund 2 % (Kühne Escolà et al. 2023). In 70 % der Fälle handelt es sich um sensomotorische Ausfälle, meist als Hemisymptomatik, bei 17 % liegen Sprach- oder Sprechstörungen vor (Jones et al. 2020a).

▪▪ Klinische Untersuchung

Obwohl die meisten Untersuchungen zu Stroke Mimics diverse Gruppenunterschiede zu Schlaganfallpatienten betonen, reichen demografische und klinische Indizien im Einzelfall keinesfalls zur Diagnosestellung (Finkelstein und Popkirov 2023). Auch Begleitsymptome und Umstände der Symptommanifestation dürfen nicht allein genommen zur voreiligen Diagnose verleiten. Ein Beispiel: Akute funktionelle Paresen werden häufig von Migräneattacken oder peripheren Verletzungen ausgelöst und sind zu 60 % in der Akutphase von Panik begleitet (Stone et al. 2012). Aufgrund solcher Begleitumstände eine funktionelle Störung anzunehmen, wäre jedoch ein Fehler. Schlaganfallpatienten berichten (auf Nachfrage) häufig bei Symptombeginn über Panikgefühle (64 %) und Kopfschmerzen (27 %) (Koksal et al. 2014; Tentschert et al. 2005), und auch periphere Verletzungen können zeitgleich auftreten (Yeboah et al. 2019). Die Diagnose einer funktionellen neurologischen Störung als Ursache akuter sensomotorischer Ausfälle muss in erster Linie auf dem klinischen Untersuchungsbefund fußen (s. hierzu ▶ Kap. 6 und ▶ Kap. 11 zu Sprach- und Sprechstörungen). In den meisten Fällen kann die Diagnose einer akuten funktionellen neurologischen Störung mit hoher Sicherheit anhand des klinischen Untersuchungsbefundes gestellt werden. Es müssen aber folgende Sonderfälle und Fallstricke bedacht werden:

- Eine isolierte Ischämie des supplementär-motorischen Kortex kann ein falsch positives Hoover-Zeichen bedingen (Mathew et al. 2018; Mohebi et al. 2019).
- Ein unregelmäßiges Absinken ohne Pronation im Armhalteversuch kann auch bei thalamischen Infarkten beobachtet werden (Bogousslavsky et al. 1986; Sacco et al. 1987).
- Astasie und Abasie, die Unfähigkeit zu Stehen und zu Gehen bei ansonsten erhaltener Kraft und Koordination der Beine, kann auch durch lakunäre (meist thalamische) Infarkte bedingt sein (Lee et al. 2005; Masdeu et al. 1988; Zhang et al. 2015).
- Klassische Untersuchungstechniken zum Nachweis funktioneller Sensibilitätsstörungen bieten allein genommen keine ausreichende diagnostische Trennschärfe (Popkirov et al. 2020).
- Funktionelle Störungen können in sehr seltenen Einzelfällen auch sekundär durch einen Schlaganfall verursacht oder begünstigt werden (Coebergh et al. 2024).

▪▪ Bildgebung

Grundsätzlich kann der Nachweis einer akuten Minderperfusion oder Ischämie in der zerebralen Bildgebung die Diagnose klären, aber ein unauffälliges Bild schließt eine akute Ischämie an sich nicht aus. Bei schwerem und länger bestehendem klinischem Betroffensein kann ein unauffälliges

Kopf-CT die Diagnose einer funktionellen Störung allerdings stützen. Obwohl 7 % der zerebralen Ischämien im MRT nicht zu erkennen sind (insbesondere bei kleinen Hirnstamminfarkten), darf ein negatives MRT den Verdacht auf einen Stroke Mimic wecken, insbesondere wenn die Symptomatik keinem bekannten Schlaganfallsyndrom zuzuordnen ist (Edlow et al. 2017). In einer großen Studie an 701 Schlaganfallpatienten mit verfügbarem MRT waren bei 31 Patienten (4,4 %) die DWI-Aufnahmen unauffällig (Watts et al., 2013). Bei 19 % dieser Patienten wurde rückblickend erkannt, dass es sich um eine funktionelle Störung gehandelt hatte.

▪▪ Diagnostische und therapeutische Abwägung in der Akutsituation

Der entscheidende Faktor bei der Entscheidung, ob eine Lysetherapie durchgeführt wird, ist der Grad der diagnostischen Sicherheit, der sich aus der Zusammenschau der Anamnese, der klinisch erhobenen Untersuchungsbefunde und der Bildgebung ergibt. Obwohl die systemische Lysetherapie für Stroke Mimics eine verhältnismäßig risikoarme Intervention darstellt, ist das Risiko nicht Null. In einer Untersuchung von 257 Schlaganfallfällen, die mit systemischer Lysetherapie behandelt wurden, wurden rückblickend insgesamt 17 Fälle als Stroke Mimics erkannt (7 davon funktionelle Störungen). In dieser Gruppe kam es bei einem Patienten zu einer epiduralen Blutung als Komplikation, die chirurgisch behandelt werden musste (Tu et al. 2020). (Es bedarf im Übrigen einer eingehenden klinischen Nachverfolgung, um bei einem lysierten Patienten im Nachhinein eine funktionelle Störung zu diagnostizieren. Andersherum könnte es sein, dass gerade bei lysierten Patienten unentdeckte funktionelle Störungen eben unentdeckt bleiben. Dies gilt doppelt für Patienten, bei denen im Rahmen der Lysetherapie eine hämorrhagische Komplikation aufgetreten ist.)

Wenn also die neurologische Untersuchung mehrere charakteristische Zeichen einer funktionellen Störung aufweist, sich keine weiteren fokal-neurologischen Defizite finden und die zerebrale Bildgebung keine Infarktfrühzeichen zeigt, kann auf eine systemische Lysetherapie verzichtet werden. Im Falle von diagnostischer Unsicherheit sollte jedoch stets eine Lysetherapie unter Inkaufnahme der insgesamt sehr geringen Komplikationsrate erfolgen. Es ist sinnvoll, in diesen Fällen den Patienten frühzeitig über besagte diagnostische Unsicherheit offen aufzuklären. Die differenzialdiagnostische Erwägung einer funktionellen Störung sollte nicht tabuisiert werden, sondern von Anfang an mit dem Patienten offen besprochen werden. So kann bei späterer Klärung (z. B. durch Verlaufsbeobachtung oder MRT) die Diagnose wesentlich einfacher vermittelt und akzeptiert werden. Auch wenn eine Akutbehandlung funktioneller neurologischer Störungen auf der Stroke Unit nicht im Sinne einer Komplexbehandlung abgerechnet werden kann, profitieren die Patienten von der interdisziplinären Betreuung.

16.3 Verdacht auf Status epilepticus

Es wird davon ausgegangen, dass bereits nach 30 min ein anhaltender konvulsiver Status epilepticus irreversible Hirnschädigungen bedingen kann (Trinka et al. 2015). Bereits nach 5 min epileptischer Konvulsionen müssen Benzodiazepine verabreicht werden, und bei therapierefraktären Anfällen erfolgen in rascher Abfolge weitere Eskalationen der Therapie bis hin zur Intubationsnarkose. Diese zeitliche Verdichtung der Behandlung verbessert nachweislich den Therapieerfolg beim Status epilepticus (Crawshaw und Cock 2020). Gleichzeitig steigt aber die Gefahr, dass dissoziative Anfälle in der Eile nicht erkannt werden und der Patient vermeidbaren Risiken ausgesetzt wird (Jungilligens et al. 2021).

▪▪ Häufigkeit statusartiger dissoziativer Anfälle

Anhaltende Anfallszustände werden von 78 % aller Patienten mit dissoziativen Anfällen berichtet und haben bei 18–27 % der Patienten in der Vergangenheit zu einem Aufenthalt auf einer Intensivstation geführt (Reuber et al. 2003; Seneviratne et al. 2019). Wie häufig anhaltende dissoziative Anfälle fehldiagnostiziert werden, kann aus zwei Perspektiven beziffert werden. Schaut man auf große Status-epilepticus-Therapiestudien, so stellen sich im Nachhinein 5–10 % der diagnostizierten, eingeschlossenen und mit Antiepileptika behandelten Anfallszustände als dissoziative Anfälle heraus (Jungilligens et al. 2021). Am häufigsten davon betroffen sind weibliche und junge Patienten (15–29 Jahre). Jenseits von Therapiestudien steigt der Anteil derartiger Fehldiagnosen in der Regelversorgung auf 50 % (Lehn et al. 2021). Auf der anderen Seite zeigte kürzlich eine retrospektive Auswertung von 203 Fällen notfallmäßig vorstelliger Patienten mit dissoziativen Anfällen, dass im Notarztprotokoll bei nur 12 % die korrekte Diagnose dokumentiert war (Cengiz et al. 2024). Auch nach der Erstversorgung in der neurologischen Notaufnahme wurde die korrekte Diagnose in nur etwa der Hälfte der Fälle erfasst. ◘ Abb. 16.1 zeigt die Behandlungswege von Patienten mit akuten dissoziativen Anfällen, die in einer monozentrischen Studie notfallmäßig behandelt wurden.

▪▪ Klinische Untersuchung

Bei der Zuordnung akuter Anfälle gelten die semiologischen Hilfestellungen, die in ▶ Kap. 5 aufgeführt sind. Zusätzlich erlaubt der persistierende Anfall im Gegensatz zur nachträglichen Videobeurteilung auch eine unmittelbare Untersuchung des Patienten. Das Setzen starker Schmerzreize, das häufig zum „Durchbrechen" dissoziativer Zustände bemüht wird, ist oft ineffektiv und kann bei Menschen mit körperlicher Gewalterfahrung traumatisierend wirken. Anästhesiologische Fallberichte von Elektroschocks und absichtlichem Verschließen der Atemwege zeigen, zu welchen ethischen

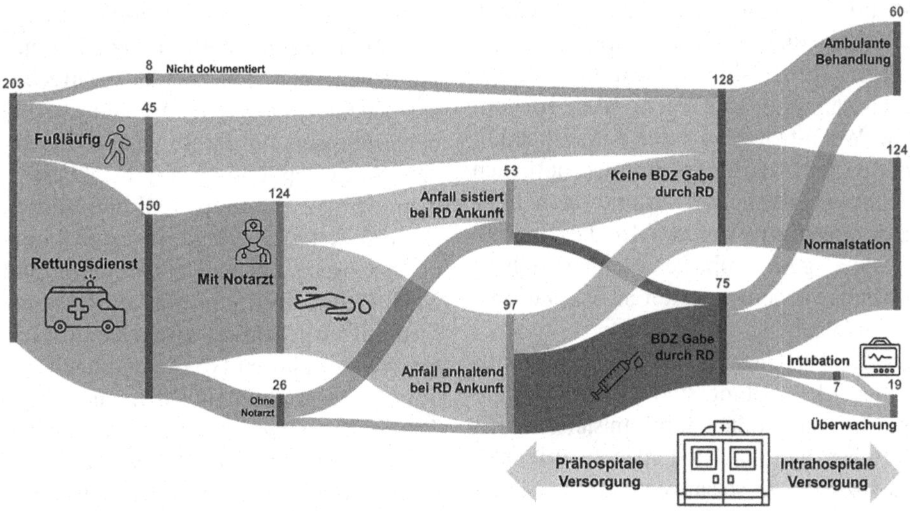

◘ **Abb. 16.1** Behandlungswege notfallmäßiger Vorstellung von Patienten mit dissoziativen Anfällen; *RD* Rettungsdienst, *BDZ* Benzodiazepine (modifiziert aus Cengiz et al. 2024)

Abgründen die rücksichtslose Eskalation von „Weckreizen“ führen kann (Adams und Goroszeniuk 1991; Maddock et al. 1999). Stattdessen reicht es in der Regel, den Wimpernreflex oder den Lidschlussreflex beim passiven Öffnen der Augen auszulösen, um eine dissoziative Areagibilität von einem epileptischen Anfallsstatus zu unterscheiden. Darüber hinaus kann in vielen Fällen eine Modulation der Anfallsintensität durch verschiedene äußere Einwirkungen beobachtet werden, was hochspezifisch für dissoziative Anfälle ist (Syed et al. 2011; Wardrope et al. 2020).

▪▪ Diagnostische und therapeutische Abwägung in der Akutsituation

Eine Studie mit Anfallsvideos, die von Angehörigen gefilmt wurden, zeigte kürzlich, dass konvulsive dissoziative Anfälle zu 96 % allein durch die semiologische Beurteilung des Videos korrekt diagnostiziert werden können (Tatum et al. 2020). In derselben Studie lag die Wahrscheinlichkeit, einen konvulsiven epileptischen Anfall als dissoziativ zu verkennen, bei lediglich 1,6 %. Die viel detailreichere Beurteilung und interaktive Untersuchung, die ein anhaltender Anfall in der Notaufnahme erlaubt, dürften daher in den meisten Fällen eine sichere diagnostische Zuordnung anhaltender Konvulsionen ermöglichen, sofern das semiologische Fachwissen vorhanden ist. Wenn trotzdem keine eindeutige Diagnose gestellt werden kann, muss natürlich eine Status-epilepticus-Therapie nach Leitlinie durchgeführt werden. In diesem Fall muss eine gewissenhafte Neubeurteilung des Anfalls vor jedem weiteren Eskalationsschritt erfolgen.

16

Die Risiken einer nicht-indizierten Status-epilepticus-Behandlung sind mittlerweile gut belegt. In den größten randomisierten Therapiestudien wurden bei Patienten mit fehldiagnostizierten dissoziativen Anfällen unerwünschte Nebenwirkungen durch die Status-epilepticus-Erstlinientherapie in 26 % und nach der Zweitlinientherapie in 33 % der Fälle berichtet (Jungilligens et al. 2021). Ein nicht geringer Anteil tief sedierter Patienten muss intensivmedizinisch betreut und künstlich beatmet werden, was mit diversen zusätzlichen Risiken bis hin zu tödlichen Komplikationen einhergehen kann (Reuber et al. 2004; Viarasilpa et al. 2019). Vor diesem Hintergrund sei davon abgeraten, „auf Nummer sicher“ nicht-indizierte Medikamente zu verabreichen, wenn der Anfall klinisch einer funktionellen Störung zugeordnet werden kann. Die konservative Anfallsbegleitung und Akuttherapie dissoziativer Anfälle wird in ▶ Kap. 5 besprochen.

16.4 Diagnosevermittlung in der Notaufnahme

Mittlerweile werden 50–70 % aller stationär behandelten Patienten als Notfälle aufgenommen (Lange et al. 2016). Mit steigendem Patientenaufkommen und Beschleunigung der technischen Diagnostik kommt es zu einer zunehmenden räumlichen und zeitlichen Komprimierung der Akutversorgung. Arzt-Patienten-Kontakte werden verkürzt und fragmentiert. Hinzu kommt der Zeitdruck, der sich aus der zeitgebundenen Effektivität der oben genannten Akutbehandlungen für zerebrale Ischämien und den Status epilepticus ergibt. Diese Rahmenbedingungen sind denkbar ungeeignet für die Art der Diagnosevermittlung, die in vorausgegangenen Kapiteln empfohlen wird. Dennoch ist eine empathische und informative Interaktion essenziell, um Patienten von der akuten Not zu entlasten, vor redundanter Diagnostik sowie ungeeigneten Therapieversuchen zu bewahren und ihnen einen geeigneten Lösungsweg aufzuzeigen (Hausteiner-Wiehle und Michaelis 2021).

Gesprächsrahmen

Es kann hilfreich sein, früh im Gespräch die Grenzen der Konsultation ausdrücklich zu benennen. Erklärt man beispielsweise von vornherein, dass aufgrund des hohen Patientenaufkommens aktuell nur etwa 5 min zur Erläuterung der Befunde zur Verfügung stehen, kann anstelle der nonverbal vermittelten Zeitnot eine einvernehmliche Prägnanz in der Kommunikation entstehen. Auch eine ausdrückliche Zurkenntnisnahme der suboptimalen räumlichen Bedingungen (wenn z. B. eine Sitzgelegenheit für den Angehörigen fehlt) signalisiert dem Patienten, dass man sich der situativen Einschränkungen bewusst ist und schlicht keine bessere Option verfügbar ist. Gleichzeitig sollten auch die inhaltlichen Grenzen und Ziele des Gesprächs umrissen werden. Zu den Minimalzielen für die (postdiagnostische) Gesprächsführung in der Notaufnahme gehören:

- die Diagnose klar benennen und von vorausgegangenen Verdachtsdiagnosen abgrenzen,
- die diagnostische Begründung und den Grad an diagnostischer Sicherheit offenlegen,
- das unmittelbare weitere Vorgehen besprechen.

Dies kann beispielsweise so formuliert sein: „Es sind gerade mehrere Notfälle gleichzeitig eingetroffen, sodass ich mich auf die wesentlichen Informationen beschränken muss. Bei der Lähmung der Beine handelt es sich um eine sogenannte funktionelle neurologische Störung. Funktionell bedeutet, dass die motorische Funktion gestört ist, ohne dass Strukturschäden des Nervensystems dafür verantwortlich sind. Typisch für diese Störungsform ist die Wechselhaftigkeit der Kraftentwicklung, die wir in der klinischen Untersuchung feststellen konnten. Das wäre bei einer Nervenschädigung so nicht zu erwarten. Das MRT-Bild der Wirbelsäule zeigte nur altersentsprechende Veränderungen ohne Krankheitswert, was zu einer funktionellen Störung passt. Zur Behandlung sind spezielle Bewegungs- und Verhaltenstherapien geeignet. Eine Vorhersage des Verlaufs ist schwierig, aber die Lähmung kann prinzipiell vollständig verschwinden. Da Sie sich zurzeit nicht selbstständig versorgen können, würde ich Sie gern stationär aufnehmen. Morgen wird meine Kollegin auf Station mit Ihnen die Diagnose und das weitere Vorgehen ausführlicher besprechen können."

Verbleibt der Patient ambulant, sollten weitere Punkte angesprochen werden (eventuell in einem zweiten Gespräch, sobald die Arbeitsbelastung in der Notaufnahme es zulässt):

- Hilfestellung zum Verständnis der Krankheitsentwicklung anbieten,
- irrelevante oder unspezifische „pathologische" Befunde der apparativen Diagnostik kontextualisieren und entschärfen,
- Ressourcen und mögliche Behandlungswege aufzeigen.

Es muss in der Notaufnahme kein ausführliches pathophysiologisches oder tiefenpsychologisches Störungsmodell vermittelt werden. Es kann aber zum Kohärenzgefühl und somit zur Akzeptanz der Diagnose beitragen, einige grundlegende Zusammenhänge bildlich zu erläutern (Hausteiner-Wiehle und Michaelis 2021; Michaelis und Popkirov et al. 2023; Popkirov et al. 2024). Die Software-Hardware-Metapher kann funktionelle Störungen als „Programmfehler" von neurologischen „Geräteschäden" abgrenzen. Ein hochgedrehter „Lautstärkeregler" im Körper kann funktionelle Missempfindungen als unangenehm lautes Hintergrundrauschen veranschaulichen. Die Entstehung eines Verkehrsstaus ohne klar ersichtlichen Auslöser kann als Beispiel für eine multifaktorielle Verursachung dienen und zur Ergründung individueller Störfaktoren einladen („so wie

Feierabendverkehr und Straßenschäden zur Staubildung beitragen, können Stress im Beruf und postoperative Bewegungsschmerzen funktionelle Lähmungen begünstigen"). Hierbei sollten insbesondere Verletzungen oder Krankheiten berücksichtigt werden, die der Patient selbst als Ursache oder Auslöser wahrnimmt. Spekulationen oder gar Unterstellungen klinisch nicht apparenter Risikofaktoren sind zu vermeiden.

Die Notaufnahme ist nicht der Ort, an dem personalisierte Langzeittherapiekonzepte entwickelt werden. Grundsätzlich geeignete Selbsthilfestrategien und Behandlungsmodalitäten (Physiotherapie, Psychotherapie, stationäre Reha usw.) können erläutert werden. Allerdings sollte in Unkenntnis der persönlichen Umstände und Vorerfahrungen des Patienten auf konkrete Ratschläge verzichtet werden, sofern der Patient nicht explizit danach fragt. An dieser Stelle kann auch auf die begrenzten Möglichkeiten einer Notfallkonsultation und die Verfügbarkeit elektiver ambulanter Beratungsangebote verwiesen werden.

▪▪ Haltung und Gesprächsklima

Das Gesprächsklima und die Haltung, mit der man dem Patienten begegnet, sind entscheidend. Auch wenn Zeitdruck und vielseitige Anforderungen bestehen, sollte für die (kurze) Dauer des Gesprächs der Patient die volle Aufmerksamkeit bekommen. 3 Minuten uneingeschränkte Aufmerksamkeit sind wertvoller als 15 Minuten, in denen man parallel das EKG anschaut, Vorberichte durchblättert, Laborwerte überfliegt und den Bericht tippt. Natürlich kann man das Gespräch nicht vor allen Unterbrechungen schützen, aber eine vollständige Zuwendung, nonverbal durch Körperhaltung und Blickkontakt vermittelt, ist essenziell.

Im Sinne des sogenannten „aktiven Zuhörens" hat es sich bewährt, die anamnestischen Angaben kurz zusammenzufassen und in ihrer persönlichen Tragweite zu würdigen („die Lähmung hat in den letzten Wochen deutlich zugenommen und Ihnen letztlich die Bewegungsfreiheit und Selbstständigkeit genommen"). Das signalisiert nicht nur, dass die Botschaft und die Not verstanden wurden, sondern erlaubt es auch, Missverständnisse zu vermeiden, indem der Patient korrigierend darauf eingehen kann.

Die Entwarnung bezüglich zuvor vermuteter neurologischer Erkrankungen wie Schlaganfall oder Tumor sollte klar und deutlich vermittelt werden. Auch müssen unauffällige Laborwerte oder CT-Befunde unmissverständlich kommuniziert werden. Allerdings dürfen dabei nicht der Ernst und die Schwere der akuten Symptomatik aus dem Blick geraten. Auch wenn es den Betroffenen grundsätzlich freuen wird zu hören, was er alles *nicht* hat, wäre die Aufklärung unvollständig ohne eine klare Deutung der tatsächlichen Beschwerden. Die aktuelle Not des Patienten muss nicht nur inhaltlich berücksichtigt, sondern in der Gesprächshaltung gespiegelt werden. Gelegentlich kann eine Art ärztliche „belle indifférence" entstehen, wenn der schwer betroffene Patient mit lauter „guten Nachrichten" nach Hause geschickt wird. Dies ist besonders frappierend, wenn die Erleichterung nur beim Arzt und nicht beim Patienten selbst eingetreten ist. Die tatsächliche „Beruhigung" eines notfallmäßig vorstelligen Patienten mit funktionellen Symptomen erfolgt nicht (nur) durch die Demonstration unauffälliger Befunde und den Ausschluss organischer Krankheitsprozesse, sondern durch die diagnostische Einschätzung und Erläuterung der vorliegenden Beschwerden. Vor allem darf die Einstufung der neurologischen Beschwerden als „nicht akut gefährdend" (und somit für eine elektive Weiterbehandlung geeignet) nicht mit einer Verharmlosung der Krankheit und ihrer Auswirkungen einhergehen.

Literatur

Adams AP, Goroszeniuk T (1991) Hysteria: a cause of failure to recover after anaesthesia. Anaesthesia 46(11):932–934

Ali-Ahmed F, Federspiel JJ, Liang L, Xu H, Sevilis T, Hernandez AF, Kosinski AS, Bettger JP, Smith EE, Bhatt DL, Schwamm LH, Fonarow GC, Peterson ED, Xian Y (2019) Intravenous tissue plasminogen activator in stroke mimics. Circ Cardiovasc Qual Outcomes 12:e005609. ▶ https://doi.org/10.1161/CIRCOUTCOMES.119.005609

Beharry J, Palmer D, Wu T, Wilson D, Le Heron C, Mason D, Reimers J, Fink J, Mulder R, Duncan R (2021) Functional neurological disorders presenting as emergencies to secondary care. Eur J Neurol 28(5):1441–1445

Bogousslavsky EN, Regli F, Assal G (1986) The syndrome of unilateral tuberothalamic artery territory infarction. Stroke 17(3):434–441. ▶ https://doi.org/10.1161/01.str.17.3.434

Cengiz O, Jungilligens J, Michaelis R, Wellmer J, Popkirov S (2024) Dissociative seizures in the emergency room: room for improvement. J Neurol Neurosurg Psychiatry 95(4):294–299. ▶ https://doi.org/10.1136/jnnp-2023-332063

Coebergh J, Habib S, Teodoro T, Edwards M, Butler M (2024) From software to hardware: a case series of functional neurological symptoms and cerebrovascular disease. J Neuropsychiatry Clin Neurosci 36:206–213. ▶ https://doi.org/10.1176/appi.neuropsych.20220182

Crawshaw AA, Cock HR (2020) Medical management of status epilepticus: emergency room to intensive care unit. Seizure 75:145–152. ▶ https://doi.org/10.1016/j.seizure.2019.10.006

Dallocchio C, Matinella A, Arbasino C, Arnò N, Glorioso M, Sciarretta M, Braga M, Tinazzi M (2019) Movement disorders in emergency settings: a prospective study. Neurol Sci 40:133–138. ▶ https://doi.org/10.1007/s10072-018-3601-1

Dickson JM, Dudhill H, Shewan J, Mason S, Grünewald RA, Reuber M (2017) Cross-sectional study of the hospital management of adult patients with a suspected seizure (EPIC2). BMJ Open 7(7):e015696. ▶ https://doi.org/10.1136/bmjopen-2016-015696

Dickson JM, Jacques R, Reuber M, Hick J, Campbell MJ, Morley R, Grünewald RA (2018) Emergency hospital care for adults with suspected seizures in the NHS in England 2007–2013: a cross-sectional study. BMJ Open 8(10):e023352. ▶ https://doi.org/10.1136/bmjopen-2018-023352

Edlow BL, Hurwitz S, Edlow JA (2017) Diagnosis of DWI-negative acute ischemic stroke: a meta-analysis. Neurology 89:256–262. ▶ https://doi.org/10.1212/WNL.0000000000004120

Emberson J, Lees KR, Lyden P, Blackwell L, Albers G, Bluhmki E, Brott T, Cohen G, Davis S, Donnan G, Grotta J, Howard G, Kaste M, Koga M, von Kummer R, Lansberg M, Lindley RI, Murray G, Olivot JM, Parsons M, Tilley B, Toni D, Toyoda K, Wahlgren N, Wardlaw J, Whiteley W, del Zoppo GJ, Baigent C, Sandercock P, Hacke W; Stroke Thrombolysis Trialists' Collaborative Group (2014) Effect of treatment delay, age, and stroke severity on the effects of intravenous thrombolysis with alteplase for acute ischaemic stroke: a meta-analysis of individual patient data from randomised trials. Lancet 384(9958):1929–1935.▶ https://doi.org/10.1016/S0140-6736(14)60584-5

Finkelstein SA, Popkirov S (2023) Functional neurological disorder: diagnostic pitfalls and differential diagnostic considerations. Neurol Clin 41(4):665–679. ▶ https://doi.org/10.1016/j.ncl.2023.04.001

Gargalas S, Weeks R, Khan-Bourne N, Shotbolt P, Simblett S, Ashraf L, Doyle C, Bancroft V, David AS (2017) Incidence and outcome of functional stroke mimics admitted to a hyperacute stroke unit. J Neurol Neurosurg Psychiatry 88:2–6. ▶ https://doi.org/10.1136/jnnp-2015-311114

Hausteiner-Wiehle C, Michaelis R (2021) Funktionelle neurologische Störungen in der Notaufnahme. NeuroTransmitter 32(7–8):40–47

Herbert LD, Kim R, Hassan AA, Wilkinson-Smith A, Waugh JL (2021) When neurologists diagnose functional neurological disorder, why don't they code for it? CNS Spectr 26(6):664–674

Jahn K, Kreuzpointner A, Pfefferkorn T, Zwergal A, Brandt T, Margraf A (2020) Telling friend from foe in emergency vertigo and dizziness: does season and daytime of presentation help in the differential diagnosis? J Neurol 267(Suppl):118–125

Jones A, Smakowski A, O'Connell N, Chalder T, David AS (2020a) Functional stroke symptoms: a prospective observational case series. J Psychosom Res 132:109972. ▶ https://doi.org/10.1016/j.jpsychores.2020.109972

Jones AT, O'Connell NK, David AS (2020b) Epidemiology of functional stroke mimic patients: a systematic review and meta-analysis. Eur J Neurol 27(1):18–26.▶ https://doi.org/10.1111/ene.14069

Jungilligens J, Michaelis R, Popkirov S (2021) Misdiagnosis of prolonged psychogenic non-epileptic seizures as status epilepticus: epidemiology and associated risks. J Neurol Neurosurg Psychiatry 92(12):1341–1345. ▶ https://doi.org/10.1136/jnnp-2021-326443

Khatri P, Yeatts SD, Mazighi M, Broderick JP, Liebeskind DS, Demchuk AM, Amarenco P, Carrozzella

J, Spilker J, Foster LD, Goyal M, Hill MD, Palesch YY, Jauch EC, Haley EC, Vagal A, Tomsick TA, Trialists IMSIII (2014) Time to angiographic reperfusion and clinical outcome after acute ischaemic stroke: an analysis of data from the Interventional Management of Stroke (IMS III) phase 3 trial. Lancet Neurol 13(6):567–574. ► https://doi.org/10.1016/S1474-4422(14)70066-3

Kholi H, Vercueil L (2020) Emergency room diagnoses of psychogenic nonepileptic seizures with psychogenic status and functional (psychogenic) symptoms: Whopping. Epilepsy Behav 104:106882. ► https://doi.org/10.1016/j.yebeh.2019.106882

Koksal EK, Gazioglu S, Boz C, Can G, Alioglu Z (2014) Factors associated with early hospital arrival in acute ischemic stroke patients. Neurol Sci 35:1567–1572. ► https://doi.org/10.1007/s10072-014-1796-3

Kühne J, Bozkurt B, Brune B, Chae WH, Milles LS, Pommeranz D, Brune L, Dammann P, Sure U, Deuschl C, Forsting M, Kill C, Kleinschnitz C, Köhrmann M, Frank B (2023) Frequency and characteristics of non-neurological and neurological stroke mimics in the emergency department. J Clin Med 12(22):7067. ► https://doi.org/10.3390/jcm12227067

Lange R, Popp S, Erbguth F (2016) Brennpunkt Notaufnahme. Nervenarzt 87(6):592–602. ► https://doi.org/10.1007/s00115-016-0116-y

Lee PH, Lee JH, Joo US (2005) Thalamic infarct presenting with thalamic astasia. Eur J Neurol 12(4):317–319. ► https://doi.org/10.1111/j.1468-1331.2004.01020.x

Lehn A, Watson E, Ryan EG, Jones M, Cheah V, Dionisio S (2021) Psychogenic nonepileptic seizures treated as epileptic seizures in the emergency department. Epilepsia 62:2416–2425. ► https://doi.org/10.1111/epi.17038

Liberman AL, Liotta EM, Caprio FZ, Ruff I, Maas MB, Bernstein RA, Khare R, Bergman D, Prabhakaran S (2015) Do efforts to decrease door-to-needle time risk increasing stroke mimic treatment rates? Neurol Clin Pract 5:247–252. ► https://doi.org/10.1212/CPJ.0000000000000122

Maddock H, Carley S, McCluskey A (1999) An unusual case of hysterical postoperative coma. Anaesthesia 54(7):717–718. ► https://doi.org/10.1046/j.1365-2044.1999.1013v.x

Masdeu JC, Gorelick PB (1988) Thalamic astasia: inability to stand after unilateral thalamic lesions. Ann Neurol 23(6):596–603. ► https://doi.org/10.1002/ana.410230612

Mathew P, Batchala PP, Eluvathingal TJ (2018) Supplementary motor area stroke mimicking functional disorder. Stroke 49:e28–e30. ► https://doi.org/10.1161/STROKEAHA.117.019106

Michaelis R, Popkirov S (2023) Die Diagnose einer funktionellen Bewegungsstörung vermitteln. Nervenheilkunde 42(08):524–528. ► https://doi.org/10.1055/a-2086-2443

Moeller JJ, Kurniawan J, Gubitz GJ, Ross JA, Bhan V (2008) Diagnostic accuracy of neurological problems in the emergency department. Can J Neurol Sci 35(3):335–341. ► https://doi.org/10.1017/s0317167100008921

Mohebi N, Arab M, Moghaddasi M, Behnam Ghader B, Emamikhah M (2019) Stroke in supplementary motor area mimicking functional disorder: a case report. J Neurol 266:2584–2586. ► https://doi.org/10.1007/s00415-019-09479-7

Popkirov S, Stone J, Buchan AM (2020) Functional neurological disorder: a common and treatable stroke mimic. Stroke 51(5):1629–1635. ► https://doi.org/10.1161/STROKEAHA.120.029076

Popkirov S, Jungilligens J, Michaelis R (2024) Funktionelle Bewegungsstörungen verstehen und verständlich machen. Nervenarzt 95:499–506. ► https://doi.org/10.1007/s00115-024-01619-3

Reuber M, Baker GA, Gill R, Smith DF, Chadwick DW (2004) Failure to recognize psychogenic nonepileptic seizures may cause death. Neurology 62:834–835. ► https://doi.org/10.1212/01.WNL.0000113755.11398.90

Reuber M, Pukrop R, Mitchell AJ, Bauer J, Elger CE (2003) Clinical significance of recurrent psychogenic nonepileptic seizure status. J Neurol 250:1355–1362. ► https://doi.org/10.1007/s00415-003-0224-z

Royl G, Ploner CJ, Leithner C (2011) Dizziness in the emergency room: diagnoses and misdiagnoses. Eur Neurol 66(5):256–263. ► https://doi.org/10.1159/000331046

Sacco RL, Bello JA, Traub R, Brust JC (1987) Selective proprioceptive loss from a thalamic lacunar stroke. Stroke 18(6):1160–1163. ► https://doi.org/10.1161/01.str.18.6.1160

Saver JL (2006) Time is brain – quantified. Stroke 37(1):263–266. ► https://doi.org/10.1161/01.STR.0000196957.55928.ab

Seneviratne U, Low ZM, Low ZX, Hehir A, Paramaswaran S, Foong M, Ma H, Phan TG (2019) Medical health care utilization cost of patients presenting with psychogenic nonepileptic seizures. Epilepsia 60:349–357. ► https://doi.org/10.1111/epi.14625

Stephen CD, Fung V, Lungu CI, Espay AJ (2021) Assessment of emergency department and inpatient use and costs in adult and pediatric functional neurological disorders. JAMA Neurol 78(1):88–101. ► https://doi.org/10.1001/jamaneurol.2020.3753

Stone J, Warlow C, Sharpe M (2012) Functional weakness: clues to mechanism from the nature of onset.

J Neurol Neurosurg Psychiatry 83:67–69. ► https://doi.org/10.1136/jnnp-2011-300125
Syed TU, LaFrance WC, Kahriman ES, Hasan SN, Rajasekaran V, Gulati D, Borad S, Shahid A, Fernandez-Baca G, Garcia N, Pawlowski M, Loddenkemper T, Amina S, Koubeissi MZ (2011) Can semiology predict psychogenic nonepileptic seizures? A prospective study. Ann Neurol 69:997–1004. ► https://doi.org/10.1002/ana.22345
Tatum WO, Hirsch LJ, Gelfand MA, Acton EK, LaFrance WC Jr, Duckrow RB, Chen DK, Blum AS, Hixson JD, Drazkowski JF, Benbadis SR, CascinoOSmartViE GD (2020) Assessment of the predictive value of outpatient Smartphone videos for diagnosis of epileptic seizures. JAMA Neurol 77:593–600. ► https://doi.org/10.1001/jamaneurol.2019.4785
Tentschert S, Wimmer R, Greisenegger S, Lang W, Lalouschek W (2005) Headache at stroke onset in 2196 patients with ischemic stroke or transient ischemic attack. Stroke 36:e1–e3. ► https://doi.org/10.1161/01.STR.0000151360.03567.2b
Trinka E, Cock H, Hesdorffer D, Rossetti AO, Scheffer IE, Shinnar S, Shorvon S, Lowenstein DH (2015) A definition and classification of status epilepticus – Report of the ILAE Task Force on Classification of Status Epilepticus. Epilepsia 56:1515–1523. ► https://doi.org/10.1111/epi.13121
Tu TM, Tan GZ, Saffari SE, Wee CK, Chee DJMS, Tan C, Lim HC (2020) External validation of stroke mimic prediction scales in the emergency department. BMC Neurol 20:269. ► https://doi.org/10.1186/s12883-020-01846-6
Viarasilpa T, Panyavachiraporn N, Osman G, Akioyamen NO, Wasade VS, Barkley G, Mayer SA (2019) Intubation for psychogenic non-epileptic attacks: frequency, risk factors, and impact on outcome. Seizure 76:17–21. ► https://doi.org/10.1016/j.seizure.2019.12.025
Wardrope A, Wong S, McLaughlan J, Wolfe M, Oto M, Reuber M (2020) Peri-ictal responsiveness to the social environment is greater in psychogenic nonepileptic than epileptic seizures. Epilepsia 61:758–765. ► https://doi.org/10.1111/epi.16471
Watts J, Wood B, Kelly A, Alvaro A (2013) Stroke syndromes associated with DWI-negative MRI include ataxic hemiparesis and isolated internuclear ophthalmoplegia. Neurol Clin Pract 3:186–191. ► https://doi.org/10.1212/CPJ.0b013e318296f288
Wilkins SS, Bourke P, Salam A, Akhtar N, D'Souza A, Kamran S, Bhutta Z, Shuaib A (2018) Functional stroke mimics: incidence and characteristics at a primary stroke center in the Middle East. Psychosom Med 80:416–421. ► https://doi.org/10.1097/PSY.0000000000000563
Yeboah K, Bodhit A, Al Balushi A, Krause E, Kumar A (2019) Acute ischemic stroke in a trauma cohort: Incidence and diagnostic challenges. Am J Emerg Med 37:308–311. ► https://doi.org/10.1016/j.ajem.2018.11.001
Zhang J, Xing S, Li J et al (2015) Isolated astasia manifested by acute infarct of the anterior corpus callosum and cingulate gyrus. J Clin Neurosci 22(4):763–764. ► https://doi.org/10.1016/j.jocn.2014.10.017

Placebo-Effekt und funktionelle Überlagerung

Inhaltsverzeichnis

17.1 Placebo-Effekt – 208

17.2 Einsatz von Placebo bei funktionellen neurologischen Störungen – 208

17.3 Placebo-Effekte bei anderen neurologischen Erkrankungen – 211

17.4 Funktionelle Überlagerung bei neurologischen Erkrankungen – 211

Literatur – 213

S. Popkirov, *Funktionelle neurologische Störungen*,
https://doi.org/10.1007/978-3-662-69215-8_17

17.1 Placebo-Effekt

Als Placebo-Effekt werden positive Veränderungen der empfundenen oder tatsächlichen Körperfunktion bezeichnet, die ausschließlich durch körpereigene Mechanismen als Reaktion auf eine medizinische Prozedur vermittelt werden. Die medizinische Prozedur kann im klassischen Beispiel die Verabreichung einer Tablette ohne pharmakodynamische Wirkung sein (das „Placebo" im engeren Sinne), aber auch jede andere Form der Interaktion, der eine heilsame Eigenschaft zugesprochen wird. Von der Farbe der Tablette bis zum Gesichtsausdruck des verabreichenden Behandlers können alle Facetten der Prozedur den Placebo-Effekt positiv oder negativ beeinflussen.

■■ Erwartung und Konditionierung

Die körpereigenen Vorgänge werden dabei durch allgemeine und konkrete Erwartungen sowie verschiedene Formen der Konditionierung gesteuert. Je nachdem, auf welche Körperfunktion sich die hervorgerufene Erwartungshaltung bezieht und welche Mechanismen zuvor konditioniert wurden, werden Veränderungen in unterschiedlichen Organsystemen ausgelöst (z. B. durch Hormonausschüttung oder neuronale Aktivität) (Finniss et al. 2010). Die Verabreichung eines Placebos zur Schmerzlinderung aktiviert beispielsweise sowohl eine bewusste Erwartungshaltung, die die Schmerzbeurteilung auf kognitiver Ebene beeinflusst, als auch eine physiologisch konditionierte Antwort aus vorausgegangenen Analgetikaeinnahmen, die zur Freisetzung körpereigener Opioide führt. In Anbetracht der engen Verzahnung zwischen kognitiven/neuronalen und allostatischen Systemen im Körper ist meistens keine strikte Trennung zwischen bewusst und unbewusst vermittelten Effekten zu erkennen. Ob durch bewusste Zuversicht oder unbewusste Reflexe ausgelöst, der Placebo-Effekt wird auf allen Ebenen stets *„top down"* („von oben") vermittelt.

■■ Unterformen

Wenn die medizinische Prozedur überhaupt keinen unmittelbar medizinisch relevanten *(„bottom-up")* Effekt auf die menschliche Physiologie ausübt (z. B. Infusion von 10 ml isotoner Kochsalzlösung), spricht man von einem echten oder **reinen Placebo.** Als Pseudo-Placebo oder **unreines Placebo** werden Substanzen mit einer schwachen oder irrelevanten Wirkung bezeichnet. Als Nocebo-Effekt werden negative Veränderungen bezeichnet und als Lessebo-Effekt die reduzierte Wirksamkeit aktiver Substanzen durch die Information, es könnte sich um ein Placebo handeln (z. B. im Rahmen verblindeter Studien).

■■ Einsatz in der klinischen Praxis

In einer Umfrage von 208 Hausärzten in Deutschland berichteten 88 %, im letzten Jahr Placebo-Medikationen verabreicht zu haben (Meissner et al. 2011). In einer anderen Studie gaben unter 319 Hausärzten 46 % an, im letzten Jahr ein reines Placebo verabreicht zu haben, und weitere 30 % berichteten von „nicht-spezifischen" Therapien (z. B. Vitamine oder Homöopathika) (Linde et al. 2014). Im stationären Bereich werden Placebos am häufigsten zur Akuttherapie von Schmerzen und Schlaflosigkeit verabreicht (Bernateck et al. 2009).

17.2 Einsatz von Placebo bei funktionellen neurologischen Störungen

Die Placebo-Forschung beschäftigt sich unter anderem mit den physiologischen Vorgängen, die den Placebo-Effekt ausmachen. Zwei grundsätzliche Mechanismen werden unterschieden: die Einflussnahme durch veränderte Erwartung bezüglich Wahrnehmung und Verhalten („Meine Schmerzen werden abnehmen") und die Auslösung physiologisch konditionierter Reflexkaskaden, wie sie bei der Placebo-Analgesie nach vorausgegangener Opioidbehandlung beobachtet werden (Finniss et al. 2010). Interessanterweise sind es ebendiese ineinandergreifenden neurophysiologischen Prozesse (Erwartungs- und Lerneffekte), die nach heutiger Vorstellung auch die Pathophysiologie funktioneller neurologischer Störungen bestimmen (Fiorio et al. 2022). Im klassischen Placebo-Analgesie-Versuchsaufbau zeigen Menschen mit funktionellen neurologischen Störungen kein erhöhtes Ansprechen auf Placebo (Huys et al. 2021). Allerdings ist in diversen Studien eine erhöhte Empfänglichkeit für verbale Suggestion sowohl symptombezogen als auch in standardisierten Verhaltenstests nachgewiesen worden (Popkirov und Nicholson 2021; Wieder et al. 2021). Es wundert daher nicht, dass gerade bei dieser Erkrankungsgruppe der gezielte Einsatz von Placebo-Prozeduren zur Diagnostik und Therapie diskutiert wird (Rommelfanger 2016).

▪ Dissoziative Anfälle

Die diagnostische Unterscheidung zwischen epileptischen und dissoziativen Anfällen kann schwierig sein, nicht zuletzt, da es sich um paroxysmale Ereignisse handelt, die sich meist einer direkten ärztlichen Beurteilung entziehen (s. ▶ Kap. 5). Die Fehldiagnoserate ist hoch, und es vergehen in Deutschland durchschnittlich 6–7 Jahre, bis die korrekte Diagnose gestellt wird (Oto 2017; Reuber et al. 2002; Walther et al. 2019).

▪▪ Suggestive Anfallsprovokation

Nachdem 1979 erstmals die zufällige Auslösung dissoziativer Anfälle durch i.v.-Gabe von Prokonvulsiva berichtet wurde, zeigten Cohen und Suter einige Jahre später, dass bei Patienten mit therapierefraktärem Anfallsleiden auch durch Placebo-Gabe (isotone Kochsalzlösung) dissoziative Anfälle ausgelöst und mittels gleichzeitiger EEG-Ableitung als solche gesichert werden können (Cohen und Suter 1982; Remick und Wada 1979). Diese Untersuchungstechnik fand in der Epileptologie großen Anklang, und es folgten diverse weitere Studien, die eine diagnostische Ausbeute von über 70 % nahelegten (Popkirov et al. 2015b). Später wurde gezeigt, dass auch andere Formen der Suggestion dissoziative Anfälle zu diagnostischen Zwecken auslösen können. Provokationsmanöver, die bereits in der neurologischen Praxis etabliert sind, wie Hyperventilation und Fotostimulation, eignen sich besonders gut zur Anfallsauslösung (Popkirov et al. 2015a). Der Aufklärung des Patienten bezüglich der Anfallsauslösung kommt eine große Bedeutung zu, sowohl im Sinne der medizinischen Aufklärungspflicht als auch zur eigentlichen Suggestion. Allgemeine Hinweise zu den Provokationsmanövern („Prozeduren, die bei vielen Patienten Anfälle auslösen") können durch nähere Erklärungen ergänzt werden („Hyperventilation und Flackerlicht können bei manchen Epilepsieformen Anfälle auslösen, können aber auch über körpereigene Mechanismen dissoziative Anfälle provozieren"). Es sollte jedoch unter keinen Umständen einem Placebo eine pharmakologische (prokonvulsive) Wirkung zugeschrieben werden. Die suggestive Anfallsprovokation wird insbesondere dann empfohlen, wenn während eines mehrtägigen Langzeit-EEG-Monitorings kein Anfall aufgezeichnet wird und die Diagnose sonst ungeklärt bliebe (Popkirov et al. 2017, 2020).

▪▪ Therapeutischer Einsatz

Die Anwendung eines Placebos zur Akuttherapie eines prolongierten dissoziativen Anfalls kann nicht empfohlen werden. Zum einen ist ein solches Vorgehen nicht mit dem Medizinethos vereinbar. Zum anderen zeigen diverse Studien, dass die medikamentöse Akutbehandlung prolongierter dissoziativer Anfälle (unter Verdacht eines Status epilepticus) selten zur Durchbrechung des Anfalls führt (Kapur et al. 2019;

Viarasilpa et al. 2020). Auch wenn eine Placebo-Gabe erfolgreich wäre, würden falsche Krankheitsvorstellungen gefördert und die Selbstwirksamkeit des Patienten untergraben werden.

Eine Langzeittherapie dissoziativer Anfälle mittels Placebo verbietet sich ebenfalls aus ethischen und rechtlichen Gründen. Zudem zeigt eine nähere Betrachtung einer der wenigen kontrollierten Medikamentenstudien, dass Patienten im Placebo-Arm keinen Rückgang der Anfallsfrequenz hatten (LaFrance et al. 2010). Im Gegensatz dazu zeigte eine retrospektive Analyse von 47 Patienten mit gesicherten dissoziativen Anfällen, dass bei etwa der Hälfte der Patienten zuvor verabreichte Antikonvulsiva eine passagere Besserung erbracht hatten (11 % Anfallsfreiheit, 36 % Anfallsreduktion) (Alessi und Valente 2014). Dieser Therapieeffekt hielt in den meisten Fällen nur wenige Monate an (Median: 4 Monate). Die diagnostische Latenz betrug bei diesen Patienten durchschnittlich 11 Jahre, bei denen ohne „Ansprechen" auf Antikonvulsiva nur halb so viel. Diese Ergebnisse zeigen, dass Therapieerfolge durch Placebo in der Regel sehr kurzlebig sind. Des Weiteren zeigen sie eindrücklich, dass ein Ansprechen einer unklaren Anfallskrankheit auf eine „probatorische" Antikonvulsivagabe keinen zuverlässigen Hinweis auf das Vorliegen einer Epilepsiebietet und nicht diagnostisch überbewertet werden darf.

▪ Funktionelle Bewegungsstörungen

Die Verabreichung eines Placebos kann, ebenso wie eine anderweitig vermittelte Suggestion, eine erhebliche Auswirkung auf funktionelle Bewegungsstörungen haben (s. ► Kap. 7). Zum Beispiel wird über sofortige und vollständige Auflösung funktioneller Dystonien nach lokaler Injektion von Botulinumtoxin berichtet, welche aufgrund der biologischen Wirkungslatenz des Toxins von mindestens 2–3 Tagen ausschließlich durch den Placebo-Effekt zu erklären ist (Edwards et al. 2011). Weniger invasive Methoden, wie zum Beispiel dic Applikation einer Vibrationsgabel mit der Information, dass auf diese Weise einem Tremor oder einer Fehlhaltung entgegengewirkt werden kann, sind auch wirksam (Fasano et al. 2012).

Eine deutliche und anhaltende Symptombesserung nach Placebo-Gabe oder vergleichbarer Manipulation kann somit als diagnostisches Zeichen für das Vorliegen einer funktionellen Bewegungsstörung gewertet werden (Rommelfanger 2016). Allerdings wird dieser Untersuchungsansatz von den meisten Experten kritisch gesehen und birgt die Gefahr falsch-positiver Befunde bei diversen nicht-funktionellen Bewegungsstörungen (s. unten) (Espay et al. 2009). Insbesondere beim Morbus Parkinson können Placebo und Suggestion zu eindrücklichen, passageren Symptomlinderungen führen und somit zur Fehldiagnose verleiten (Baik 2012).

▪▪ Placebo-Behandlung

Die Möglichkeit, den Placebo-Effekt in der Behandlung funktioneller Bewegungsstörungen gezielt zu nutzen, wird in diversen Fallberichten beschrieben (Kaas et al. 2018; Rommelfanger 2016; Ulubas et al. 2022). Den grundsätzlichen, ethischen Einwänden – Patientenautonomie und Aufklärungspflicht – werden das Fehlen alternativer Therapieoptionen und die zu erwartende Wirksamkeit von Placebo entgegengesetzt. So dürfte im Rahmen eines individuellen Heilversuchs bei milder Symptomatik auch entsprechend einer Stellungnahme der Bundesärztekammer von 2010 eine Therapie mittels Placebo unter Umständen erfolgen (Bundesärztekammer 2010). Ein sinnvoller Ansatz ist es, den Placebo-Effekt zur Demonstration der prinzipiellen Umkehrbarkeit der Symptome durch körpereigene Mechanismen zu nutzen und somit die Verständnisgrundlage und Motivation für weitere Therapieverfahren zu stärken.

Neuerdings wird auf die Erhaltung des Placebo-Effekts bei Anwendung von „offenem“ Placebo als mögliche Weiterentwicklung Placebo-basierter Therapien hingewiesen (Kaas et al. 2018; Kaptchuk und Miller 2018). In diesem Ansatz würde der Patient mit funktionellen neurologischen Symptomen offen darüber aufgeklärt werden, dass eine Prozedur oder Tablette zwar keinen direkten pharmakodynamischen Effekt ausübt, jedoch heilende körpereigene Prozesse in Gang setzen kann. Die Wirksamkeit derartiger Therapien muss noch geprüft werden.

17.3 Placebo-Effekte bei anderen neurologischen Erkrankungen

Placebo-Prozeduren werden in kontrollierten Studien angewandt, um die spezifische Wirksamkeit neuer Therapien abschätzen zu können. Diese Art der Kontrolle ist sinnvoll, nicht, weil das Placebo selbst keine Wirkung hat, sondern eben gerade weil es eine *erhebliche* Wirkung ausübt. Neben der gut belegten **analgetischen** Wirksamkeit von Placebo-Behandlungen können auch deutliche Effekte in anderen neurologischen Modalitäten beobachtet werden. Daten aus den Placebo-Armen kontrollierter Studien zeigen eine hohe Ansprechrate diverser neurologischer Erkrankungen (s. ◘ Tab. 17.1). Dieses Phänomen veranschaulicht, dass der Placebo-Effekt in praktisch jedes Körpersystem eingreifen kann, das einer neuronalen Top-down-Modulation unterliegt. Ferner lässt es erahnen, dass sich gewissermaßen jede Krankheit aus der strukturellen Pathologie (dem „organischen Kern“) und dem erlebten Kranksein zusammensetzt – zwei Komponenten, die in ständiger Wechselwirkung stehen und im Falle neuropsychiatrischer Krankheiten nicht immer scharf voneinander zu trennen sind.

17.4 Funktionelle Überlagerung bei neurologischen Erkrankungen

Die eindrücklichen Placebo-Effekte bei neurologischen Erkrankungen deuten darauf hin, dass das Krankheitsbild eines jeden Patienten nicht nur durch die strukturell bedingten Funktionsdefizite, sondern auch durch Top-down-Modulation von Wahrnehmung und Verhalten geprägt ist. Wenn derartige Effekte zu deutlich verstärkten oder gänzlich neuen Symptomen führen, spricht man von einer „funktionellen Überlagerung“. In einer breit angelegten Beobachtungsstudie von 2467 ambulanten Erstvorstellungen, bei denen eine (organische) neurologische Erkrankung diagnostiziert wurde, hatten 12 % der Patienten neurologische Symptome, die nicht oder nicht vollständig durch die zugrunde liegende

◘ **Tab. 17.1** Relevantes Ansprechen auf Placebo bei ausgewählten neurologischen Krankheiten

Neurologische Erkrankung	Ansprechrate auf Placebo	Quelle
Akute Migräneattacke	17–50 %	(Speciali et al. 2010)
Migräneprophylaxe	14–50 %	(Speciali et al. 2010)
Parkinson-Krankheit	16 %	(Goetz et al. 2000)
Restless-Legs-Syndrom	40 %	(Fulda und Wetter 2007)
Primäre Tic-Störung	19 %	(Cubo et al. 2013)
Epilepsie	4–19 %	(Goldenholz und Goldenholz 2016)

Erkrankung zu erklären waren (Stone et al. 2012). Die begriffliche und klinische Unterscheidung zwischen der normalen Ausgestaltung von Körperbeschwerden, der funktionellen Überlagerung und der Komorbidität funktioneller und „organischer" Störungen ist nicht einfach. An einigen Beispielen soll die Komplexität des Zusammenspiels verschiedener Krankheitsanteile demonstriert werden.

▪▪ Morbus Parkinson

Studien an Patienten mit Morbus Parkinson zeigen eine Rate an zusätzlichen funktionellen Symptomen von 7 % (Onofrj et al. 2010). In einer Untersuchung an 53 Patienten mit gesicherter Parkinson-Krankheit und zusätzlichen funktionellen Symptomen gingen Letztere in einem Viertel der Fälle der klinischen Manifestation der neurodegenerativen Krankheit voraus (Wissel et al. 2018). Daher ist in manchen Fällen nicht bloß von einer Betonung, Ausgestaltung oder Übernahme bestehender Defizite auszugehen, sondern möglicherweise von einer biologischen Prädisposition für funktionelle Symptome. Die Unterscheidung zwischen Koinzidenz und Komorbidität wird hier schwierig. Häufige Symptome sind Tremor und Gangstörungen, aber auch funktionelle Dyskinesien müssen von levodopainduzierten Dyskinesien unterschieden werden (Kurtis und Pareés 2021; Zeuner und Schwingenschuh 2024).

▪▪ Post-stroke CRPS

Patienten mit einer schlaganfallbedingten Hemiplegie können langfristig ein komplexes regionales Schmerzsyndrom entwickeln (engl. *„post-stroke CRPS"*). Die Inzidenz dieser Komplikation variiert in den entsprechenden Studien erheblich (2–50 %), und die zugrunde liegenden Krankheitsmechanismen sind ungeklärt (Chae 2010). Bedenkt man jedoch den Beitrag kognitiver und affektiver Mechanismen in der Entwicklung des CRPS und die hohe Inzidenz von Angststörungen und phobischem Vermeidungsverhalten nach Schlaganfall, können Elemente einer funktionellen Überlagerung bei dieser Schlaganfallkomplikation nachvollzogen werden (Chun et al. 2018; Popkirov et al. 2019).

▪▪ Epilepsie

Das gemeinsame Auftreten von Epilepsie und dissoziativen Anfällen wird häufig gesehen, insbesondere an Epilepsiezentren (s. ► Kap. 5) (Kutlubaev et al. 2018). Die jeweiligen einzelnen Anfälle sind jedoch in den meisten Fällen entweder epileptisch oder dissoziativ, sodass eher von einer Komorbidität als von einer funktionellen Überlagerung gesprochen werden kann. Im Gegensatz dazu wurde in Kipptischuntersuchungen von **synkopenartigen dissoziativen Anfällen** („psychogene Pseudosynkope") gezeigt, dass bei 28 % der Probanden der Anfall mit einer objektivierbaren Hypotonie beginnt und dann in einen protrahierten dissoziativen Zustand übergeht (Tannemaat et al. 2013). Diese Konstellation kann als funktionelle Überlagerung eines synkopalen Ereignisses bezeichnet werden.

▪▪ Multiple Sklerose

Funktionelle neurologische Störungen können bei Patienten mit Multipler Sklerose beobachtet werden (Pavlou und Stefoski 1983; Walzl et al. 2022). In Studien bestehen nach ärztlicher Einschätzung bei 8–13 % der MS-Patienten neurologische Symptome, die nicht oder nur teilweise durch die Erkrankung zu erklären sind (Piliavska et al. 2023; Stone et al. 2012). Unter 371 Akutvorstellungen einer MS-Akutsprechstunde wurden bei 3 % funktionelle Symptome diagnostiziert (Tallantyre et al. 2015).

▪▪ Visusstörungen

Ein weiteres eindrückliches Beispiel für funktionelle Überlagerung kann gelegentlich bei der idiopathischen intrakraniellen Hypertonie beobachtet werden. Eine Studie an 281 Patienten konnte bei 6 % der Patienten im Verlauf einen (zusätzlichen) funktionellen Visusverlust nachweisen (s. ► Kap. 9 und ◘ Abb. 9.1) (Ney et al. 2009).

Literatur

Alessi R, Valente KD (2014) Psychogenic nonepileptic seizures: should we use response to AEDS as a red flag for the diagnosis? Seizure 23(10):906–908. ► https://doi.org/10.1016/j.seizure.2014.07.016

Baik JS (2012) Attention in Parkinson's disease mimicking suggestion in psychogenic movement disorder. J Mov Disord 5(2):53–54. ► https://doi.org/10.14802/jmd.12012

Bernateck M, Karst M, Eberhard S, Vivell W, Fischer MJ, Stichtenoth DO (2009) Placebotherapie. Analyse von Umfang und Erwartung in einer Klinik der Maximalversorgung. Schmerz 23(1):47–53. ► https://doi.org/10.1007/s00482-008-0733-x

Bundesärztekammer (2010) Stellungnahme des Wissenschaftlichen Beirats der Bundesärztekammer „Placebo in der Medizin". Dtsch Ärztebl International 107(28–29):1417–1421

Chae J (2010) Poststroke complex regional pain syndrome. Top Stroke Rehabil 17(3):151–162. ► https://doi.org/10.1310/tsr1703-151

Chun H-YY, Whiteley WN, Dennis MS, Mead GE, Carson AJ (2018) Anxiety after stroke. Stroke 49(3):556–564. ► https://doi.org/10.1161/strokeaha.117.020078

Cohen RJ, Suter C (1982) Hysterical seizures: Suggestion as a provocative EEG test. Ann Neurol 11(4):391–395. ► https://doi.org/10.1002/ana.410110413

Cubo E, Gonzalez M, Singer H, Mahone EM, Scahill L, Muller-Vahl KR, de la Fuente-Fernandez R, Armesto D, Kompoliti K (2013) Impact of placebo assignment in clinical trials of tic disorders. Mov Disord 28(9):1288–1292.► https://doi.org/10.1002/mds.25365

Edwards MJ, Bhatia KP, Cordivari C (2011) Immediate response to botulinum toxin injections in patients with fixed dystonia. Mov Disord 26(5):917–918. ► https://doi.org/10.1002/mds.23562

Espay AJ, Goldenhar LM, Voon V, Schrag A, Burton N, Lang AE (2009) Opinions and clinical practices related to diagnosing and managing patients with psychogenic movement disorders: an international survey of movement disorder society members. Mov Disord 24(9):1366–1374. ► https://doi.org/10.1002/mds.22618

Fasano A, Valadas A, Bhatia KP, Prashanth LK, Lang AE, Munhoz RP, Morgante F, Tarsy D, Duker AP, Girlanda P, Bentivoglio AR, Espay AJ (2012) Psychogenic facial movement disorders: clinical features and associated conditions. Mov Disord 27(12):1544–1551. ► https://doi.org/10.1002/mds.25190

Finniss DG, Kaptchuk TJ, Miller F, Benedetti F (2010) Biological, clinical, and ethical advances of placebo effects. Lancet 375(9715):686–695. ► https://doi.org/10.1016/s0140-6736(09)61706-2

Fiorio M, Braga M, Marotta A, Villa-Sánchez B, Edwards MJ, Tinazzi M, Barbiani D (2022) Functional neurological disorder and placebo and nocebo effects: shared mechanisms. Nat Rev Neurol 18(10):624–635. ► https://doi.org/10.1038/s41582-022-00711-z

Fulda S, Wetter TC (2007) Where dopamine meets opioids: a meta-analysis of the placebo effect in restless legs syndrome treatment studies. Brain 131(4):902–917. ► https://doi.org/10.1093/brain/awm244

Goetz CG, Leurgans S, Raman R, Stebbins GT (2000) Objective changes in motor function during placebo treatment in PD. Neurology 54(3):710–714. ► https://doi.org/10.1212/wnl.54.3.710

Goldenholz DM, Goldenholz SR (2016) Response to placebo in clinical epilepsy trials – old ideas and new insights. Epilepsy Res 122:15–25. ► https://doi.org/10.1016/j.eplepsyres.2016.02.002

Huys AML, Beck B, Haggard P, Bhatia KP, Edwards MJ (2021) No increased suggestibility to placebo in functional neurological disorder. Eur J Neurol 28(7):2367–2371. ► https://doi.org/10.1111/ene.14816

Kaas BM, Humbyrd CJ, Pantelyat A (2018) Functional movement disorders and placebo: a brief review of the placebo effect in movement disorders and ethical considerations for placebo therapy. Mov Disord Clin Pract 5(5):471–478. ► https://doi.org/10.1002/mdc3.12641

Kaptchuk TJ, Miller FG (2018) Open label placebo: can honestly prescribed placebos evoke meaningful therapeutic benefits? BMJ 363:k3889. ► https://doi.org/10.1136/bmj.k3889

Kapur J, Elm J, Chamberlain JM, Barsan W, Cloyd J, Lowenstein D, Shinnar S, Conwit R, Meinzer C, Cock H, Fountain N, Connor JT, Silbergleit R (2019) Randomized trial of three anticonvulsant medications for status epilepticus. N Engl J Med 381(22):2103–2113. ► https://doi.org/10.1056/nejmoa1905795

Kurtis MM, Pareés I (2021) Functional movement disorder comorbidity in Parkinson's disease: unraveling the web. Parkinsonism Relat Disord 82:138–145. ► https://doi.org/10.1016/j.parkreldis.2020.10.022

Kutlubaev MA, Xu Y, Hackett ML, Stone J (2018) Dual diagnosis of epilepsy and psychogenic nonepileptic seizures: systematic review and meta-analysis of frequency, correlates, and outcomes. Epilepsy Behav 89:70–78. ► https://doi.org/10.1016/j.yebeh.2018.10.010

LaFrance WC Jr, Keitner GI, Papandonatos GD, Blum AS, Machan JT, Ryan CE, Miller IW (2010) Pilot pharmacologic randomized controlled trial for psychogenic nonepileptic seizures. Neurology 75(13):1166–1173. ► https://doi.org/10.1212/wnl.0b013e3181f4d5a9

Linde K, Friedrichs C, Alscher A, Wagenpfeil S, Meissner K, Schneider A (2014) The use of placebo and non-specific therapies and their relation to basic professional attitudes and the use of complementary therapies among German physicians – a cross-sectional survey. PLoS ONE 9(4):e92938. ► https://doi.org/10.1371/journal.pone.0092938

Meissner K, Höfner L, Fässler M, Linde K (2011) Widespread use of pure and impure placebo interventions by GPs in Germany. Fam Pract 29(1):79–85. ► https://doi.org/10.1093/fampra/cmr045

Ney JJ, Volpe NJ, Liu GT, Balcer LJ, Moster ML, Galetta SL (2009) Functional visual loss in idiopathic intracranial hypertension. Ophthalmology 116(9):1808-1813.e1801. ► https://doi.org/10.1016/j.ophtha.2009.03.056

Onofrj M, Bonanni L, Manzoli L, Thomas A (2010) Cohort study on somatoform disorders in Parkinson disease and dementia with Lewy bodies. Neurology 74(20):1598–1606. ► https://doi.org/10.1212/wnl.0b013e3181df09dd

Oto MM (2017) The misdiagnosis of epilepsy: appraising risks and managing uncertainty. Seizure 44:143–146. ► https://doi.org/10.1016/j.seizure.2016.11.029

Pavlou M, Stefoski D (1983) Development of somatizing responses in multiple sclerosis. Psychother Psychosom 39(4):236–43. ► https://doi.org/10.1159/000287745

Piliavska K, Dantlgraber M, Dettmers C, Jöbges M, Liepert J, Schmidt R (2023) Functional neurological symptoms are a frequent and relevant comorbidity in patients with multiple sclerosis. Front Neurol 14:1077838. ► https://doi.org/10.3389/fneur.2023.1077838

Popkirov S, Grönheit W, Jungilligens J, Wehner T, Schlegel U, Wellmer J (2020) Suggestive seizure induction for inpatients with suspected psychogenic nonepileptic seizures. Epilepsia 61(9):1931–1938. ► https://doi.org/10.1111/epi.16629

Popkirov S, Gronheit W, Wellmer J (2015a) Hyperventilation and photic stimulation are useful additions to a placebo-based suggestive seizure induction protocol in patients with psychogenic nonepileptic seizures. Epilepsy Behav 46:88–90.► https://doi.org/10.1016/j.yebeh.2015.04.020

Popkirov S, Gronheit W, Wellmer J (2015b) A systematic review of suggestive seizure induction for the diagnosis of psychogenic nonepileptic seizures. Seizure 31:124–132.► https://doi.org/10.1016/j.seizure.2015.07.016

Popkirov S, Jungilligens J, Gronheit W, Wellmer J (2017) Diagnosing psychogenic nonepileptic seizures: video-EEG monitoring, suggestive seizure induction and diagnostic certainty. Epilepsy Behav 73:54–58. ► https://doi.org/10.1016/j.yebeh.2017.05.027

Popkirov S, Hoeritzauer I, Colvin L, Carson AJ, Stone J (2019) Complex regional pain syndrome and functional neurological disorders – time for reconciliation. J Neurol Neurosurg Psychiatry 90(5):608–614. ► https://doi.org/10.1136/jnnp-2018-318298

Popkirov S, Nicholson TR (2021) Suggestibility in functional neurological disorders. J Neurol Neurosurg Psychiatry 92(2):115–116. ► https://doi.org/10.1136/jnnp-2020-324347

Remick RA, Wada JA (1979) Complex partial and pseudoseizure disorders. Am J Psychiatry 136(3):320–323. ► https://doi.org/10.1176/ajp.136.3.320

Reuber M, Fernandez G, Bauer J, Helmstaedter C, Elger CE (2002) Diagnostic delay in psychogenic nonepileptic seizures. Neurology 58(3):493–495. ► https://doi.org/10.1212/wnl.58.3.493

Rommelfanger KS (2016) The role of placebo in the diagnosis and treatment of functional neurologic disorders. Handb Clin Neurol 139:607–617. ► https://doi.org/10.1016/b978-0-12-801772-2.00049-7

Speciali JG, Peres M, Bigal ME (2010) Migraine treatment and placebo effect. Expert Rev Neurother 10(3):413–419. ► https://doi.org/10.1586/ern.10.8

Stone J, Carson A, Duncan R, Roberts R, Coleman R, Warlow C, Murray G, Pelosi A, Cavanagh J, Matthews K, Goldbeck R, Sharpe M (2012) Which neurological diseases are most likely to be associated with "symptoms unexplained by organic disease". J Neurol 259(1):33–38. ► https://doi.org/10.1007/s00415-011-6111-0

Tallantyre EC, Causon EG, Harding KE, Pickersgill TP, Robertson NP (2015) The aetiology of acute neurological decline in multiple sclerosis: experience from an open-access clinic. Mult Scler 21(1):67–75. ► https://doi.org/10.1177/1352458514538333

Tannemaat MR, van Niekerk J, Reijntjes RH, Thijs RD, Sutton R, van Dijk JG (2013) The semiology of tilt-induced psychogenic pseudosyncope. Neurology 81(8):752–758. ► https://doi.org/10.1212/wnl.0b013e3182a1aa88

Ulubas M, Gelauff J, Beudel M (2022) Treat by suggestion: the potential use of N = 1 trials in functional neurological disorders. Mov Disord Clin Pract 9(6):843–845. ► https://doi.org/10.1002/mdc3.13496

Viarasilpa T, Panyavachiraporn N, Osman G, Akioyamen NO, Wasade VS, Barkley G, Mayer SA (2020) Intubation for psychogenic non-epileptic attacks: frequency, risk factors, and impact on outcome. Seizure 76:17–21. ► https://doi.org/10.1016/j.seizure.2019.12.025

Walther K, Volbers B, Erdmann L, Dogan M, Gollwitzer S, Kasper BS, Kurzbuch K, Lang J, Schwab S, Schwarz M, Hamer HM (2019) Psychological long-term outcome in patients with psychogenic nonepileptic seizures. Epilepsia 60(4):669–678. ► https://doi.org/10.1111/epi.14682

Walzl D, Solomon AJ, Stone J (2022) Functional neurological disorder and multiple sclerosis: a systematic review of misdiagnosis and clinical overlap. J Neurol 269(2):654–663. ► https://doi.org/10.1007/s00415-021-10436-6

Wieder L, Brown R, Thompson T, Terhune DB (2021) Suggestibility in functional neurological disorder: a meta-analysis. J Neurol Neurosurg Psychiatry 92(2):150–157. ► https://doi.org/10.1136/jnnp-2020-323706

Wissel BD, Dwivedi AK, Merola A, Chin D, Jacob C, Duker AP, Vaughan JE, Lovera L, LaFaver K, Levy A, Lang AE, Morgante F, Nirenberg MJ, Stephen C, Sharma N, Romagnolo A, Lopiano L, Balint B, Yu XX, Bhatia KP, Espay AJ (2018) Functional neurological disorders in Parkinson disease. J Neurol Neurosurg Psychiatry 89(6):566–571. ► https://doi.org/10.1136/jnnp-2017-317378

Zeuner KE, Schwingenschuh P (2024) Zusätzliche funktionelle Symptome bei Parkinson und Tremorsyndromen.Nervenarzt 95:525–531. ► https://doi.org/10.1007/s00115-023-01594-1

Täuschung und Einbildung

Inhaltsverzeichnis

18.1 Simulation – 219

18.2 Artifizielle Störungen – 220

18.3 Hypochondrische Störung – 223

Literatur – 224

S. Popkirov, *Funktionelle neurologische Störungen*,
https://doi.org/10.1007/978-3-662-69215-8_18

Funktionelle neurologische Störungen sind weder vorgetäuscht noch eingebildet. Da sie aber in ihrer Ausprägung teilweise den Krankheitsvorstellungen der Betroffenen entsprechen und anhand ihrer klinischen Unstimmigkeit und Umkehrbarkeit diagnostiziert werden, kann die Unterscheidung von der **Simulation** und der **artifiziellen Störungen** einerseits und von der **Hypochondrie** andererseits bisweilen schwierig sein. Hinzu kommt, dass funktionellen Störungen oft mit Unkenntnis und Skepsis begegnet wird, sie spät diagnostiziert und unzureichend behandelt werden, sodass Betroffene typischerweise lange „Patientenkarrieren" hinter sich haben und niederschwellig des „Krankenhauswanderns" bezichtigt werden. Auffällige Persönlichkeitszüge (z. B. ängstlich oder histrionisch) oder Verhaltensweisen (z. B. fordernd oder konfrontativ), die bei Patienten mit „organischen" Erkrankungen als klinisch irrelevante Nebensächlichkeiten abgetan werden, verleiten bei Patienten mit funktionellen Störungen mitunter dazu, die Authentizität der Beschwerden oder die Aufrichtigkeit der Patienten infrage zu stellen. In diesem Kapitel soll in Kürze auf die Grenzgebiete „Täuschung" und „Einbildung" in Bezug auf funktionelle neurologische Störungen eingegangen werden, um die klinische Unterscheidung zu erleichtern.

- **Absicht, Motivation und Handlungsbewusstsein**

Eine definierende Eigenschaft funktioneller neurologischer Störungen ist, dass die Symptome weder mit Absicht produziert noch bewusst kontrolliert werden. Trotzdem lassen sie sich durch Suggestion oder Ablenkung beeinflussen. Diese Konstellation lässt sich schwer mit einem dualen Verständnis von Bewusstsein in Einklang bringen. Im Alltag ist die klare Unterscheidung zwischen absichtlich und unabsichtlich ebenso wichtig wie die zwischen schuldig und unschuldig vor Gericht. Wenn eine Handlung **motiviert** erscheint, wird sie auch für absichtlich erachtet. Auf der anderen Seite versuchen wir, wenn wir eine Bewegung als **absichtlich** wahrnehmen (z. B. weil sie einen demonstrativen Charakter hat), automatisch die entsprechenden Beweggründe zu eruieren. Ebenso wird eine absichtlich erscheinende Handlung automatisch auch als bewusst kontrollierbar wahrgenommen (die wenigen allgemein bekannten Ausnahmen hierzu – Schlafwandel und Hypnose – wurden schon zu Charcots Zeiten als physiologische Analoga für dissoziative Störungen betrachtet). Die zugrunde liegende Neuropsychologie von Absicht, Motivation und Handlungsbewusstsein (engl. „sense of agency") wird jedoch von wesentlich komplexeren Interaktionen bestimmt, als es unsere intuitiven Schlussfolgerungen nahelegen (Haggard 2017).

An Alltagsbeispielen kann man erkennen, dass auch „unabsichtliche" Handlungen sozial motiviert sein können. Wenn man versehentlich mit dem Fuß gegen ein Tischbein tritt, verläuft der unmittelbare Schmerzausdruck zwar automatisch, aber nicht immer gleich. Wenn andere Personen im Raum sind, ist es wahrscheinlicher, dass man „Aua" schreit, als wenn man allein ist. Obwohl diese Reaktion als reflektorisch und unabsichtlich wahrgenommen wird, unterliegt sie klaren sozialen, sprachlichen und kulturellen Einflüssen. Und selbst ein demonstrativ lautes Aufschreien würde die Umstehenden nur selten an der Authentizität des ursächlichen Schmerzes zweifeln lassen. Viele Arten von Handlungen und damit verbundene Erlebnisse lassen sich nicht eindeutig als unabsichtlich/unbewusst oder zielgerichtet/bewusst kategorisieren, sondern erfordern ein dimensionales Verständnis (s. ◘ Abb. 18.1) (Kranick und Hallett 2013; Stenner und Haggard 2016).

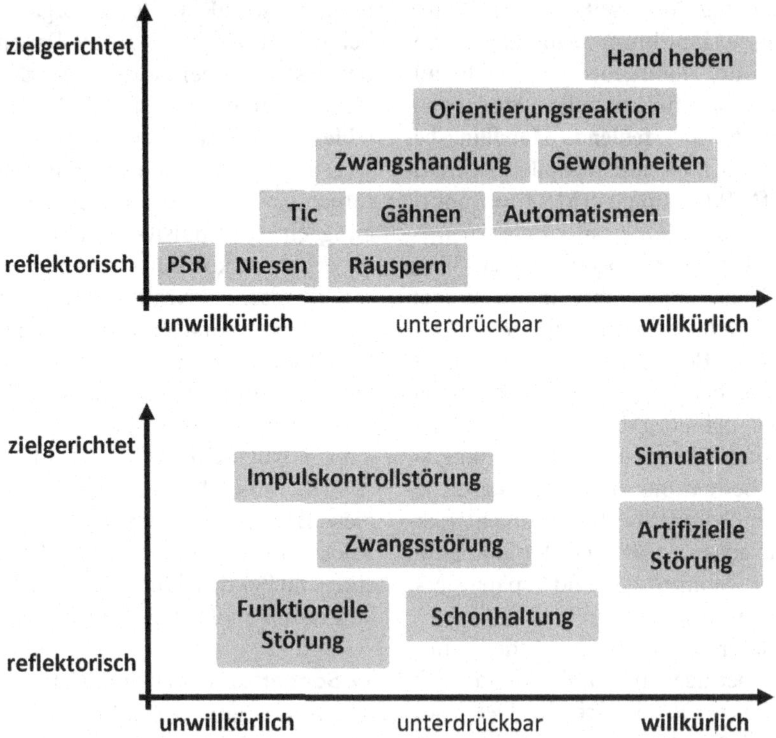

Abb. 18.1 In der oberen Grafik sind verschiedene Arten von Bewegungen nach Absichtsgrad und empfundener Willkürlichkeit dargestellt (PSR: Patellarsehnenreflex). In der unteren Grafik sind einige Krankheitsformen nach denselben Kriterien sortiert

18.1 Simulation

Das absichtliche und bewusste Vortäuschen von Krankheitssymptomen wird als Simulation bezeichnet (engl. „malingering"). Die Simulation ist keine Krankheit, sondern ein Delikt. Sie wird daher nicht diagnostiziert, sondern aufgedeckt, und entspricht somit weniger einer Diagnose, sondern eher einer **Anschuldigung.** So kommt es, dass das wohlgemeinte Betonen negativer Untersuchungsbefunde bei Patienten mit funktionellen Störungen, ohne dass den Symptomen eine Diagnose oder Ursache zugeordnet wird, gelegentlich als Konfrontation empfunden wird („Das MRT ist vollkommen unauffällig." – „Aber ich denk' mir meine Beschwerden doch nicht aus!").

Ein Simulant hat in der Regel eine klare äußere Motivation. Typische Beweggründe sind: sich einem Strafvollzug oder der Arbeit zu entziehen, einen Rechtsstreit zu gewinnen oder eine Rente oder Entschädigung zu bekommen. Daher sind Simulationen häufiger im gutachterlichen Kontext als in der klinischen Praxis anzutreffen (Bass und Halligan 2014).

▪ Diagnose

Die Unterscheidung zwischen Simulation und funktioneller Störung kann besonders schwierig sein, da in beiden Fällen die Symptome zumindest teilweise den Laienvorstellungen des Betroffenen entsprechen und ähnlichen äußeren Einflüssen unterliegen (z. B. Besserung durch Ablenkung). Der

Unterschied liegt einerseits in der Abwesenheit eines Handlungsbewusstseins, andererseits in der untergeordneten Rolle äußerer Anreize bei funktionellen Störungen. Das reduzierte oder **fehlende Handlungsbewusstsein** kann zwar mittlerweile in experimentellen fMRT-Studien (fMRT = funktionelle Magnetresonanztomografie) neurophysiologisch nachvollzogen werden (Voon et al. 2010), lässt sich aber im klinischen Alltag nicht objektivieren. Bei der Beurteilung möglicher Beweggründe muss bedacht werden, dass bei funktionellen Störungen (ebenso wie bei „organischen" Krankheiten) im Verlauf ein sekundärer Krankheitsgewinn an Bedeutung zunehmen kann, jedoch andere Gründe der Symptomentwicklung vorausgehen (z. B. erst Unfall, dann funktionelle Symptome und später erst Rentenbegehren).

Mischbilder finden sich in der funktionellen Überlagerung und Aggravation (Übertreibung). Dabei darf die Detektion simulierter Krankheitsanteile nicht dazu führen, den Kern der funktionellen Störung zu negieren; ebenso sollte Täuschung an sich nicht ignoriert, sondern konstruktiv angesprochen werden. Wird eine bewusste Einflussnahme auf die funktionelle Symptomatik vermutet, so spricht man gelegentlich von **bewusstseinsnahen** Handlungen, was die Dimensionalität des Handlungsbewusstseins hervorhebt.

18.2 Artifizielle Störungen

Wenn die bewusste Vortäuschung oder Verursachung einer Krankheit nicht in erster Linie auf konkrete, äußere Anreize abzielt, sondern eher einem pathologischen Bedürfnis nach Anerkennung, Aufmerksamkeit oder Fürsorge entspringt, so wird von einer artifiziellen Störung gesprochen (Bass und Halligan 2014, 2016). Das Bedürfnis nach dem (immateriellen) sekundären Krankheitsgewinn, der mit der sogenannten **Krankenrolle** einhergeht, wird dabei in der Regel von den Patienten nicht bewusst wahrgenommen (s. ◘ Abb. 18.2) (Kapfhammer et al. 1998). Dieses teilweise **fehlende Motivationsbewusstsein** führt dazu, dass das Vortäuschen von Krankheitssymptomen sowie die verheimlichte Selbstschädigung einen impulsiv-zwanghaften Charakter erlangen können. Im Gegensatz zu dieser klassischen Krankheitsdefinition zeigte jedoch eine Analyse von anonymen Forenbeiträgen im Internet, dass viele der Patienten ein weitgehend erhaltenes Motivationsbewusstsein haben, die Selbstschädigung jedoch trotzdem als zwanghaft empfinden (Lawlor und Kirakowski 2014). Obwohl diese Beobachtungen sicherlich durch einen Selektionsbias verzerrt sind, deuten sie auf einen fließenden Übergang zwischen Simulation und artifizieller Störung hin.

▪▪ Sonderform: Münchhausen-Syndrom

Als Münchhausen-Syndrom wird eine chronische artifizielle Störung bezeichnet, die im Zusammenhang mit einer allgemeinen Tendenz zum pathologischen Lügen *(Pseudologia phantastica)* sowie eines desintegrierten Soziallebens (Entwurzelung, Beziehungsabbrüche, Delinquenz) und ausgeprägtem Krankenhauswandern auftritt (Kapfhammer et al. 1998). Wird eine artifizielle Krankheit einer anderen Person zugefügt oder in deren Namen vorgetäuscht, wird von einem Münchhausen-by-Proxy-Syndrom oder Münchhausen-Stellvertretersyndrom gesprochen. Da es sich in den meisten Fällen um Eltern handelt, die ihre (Pflege-)Kinder bewusst schädigen, sind solche Fälle in der Erwachsenenneurologie extrem selten.

▪ Epidemiologie

Insgesamt sind artifizielle Störungen in der klinischen Neurologie **selten** (und viel seltener als funktionelle Störungen). In der wissenschaftlichen Literatur wurden bis 2010 lediglich 90 Fälle mit neurologischen

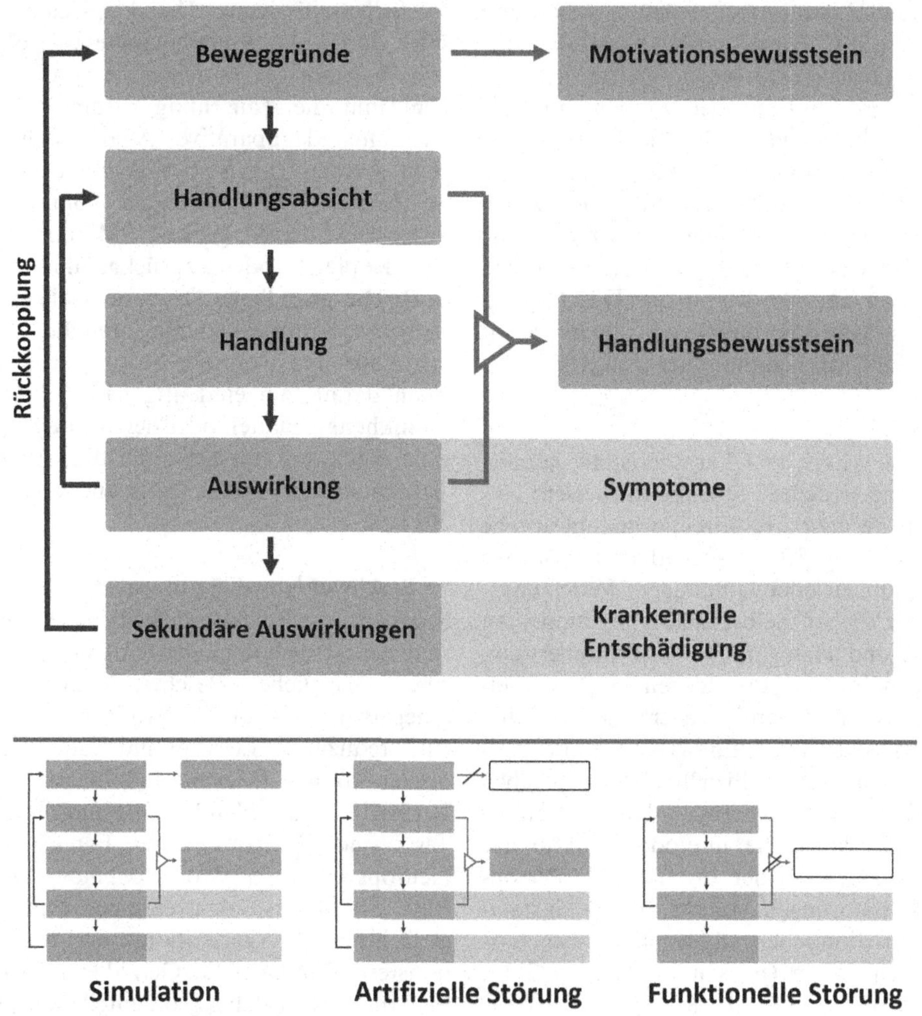

Abb. 18.2 Vereinfachte Darstellung des bewussten und unbewussten Verhaltens. Das Handlungsbewusstsein (engl. „sense of agency") entsteht durch den Abgleich zwischen der Absicht und der Auswirkung einer Handlung. Bei der Simulation wird aufgrund klarer Anreize bewusst gehandelt (z. B. Entschädigung, Rente, Medikamente). Bei der artifiziellen Störung ist zwar ebenfalls das Handlungsbewusstsein erhalten, jedoch fehlt in der Regel das vollständige Bewusstsein bezüglich der Beweggründe, die oft einem pathologischen Bedürfnis nach Aufmerksamkeit oder Fürsorge entsprechen. Bei der funktionellen neurologischen Störung fehlt das Handlungsbewusstsein; sekundäre Auswirkungen haben meist einen untergeordneten Einfluss auf die Krankheitsentwicklung

Leitsymptomen beschrieben, wobei Lähmungen und Anfälle die häufigsten Symptome darstellten (Kanaan und Wessely 2010). Beim Münchhausen-by-Proxy-Syndrom sind Anfälle im Kindesalter das häufigste Symptom (Barber und Davis 2002; Meadow 1984). In einer deutschen Studie an 93 Patienten mit artifiziellen Störungen aus dem konsiliarpsychiatrischen Dienst machten neurologische Syndrome 10 % der Fälle aus (Kapfhammer et al. 1998). Ein ähnlicher Anteil ergibt sich auch aus breiteren Literaturrecherchen (Kanaan und Wessely 2010; Yates und Feldman 2016).

Artifizielle Störungen treten im Allgemeinen häufiger bei Frauen auf, jedoch scheint diese Geschlechterungleichheit in neurologischen Fällen aufgehoben, möglicherweise aufgrund der Tendenz, bei fehlendem Beweis einer Täuschung eine funktionelle Störung zu diagnostizieren (Kanaan und Wessely 2010). Das Münchhausen-Syndrom findet sich überwiegend bei Männern (Kapfhammer et al. 1998).

▪ Klinik

Diverse klinische Charakteristika können auf eine artifizielle Störung hinweisen: Unstimmige oder irreführende anamnestische Angaben; gezieltes Vorenthalten von Informationen oder Unterlagen; Verletzungsmuster, die auf Selbstschädigung hindeuten (Bass und Halligan 2014). Typischerweise werden invasive Prozeduren niederschwellig eingefordert, und Exazerbationen treten kurz vor geplanten Entlassungen auf. Patienten mit einer artifiziellen Störung haben häufig traumatisierende Kindheitserfahrungen, chronische und/oder funktionelle Krankheiten seit der Jugend sowie Persönlichkeitsstörungen vom emotional instabilen, histrionischen, dissozialen oder narzisstischen Typ (Bass und Halligan 2014; Kapfhammer et al. 1998). Eine lebenszeitlich frühe Verstärkung von Krankenverhalten und Krankenrolle im Kontext emotional konfliktträchtiger Familienverhältnisse wird daher als mögliche **Ätiologie** der artifiziellen Störung angesehen (Galli et al. 2018; Kapfhammer et al. 1998).

▪ Diagnostik

Die Diagnose einer simulierten oder artifiziellen Krankheit erfolgt grundsätzlich durch den direkten oder indirekten Nachweis einer bewussten Täuschung, Fälschung von Unterlagen, Verfälschung von Untersuchungen oder einer verdeckten Selbstschädigung. Dies kann zum Beispiel durch die Fremdanamnese erfolgen (ein Angehöriger berichtet, dass der Patient ihm die Täuschung gestanden hat) oder anhand apparativer Analysen festgestellt werden (nicht-physiologische rhythmische EEG-Veränderungen können im Video-EEG auf gezielte Manipulation der Kopfelektroden zurückgeführt werden). Die gründliche Durchsicht aller verfügbaren Krankenberichte kann den Verdacht auf eine artifizielle Störung erhärten, wenn daraus ein eindeutig pathologisches Krankheitsverhalten oder der vorausgegangene Nachweis von Selbstschädigung oder Täuschung hervorgeht (Bass und Halligan 2014).

▪▪ Beschwerdenvalidierungstests

Sogenannte Beschwerdenvalidierungstests sind neuropsychologische Instrumente, die eine fälschliche Beschwerdeschilderung („negative Antwortverzerrungen") sowie eine reduzierte Leistungsmotivation aufdecken können (Merten und Merckelbach 2013). In Deutschland häufig angewandte Tests sind: Testbatterie zur Forensischen Neuropsychologie, Word Memory Test, Rey 15-Item-Test, Amsterdamer Kurzzeitgedächtnistest, Aggravations- und Simulationstest (Dandachi-FitzGerald et al. 2015). Es handelt sich dabei größtenteils um psychologische Tests, die sehr einfache Aufgaben beinhalten, deren Falschbeantwortung fast nur durch absichtliches oder unkooperatives Testverhalten erklärt werden kann. Der diagnostische Nutzen von Beschwerdenvalidierungstests zur Unterscheidung von simulierten und funktionellen neurologischen Störungen wird kontrovers diskutiert, da auch ein Teil der Patienten mit funktionellen neurologischen Störungen pathologische Befunde aufweist (Kemp et al. 2008; Williamson et al. 2012). Es stellt sich grundsätzlich die Frage, ob eine negative Antwortverzerrung oder inkonsistente

Leistungsmotivation als Teil einer funktionellen (kognitiven) Störung konzeptualisiert werden kann (s. ► Kap. 12), oder ob damit zwangsläufig ein bewusst unkooperatives oder manipulatives Verhalten des Patienten nachgewiesen ist (Merten und Merckelbach 2013).

▪ Therapie

Aufgrund der Seltenheit artifizieller Störungen bestehen keine evidenzbasierten Therapieempfehlungen. Ein empathischer und bewältigungsorientierter Umgang seitens des Behandlungsteams kann jedoch zur Aufgabe der Täuschung führen (Hausteiner-Wiehle und Hungerer 2020). Die Diagnosevermittlung entspricht einer Konfrontation des Patienten und sollte mit einer möglichst neutralen (nicht vorwurfsvollen) Darlegung des Täuschungsnachweises beginnen. Der Krankheitswert des Verhaltens sollte betont und eine entsprechende weitere Fürsorge bzw. Therapie zugesichert werden. Eine Überweisung zur weiteren psychiatrischen oder psychosomatischen Behandlung ist sinnvoll.

18.3 Hypochondrische Störung

Hypochondrie bezeichnet eine übertriebene Besorgtheit um die eigene Gesundheit, die mit einer mehr oder weniger gefestigten Überzeugung, krank zu sein, sowie einem abnormen Krankheitsverhalten einhergeht. Die Vorstellung, an einer Krankheit zu leiden, kann unspezifisch („Irgendwas stimmt mit mir nicht“) oder konkret sein („Ich habe einen Hirntumor“); sie kann überwiegend ängstlich/phobisch sein **(Krankheitsangst)** oder auch wahnhafte Züge annehmen **(hypochondrischer Wahn)** (Ebel und Algermissen 2010). In der Interaktion mit dem Gesundheitswesen zeigen Patienten häufig zwanghafte Verhaltensmuster, indem sie zum Beispiel wiederholte Untersuchungen und Absicherungen von Ärzten verlangen, diese aber im Verlauf in ihrer Verlässlichkeit anzweifeln. Hypochondrie kann als alleinstehende Störung oder als Teilaspekt anderer Krankheiten auftreten (depressive, wahnhafte, somatoforme, Zwangs- oder Angststörungen, aber auch somatische Erkrankungen) (Ebel und Algermissen 2010; Starcevic 2015).

▪ Abgrenzung zur funktionellen Störung

Generalisierte und krankheitsspezifische Angst, Stressanfälligkeit, zwanghafte Selbstbeobachtung, Fehlbewertung normal-physiologischer Empfindungen sowie dysfunktionale Verhaltensweisen im Gesundheitswesen sind nicht nur charakteristisch für die Hypochondrie, sondern treten auch gehäuft in Verbindung mit funktionellen neurologischen Störungen auf (Noyes et al. 2006). Diese Überlappung führt zu nosologischen Debatten und gelegentlich zur diagnostischen Verunsicherung. Krankheitsangst kann ein klinisch relevanter Teilaspekt einer funktionellen neurologischen Störung sein. Dabei kann die Besorgnis um eine konkrete Krankheit primär zur Symptomentwicklung beitragen (z. B. kann die Angst vor einer Demenz eine funktionelle Gedächtnisstörung begünstigen) oder sekundär in Erscheinung treten (die funktionelle Parese nach einem Unfall weckt eine pathologische Angst vor wiederholten „Schlaganfällen“). Hypochondrie und funktionelle Störungen schließen sich somit weder gegenseitig aus, noch bedingen sie einander zwangsläufig.

▪ Therapie

Zur Behandlung der Hypochondrie ist eine alleinige Rückversicherung des Patienten, keine ernst zu nehmende Krankheit zu haben, nicht ausreichend und zuweilen kontraproduktiv. Ohne eine entsprechende Aufklärung über die Grunddynamik hypochondrischer Gedanken kann die bloße

„Entwarnung" das krankhafte Verhalten (zwanghaftes Absichern) verstärken. Eine **Psychoedukation**, die auf Selbstbeobachtung, physiologische Körperempfindungen, Angst und Verunsicherung eingeht, kann das Arzt-Patienten-Verhältnis stärken und zur weiteren Therapie motivieren. In Studien hat sich bislang die **kognitive Verhaltenstherapie** als effektive Maßnahme erwiesen, obwohl Akzeptanz und Motivation aufseiten der Patienten in der Regel gering ausfallen (Starcevic 2015). Es sollte erwähnt werden, dass im deutschen Alltagsgebrauch der Krankheitsbegriff Hypochondrie sehr negativ belegt ist und generell mit Wehleidigkeit oder Simulation gleichgestellt wird. Es empfiehlt sich daher, den Begriff frühzeitig präzise zu erläutern oder sich stattdessen nur auf relevante psychologische Teilaspekte wie die pathologische Krankheitsangst oder die zwanghafte Selbstbeobachtung zu beziehen.

Literatur

Barber MA, Davis PM (2002) Fits, faints, or fatal fantasy? Fabricated seizures and child abuse. Arch Dis Child 86(4):230–233. ► https://doi.org/10.1136/adc.86.4.230

Bass C, Halligan P (2014) Factitious disorders and malingering: challenges for clinical assessment and management. Lancet 383(9926):1422–1432. ► https://doi.org/10.1016/s0140-6736(13)62186-8

Bass C, Halligan P (2016) Factitious disorders and malingering in relation to functional neurologic disorders. Handb Clin Neurol 139:509–520. ► https://doi.org/10.1016/b978-0-12-801772-2.00042-4

Dandachi-FitzGerald B, Merten T, Ponds R, Niemann H (2015) Europäische Umfrage zum Einsatz von Beschwerdenvalidierungstests: Ergebnisse der deutschen Teilnehmer. Z Neuropsychol 26(2):99–108. ► https://doi.org/10.1024/1016-264x/a000135

Ebel H, Algermissen C (2010) Hypochondrischer Wahn. In: Garlipp P, Haltenhof H (Hrsg) Seltene Wahnstörungen: Psychopathologie – Diagnostik – Therapie. Steinkopff, Heidelberg, S 47–57. ► https://doi.org/10.1007/978-3-7985-1877-3_6

Galli S, Tatu L, Bogousslavsky J, Aybek S (2018) Conversion, factitious disorder and malingering: a distinct pattern or a continuum? Front Neurol Neurosci 42:72–80. ► https://doi.org/10.1159/000475699

Haggard P (2017) Sense of agency in the human brain. Nat Rev Neurosci 18(4):196–207. ► https://doi.org/10.1038/nrn.2017.14

Hausteiner-Wiehle C, Hungerer S (2020) Artifizielle Störungen: Das Vortäuschen von Krankheiten im klinischen Alltag. Dtsch Arztebl Int 117:452–459. ► https://doi.org/10.3238/arztebl.2020.0452

Kanaan RA, Wessely SC (2010) Factitious disorders in neurology: an analysis of reported cases. Psychosomatics 51(1):47–54. ► https://doi.org/10.1176/appi.psy.51.1.47

Kapfhammer HP, Rothenhäusler HB, Dietrich E, Dobmeier P, Mayer C (1998) Artifizielle Störungen – Zwischen Täuschung und Selbstschädigung, Konsiliarpsychiatrische Erfahrungen an einem Universitätsklinikum. Nervenarzt 69(5):401–409. ► https://doi.org/10.1007/s001150050289

Kemp S, Coughlan AK, Rowbottom C, Wilkinson K, Teggart V, Baker G (2008) The base rate of effort test failure in patients with medically unexplained symptoms. J Psychosom Res 65(4):319–325. ► https://doi.org/10.1016/j.jpsychores.2008.02.010

Kranick SM, Hallett M (2013) Neurology of volition. Exp Brain Res 229(3):313–327. ► https://doi.org/10.1007/s00221-013-3399-2

Lawlor A, Kirakowski J (2014) When the lie is the truth: grounded theory analysis of an online support group for factitious disorder. Psychiatry Res 218(1–2):209–218. ► https://doi.org/10.1016/j.psychres.2014.03.034

Meadow R (1984) Fictitious epilepsy. Lancet 324(8393):25–28. ► https://doi.org/10.1016/s0140-6736(84)92008-7

Merten T, Merckelbach H (2013) Symptom validity testing in somatoform and dissociative disorders: a critical review. Psychol Inj Law 6(2):122–137. ► https://doi.org/10.1007/s12207-013-9155-x

Noyes R, Stuart S, Watson DB, Langbehn DR (2006) Distinguishing between hypochondriasis and somatization disorder: a review of the existing literature. Psychother Psychosom 75(5):270–281. ► https://doi.org/10.1159/000093948

Starcevic V (2015) Hypochondriasis: treatment options for a diagnostic quagmire. Australas Psychiatry 23(4):369–373. ► https://doi.org/10.1177/1039856215587234

Stenner MP, Haggard P (2016) Voluntary or involuntary? A neurophysiologic approach to functional movement disorders. Handb Clin Neurol 139:121–129. ► https://doi.org/10.1016/b978-0-12-801772-2.00011-4

Voon V, Gallea C, Hattori N, Bruno M, Ekanayake V, Hallett M (2010) The involuntary nature of

conversion disorder. Neurology 74(3):223–228. ► https://doi.org/10.1212/wnl.0b013e3181ca00e9
Williamson DJ, Holsman M, Chaytor N, Miller JW, Drane DL (2012) Abuse, not financial incentive, predicts non-credible cognitive performance in patients with psychogenic non-epileptic seizures. Clin Neuropsychol 26(4):588–598. ► https://doi.org/10.1080/13854046.2012.670266
Yates GP, Feldman MD (2016) Factitious disorder: a systematic review of 455 cases in the professional literature. Gen Hosp Psychiatry 41:20–28. ► https://doi.org/10.1016/j.genhosppsych.2016.05.002

Kulturelle und narrative Aspekte

Inhaltsverzeichnis

19.1 Die Kriegszitterer – 228

19.2 Wunderheilungen neurologischer Krankheiten – 229

19.3 Massenhysterien – 231

S. Popkirov, *Funktionelle neurologische Störungen*,
https://doi.org/10.1007/978-3-662-69215-8_19

Mit dem technologischen Fortschritt der modernen Neurowissenschaft konnte in den letzten Jahren die biologische Seite der biopsychosozialen Erklärungsmodelle funktioneller neurologischer Störungen erstmals beleuchtet werden. Diese Entwicklung ist sehr zu begrüßen, da sie den Weg für ein ganzheitliches Verständnis und innovative Behandlungsansätze bereitet. Allerdings kann in manchen Ausführungen auch ein **biologischer Reduktionismus** beobachtet werden, der den Krankheiten nicht gerecht wird. So überzeugend komplexe bildgebende oder elektrophysiologische Methoden auch neurobiologische Vorgänge abbilden mögen, darf der Einfluss der sozialen Interaktion sowie der sprachlichen und kulturellen Sinngebung nicht unterschätzt werden.

▪▪ Narrative Fügung

Nahezu reflexartig neigen Menschen dazu, Erfahrungen und Erkenntnisse zu einem schlüssigen, autobiografischen Erzählstrang zu verbinden, gerade wenn einschneidende gesundheitliche Krisen auftreten. Die narrative Fügung subjektiver Krankheitsempfindungen, medizinischer Informationen und der eigenen Lebensgeschichte ist ein komplexer Vorgang im Dienste des Kohärenzgefühls (s. ▶ Kap. 3) (Armstrong 2019; Scheidt et al. 2014). Hat ein Patient zum Beispiel die letzten 5 Jahre als „epilepsiekrank" verlebt, mit allen medizinischen und sozialen Konsequenzen, erfordert eine Änderung der Diagnose zu „dissoziative Anfälle" eine erhebliche, rückwirkende Neubewertung seiner eigenen Biografie und seiner sozialen Rolle. Eine derartige Umstellung ist umso schwieriger, wenn Krankheitsbezeichnungen mit dem Selbstverständnis der eigenen Identität kollidieren („Psychogen? Ich bin doch nicht psychisch krank!").

19

▪▪ Unbewusste Inszenierung

Auf der anderen Seite kann immer wieder beobachtet werden, dass sprachlich oder kulturell bestimmte Krankheitsvorstellungen direkt oder indirekt die Symptomausprägung im Individuum beeinflussen. Diese Auswirkung kann von einer leichten Symptomauslenkung im Rahmen eines Placebo- oder Nocebo-Effektes (s. ▶ Kap. 15) bis hin zur vollständigen Autosuggestion bzw. unbewussten Inszenierung eines komplexen Beschwerdebildes reichen, wie dies in den seltenen Fällen einer sogenannten Massenhysterie (s. unten) beobachtet werden kann.

▪▪ Wechselwirkungen

Meistens kann eine wechselseitige Beeinflussung nachvollzogen werden: Eine physiologische oder pathophysiologische Unregelmäßigkeit (z. B. Schwindel oder Wortfindungsstörungen) wird als Symptom wahrgenommen und einem vermuteten Krankheitszustand oder Umweltreiz zugeordnet (z. B. Glutenunverträglichkeit oder Demenz). Diese **Fehlattribution** kann durch äußere Einflüsse stabilisiert werden und im Verlauf bei erneuter Reizaussetzung oder unter Belastung (analog zum Nocebo-Effekt) zur Symptomproduktion führen.

Funktionelle neurologische Störungen sind, wie zu einem gewissen Grad jede Krankheit, das Resultat einer gegenseitigen Wechselwirkung zwischen (Neuro-)Physiologie und den narrativen und kulturellen Auflagen des jeweiligen sozialen Kontextes (Canna und Seligman 2019; Kirmayer und Gomez-Carrillo 2019). Im Folgenden soll auf einige Sonderfälle eingegangen werden, die diese Interaktion in besonderer Weise zur Darstellung bringen.

19.1 Die Kriegszitterer

Die „Hysterie" galt am Anfang des 20. Jahrhunderts als eine seltene und überwiegend weibliche Erkrankung. Der Einbruch des Ersten Weltkrieges lieferte jedoch einen dramatischen, gegenteiligen Beweis:

Soldaten kamen zu Zehntausenden mit diversen funktionellen neurologischen Störungen von den Fronten zurück; insgesamt wird die Zahl der Betroffenen in Deutschland auf 200.000–400.000 geschätzt (Kloocke et al. 2005; Lerner 2003). Im Jahr 1918 standen mindestens 5 % *aller* Krankenhausbetten in Deutschland für Soldaten mit „Hysterie" zur Verfügung (Lerner 2000). Typische Symptome waren dabei Schüttelkrämpfe, Zitteranfälle, Lähmungen, Krampfanfälle, Seh-, Hör-, Stimm- und Sprachstörungen. Eine Untersuchung von 100 zufällig gewählten Aufnahmen aus der Nervenklinik der Charité aus dem Zeitraum 1915–1918 (damals ein Militärkrankenhaus) zeigte, dass bei 43 % der Soldaten funktionelle neurologische Störungen diagnostiziert wurden (Linden et al. 2012). Die Symptomatik umfasste Gangstörungen, Tremor, Konvulsionen, Lähmungen, Dystonien und dissoziative Anfälle, aber auch Sprachstörungen, Ertaubung und Sensibilitätsstörungen.

Nach der anfänglichen Verunsicherung und logistischen Überforderung der Nervenärzte wurde im Rahmen von Kriegstagungen in Berlin und München 1916 beschlossen, dass es sich am ehesten um eine Form der „Hysterie" handele (und nicht um Oppenheims „traumatische Neurose", bei der auch physische Faktoren eine Rolle spielten, s. ▶ Kap. 2); zudem wurde festgelegt, dass Therapieerfolge möglich waren und angestrebt werden sollten (Lerner 2000). Zum Einsatz kamen pädagogische, psychologische, physikalische und (pseudo)physiologische Methoden: Belohnung, Bestrafung (Isolation, Stromschläge), Elektrotherapie, Beschäftigungstherapie, Psychotherapie, sogenannte Überrumpelungs- oder Affektschockmethoden, Physiotherapie unterschiedlicher Art (einschl. Hydrotherapie und Massagen) und hypnotische Suggestion (zur Übersicht s. Linden und Jones 2012). Letztere Methode wurde insbesondere durch Max Nonne (1861–1959) beworben und mittels eines eigens angefertigten Lehrfilmes popularisiert (s. ◘ Abb. 19.1) (Nonne 1917; Popkirov et al. 2017).

Die „Epidemie" schwerer, neurologischer Ausfälle im Rahmen von Kriegstraumatisierungen war einzigartig und wurde in späteren Kriegen nicht mehr in diesem Ausmaß beobachtet (Kloocke et al. 2005). In militärischen und medizinischen Einrichtungen wurden vereinzelt Symptomübertragungen zwischen Patienten beobachtet. „Anfallsansteckungen" und andere „hysterische Infektionen" waren sicherlich nicht der Ursprung aller neurologischen Störungen, spielten aber dennoch eine gewisse Rolle im klinischen Alltag (Kehrer 1917; Linden und Jones 2012;). So lässt sich am Phänomen der sogenannten Kriegszitterer in Deutschland, analog zum „shell shock" in Großbritannien, eine vielschichtige Wechselwirkung zwischen Neurophysiologie und kultureller Prägung ablesen (Popkirov et al. 2017).

19.2 Wunderheilungen neurologischer Krankheiten

Gelegentlich können dramatische Remissionen funktioneller neurologischer Störungen durch Außeneinwirkungen auftreten, denen kein direkter biologischer Mechanismus zugrunde liegt. Derartige Placebo-Effekte können durch verschiedenste Prozeduren hervorgerufen werden, von einer einmaligen Injektion bis hin zu aufwendigen, mehrtägigen Interventionen wie der elektromagnetischen Scheinstimulation. Gemeinsam ist diesen Vorgängen eine Übereinstimmung der individuellen Heilungserwartung mit den tatsächlichen Abläufen und Körperreaktionen, die sich in der Regel entlang etablierter, medizinischer Grundvorstellungen bewegen (z. B. Spritzen lindern Symptome; Kribbeln bedeutet, dass die Behandlung wirkt usw.). Eine Sonderform des

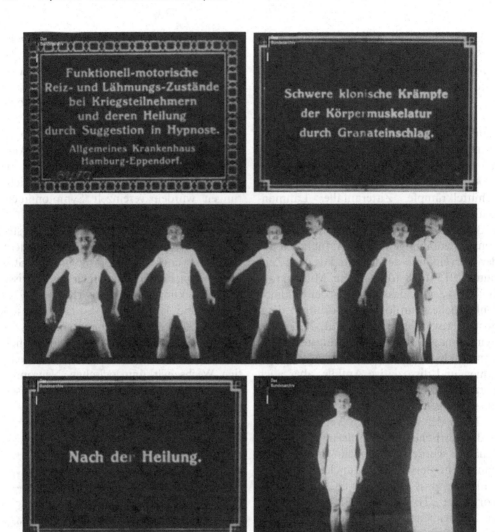

◘ Abb. 19.1 Filmausschnitte aus Max Nonnes 11-minütigem Lehrfilm „Funktionell-motorische Reiz- und Lähmungszustände bei Kriegsteilnehmern und deren Heilung durch Suggestion in Hypnose", 1917. Der Film steht online zur Verfügung: ► https://www.filmportal.de/node/1238432/video/1238458. (Quelle: Bundesarchiv)

dramatischen Symptomrückgangs findet sich in Form von sogenannten Wunderheilungen an Wallfahrtsorten. Obwohl retrospektive Ferndiagnosen geheilter Menschen problematisch sind, sprechen die teilweise minutiös geschilderten Kranken- und Heilungsgeschichten in manchen Fällen eindeutig für das Vorliegen funktioneller neurologischer Störungen.

▪▪ Wunderheilungen an Wallfahrtsorten

In Lourdes, Frankreich, und Fátima, Portugal, in zweien der bedeutendsten Wallfahrtsorte Europas, liegen in 20–35 % der dokumentierten Heilungsfälle neurologische Störungen vor (Beck 2004). Am deutschen Wallfahrtsort Kevelaer wurden zuletzt 217 Heilungen aus 4 Jahrhunderten zusammengetragen, unter denen neurologische

Störungen zu den häufigsten Beschwerden gehören (van Aaken und van de Linde 2008). Typisch sind dabei über Jahre und Jahrzehnte persistierende Lähmungen der Extremitäten sowie Anfallserkrankungen mit mehrfach täglichen Anfällen, die plötzlich, vollständig und dauerhaft remittieren (s. ◘ Abb. 19.2) (Läpple 1995; van Aaken und van de Linde 2008). Unter den detaillierteren Beschreibungen von Lähmungserscheinungen sind auch Verläufe beschrieben, die in heutiger Auffassung am ehesten dem komplexen regionalen Schmerzsyndrom zuzuordnen wären. Beispielhaft sei hier die Heilung der Yvonne Fournier in Lourdes im Jahr 1945 genannt. Die 22-Jährige litt seit einer 5 Jahre zuvor erlittenen Verletzung der Hand und anschließenden Operationen an einer „vollständigen Lähmung des oberen linken Armes mit Kaltwerden der Hand, Ödem der Hand und Unterarm bis Ellbogen. Sie klagt über unerträgliche Schmerzen an diesem Glied, vor allem in der Schulter, so daß sie die Amputation fordert" (aus dem offiziellen Medizinbericht, zitiert in Läpple 1995). Unmittelbar nach der rituellen Waschung in der Lourdesgrotte sei es zu einem plötzlichen und vollständigen Verschwinden der Schmerzen und Wiederherstellung der gesamten sensomotorischen Funktion gekommen, was nach Einschätzung des zuständigen Ärztekomitees vor Ort als „medizinisch absolut unerklärbar" eingestuft und später von der Kirche offiziell als Wunder kanonisiert wurde (Läpple 1995). Derartig dramatische Besserungen von über Jahre chronifizierten posttraumatischen Funktionsstörungen sind extrem selten, können aber in Einzelfällen infolge suggestiver Prozeduren beobachtet werden: zum Beispiel als Sofortreaktion nach Injektion von Botulinumtoxin (pharmakodynamische Wirkung erst nach Tagen möglich) oder im Rahmen von Hypnoseverfahren (Edwards et al. 2011; Lebon et al. 2017).

Die Chronik der Wunderheilungen in Lourdes weist eine interessante Lücke auf: im Zeitraum 1913–1946 wurden keine neuen Wunder kirchlicherseits anerkannt. Eine mögliche Erklärung dieses Intermezzos wird in der Zurückhaltung der Kirche angesichts des öffentlichen Diskurses in Frankreich zu Charcots Arbeiten über Hysterie und Suggestion gesehen (Läpple 1995).

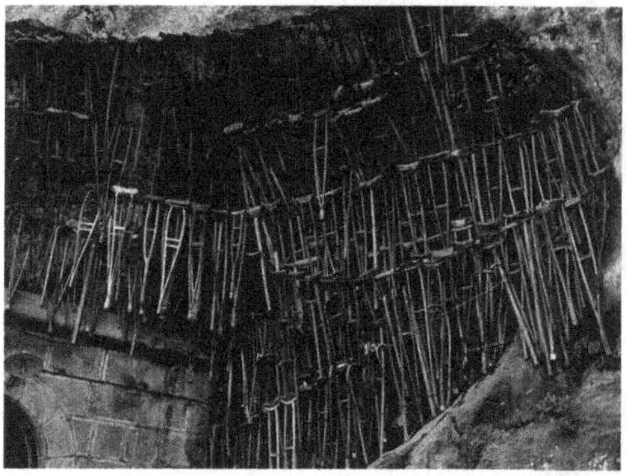

◘ **Abb. 19.2** Hinterlassene Krücken geheilter Pilger in der Lourdesgrotte, ca. 1937. Lähmungen und Gangstörungen sind unter den häufigsten Symptomen, die im Rahmen einer Wallfahrt vollständig remittieren. (Quelle: Wellcome Collection; © CC BY 4.0)

19.3 Massenhysterien

Als Massenhysterie wird ein zeitlich und räumlich umschriebener Ausbruch funktioneller Körperbeschwerden oder unwillkürlicher Verhaltensweisen beschrieben. Alternative Bezeichnungen sind die „epidemische Hysterie" oder auf Englisch „mass psychogenic illness" und „mass sociogenic illness". Die Massenhysterie als medizinisches Phänomen muss von absichtlich herbeigeführten Trancezuständen (z. B. im Rahmen religiöser Rituale) sowie dem Massenwahn oder der Massenpanik unterschieden werden.

▪▪ Tanzwut im Mittelalter

Zu den frühesten Formen der Massenhysterie gehören die sogenannten Tanzwutepidemien des Mittelalters (s. ◘ Abb. 19.3). Bei diesen Ausbrüchen tanzten die Betroffenen (bis zu 400 Menschen) tagelang in einem unkontrollierten Besessenheitszustand bis zur totalen körperlichen Erschöpfung oder Selbstverletzung. Diese sogenannten Tanzplagen traten üblicherweise in Städten entlang der Mosel und des Rheins auf, in deren Nähe jeweils vorausgegangene Ausbrüche berichtet wurden. Eine weitere Voraussetzung für den „Ansteckungseffekt" schienen regionale Notstände (z. B. Überschwemmung, Hungersnot, Pest) sowie die konkrete Angst vor derartigen Gottesstrafen zu sein (Waller 2009). Diese frühe Form der Massenhysterie ist aufgrund ihrer Seltsamkeit weitgehend in Vergessenheit geraten, zeigt jedoch eindrücklich, in welchem Maße soziale und

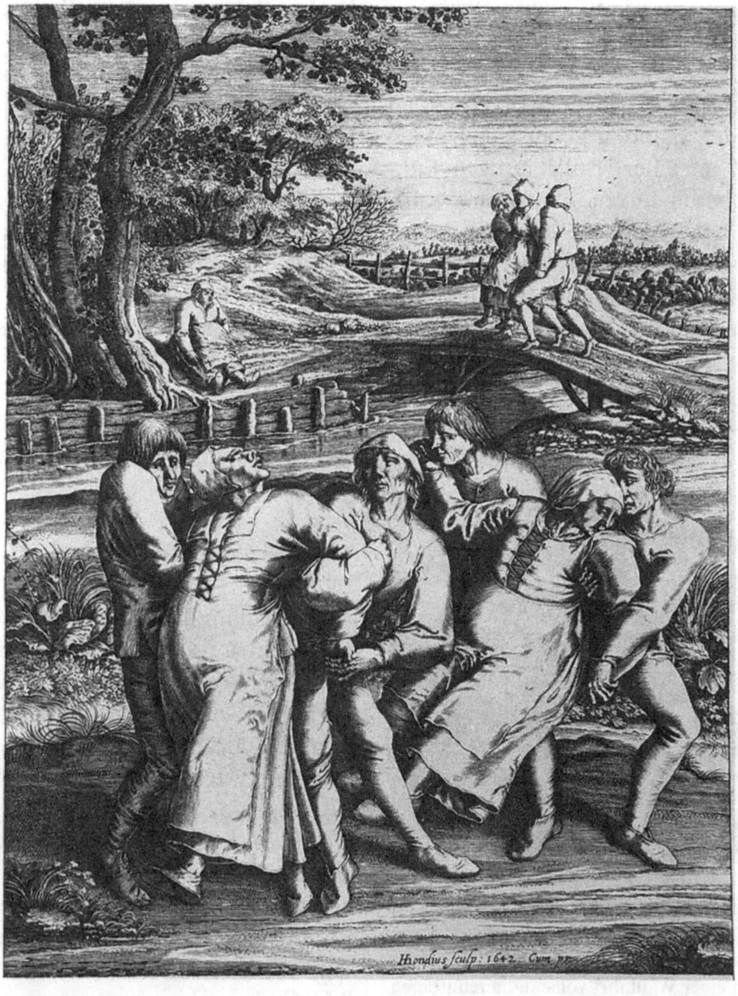

◘ Abb. 19.3 Dieser Kupferstich von Hendrik Hondius nach einer Zeichnung Pieter Bruegels des Älteren aus dem Jahre 1564 stellt Betroffene von Tanzwut dar, die im Rahmen einer Wallfahrt auf Heilung hoffen. (Quelle: Wikimedia Commons; Lizenz: gemeinfrei)

kulturelle Einflüsse in Zeiten der Not Willenskraft und Willkürmotorik in Beschlag nehmen können.

▪▪ Gegenwart

Bis heute werden Massenhysterien in verschiedenen sozialen Milieus berichtet. Grundsätzlich kann eine Unterscheidung in 2 Kategorien erfolgen: akute Angstsymptomatik (u. a. Schwindel, Übelkeit, Kopfschmerzen), die sich rasch über direkten Kontakt ausbreitet und binnen Stunden wieder nachlässt; und Bewegungs- und Verhaltensstörungen (u. a. Anfälle, Lähmungen, bizarre Verhaltensweisen), die sich über Tage bis Monate innerhalb eines sozialen Netzwerks ausbreiten (Wessely 1987). Während erstere Form mit dem Phänomen der Massenpanik verwandt scheint, sind beim zweiten Typus Ausbrüche häufig, bei denen der einzelne Betroffene mit einer funktionellen neurologischen Störung zu diagnostizieren wäre (in diesem Fall am ehesten „soziogen“). Betroffen sind typischerweise Schüler, überwiegend Mädchen. In kürzlich beschriebenen Ausbrüchen an Schulen wurden unter anderem dissoziative Anfälle (Roach und Langley 2004) und funktionelle Tic-Störungen beschrieben (Bartholomew et al. 2012). Bei dieser Art der Massenhysterie kann aufgrund der klaren räumlichen und zeitlichen Häufung der Fälle die „Übertragung“ eindeutig entlang der sozialen Verbindungen (Freundeskreis, Schulklasse, Arbeitskollegen) nachvollzogen werden. Inwiefern die sozialen Netzwerke im Internet zur Vermittlung krankmachender Vorstellungen beitragen, ist unklar. Internetvideos, die Nachrichtenberichte über „mysteriöse Krankheiten“ begleiten, oder solche, die von Betroffenen direkt auf YouTube hochgeladen werden, zeigen erstaunlich häufig (nicht diagnostizierte) funktionelle neurologische Störungen (Popkirov et al. 2019; Stamelou et al. 2011). Die zunehmende globale und multimediale Vernetzung trägt möglicherweise zur sozialen Prägung funktioneller Störungen bei, macht deren Beitrag aber zugleich unaufspürbar.

Es sollte an dieser Stelle betont werden, dass „Massenhysterien“ mit neurologischen Symptomen extrem selten sind. Der Einfluss sozialer Interaktionen und kultureller Milieus in der Entstehung funktioneller neurologischer Störungen sollte daher nicht überschätzt werden. Dennoch darf trotz der berechtigten Begeisterung für die neuesten Entdeckungen auf dem Gebiet der Neurophysiologie nicht vergessen werden, dass das Gehirn nicht isoliert in einem MRT-Scanner lebt, sondern in einer mit Menschen und Sinn gefüllten Welt.

Literatur

Armstrong P (2019) Neuroscience, narrative, and narratology. Poet Today 40:395–428. ► https://doi.org/10.1215/03335372-7558052

Bartholomew RE, Wessely S, Rubin GJ (2012) Mass psychogenic illness and the social network: is it changing the pattern of outbreaks? J R Soc Med 105(12):509–512. ► https://doi.org/10.1258/jrsm.2012.120053

Beck A (2004) Wunderheilungen in der Medizin? Clio, Konstanz

Canna M, Seligman R (2019) Dealing with the unknown. Functional neurological disorder (FND) and the conversion of cultural meaning. Soc Sci Med 246:112725. ► https://doi.org/10.1016/j.socscimed.2019.112725

Edwards MJ, Bhatia KP, Cordivari C (2011) Immediate response to botulinum toxin injections in patients with fixed dystonia. Mov Disord 26(5):917–918. ► https://doi.org/10.1002/mds.23562

Kehrer F (1917) Zur Frage der Behandlung der Kriegsneurosen. Zeitschrift für die gesamte Neurologie und Psychiatrie 36(1):1–22. ► https://doi.org/10.1007/bf02868795

Kirmayer LJ, Gomez-Carrillo A (2019) Agency, embodiment and enactment in psychosomatic theory and practice. Med Humanit 45(2):169–182. ► https://doi.org/10.1136/medhum-2018-011618

Kloocke R, Schmiedebach H-P, Priebe S (2005) Psychological injury in the two world wars: changing concepts and terms in German psychiatry. Hist Psychiatry 16(1):43–60

Läpple A (1995) Die Wunder von Lourdes: Berichte – Tatsachen – Beweise. Weltbild, Augsburg

Lebon J, Rongieres M, Apredoaei C, Delclaux S, Mansat P (2017) Physical therapy under hypnosis for the treatment of patients with type 1 complex regional pain syndrome of the hand and wrist: retrospective study of 20 cases. Hand Surg Rehabil 36(3):215–221. ▶ https://doi.org/10.1016/j.hansur.2016.12.008

Lerner P (2000) Psychiatry and casualties of war in Germany, 1914–18. J Contemp Hist 35(1):13–28. ▶ https://doi.org/10.1177/002200940003500103

Lerner P (2003) Hysterical men. Cornell University Press, London

Linden SC, Hess V, Jones E (2012) The neurological manifestations of trauma: lessons from World War I. Eur Arch Psychiatry Clin Neurosci 262(3):253–264. ▶ https://doi.org/10.1007/s00406-011-0272-9

Linden SC, Jones E (2012) German Battle casualties: the treatment of functional somatic disorders during World War I. J Hist Med Allied Sci 68(4):627–658. ▶ https://doi.org/10.1093/jhmas/jrs024

Nonne M (1917) Über erfolgreiche Suggestivbehandlung der hysteriformen Störungen bei Kriegsneurosen. Zeitschrift für die gesamte Neurologie und Psychiatrie 37(1):191–218

Popkirov S, Nicholson TR, Bloem BR, Cock HR, Derry CP, Duncan R, Dworetzky BA, Edwards MJ, Espay AJ, Hallett M, Lang AE, Leach JP, Lehn A, McGonigal A, Morgante F, Perez DL, Reuber M, Richardson MP, Smith P, Stamelou M, Tijssen MAJ, Tinazzi M, Carson AJ, Stone J (2019) Hiding in plain sight: functional neurological disorders in the news. J Neuropsychiatry Clin Neurosci 31(4):361–367. ▶ https://doi.org/10.1176/appi.neuropsych.19010025

Popkirov S, Wessely S, Nicholson TR, Carson AJ, Stone J (2017) Different shell, same shock. BMJ 359:j5621. ▶ https://doi.org/10.1136/bmj.j5621

Roach ES, Langley RL (2004) Episodic neurological dysfunction due to mass hysteria. Arch Neurol 61(8):1269–1272. ▶ https://doi.org/10.1001/archneur.61.8.1269

Scheidt CE, Lucius-Hoene G, Stukenbrock A, Waller E (Hrsg) (2014) Narrative Bewältigung von Trauma und Verlust. Schattauer, Stuttgart

Stamelou M, Edwards MJ, Espay AJ, Fung VS, Hallett M, Lang AE, Tijssen MA, Bhatia KP (2011) Movement disorders on YouTube – caveat spectator. N Engl J Med 365(12):1160–1161. ▶ https://doi.org/10.1056/nejmc1107673

van Aaken W, van de Linde H (2008) „Ich bin gehilt!“: Spontanheilungen im Wallfahrtsort Kevelaer aus vier Jahrhunderten. Verein für Heimatschutz und Museumsförderung e. V, Kevelaer

Waller J (2009) A forgotten plague: making sense of dancing mania. Lancet 373(9664):624–625. ▶ https://doi.org/10.1016/s0140-6736(09)60386-x

Wessely S (1987) Mass hysteria: two syndromes? Psychol Med 17(1):109–120. ▶ https://doi.org/10.1017/s0033291700013027

Serviceteil

S. Popkirov, *Funktionelle neurologische Störungen*, https://doi.org/10.1007/978-3-662-69215-8

Stichwortverzeichnis

A

Abasie 84
Abduzensparese 120
Ablenkbarkeit 76, 77
Absinken ohne Pronation 57
Acoustic-shock-Syndrom 129
Alexithymie 37
Amnesie, dissoziative 152, 154
Anfallsformen 33
Anfallsprovokation, suggestive 37
Angst 36
Anstrengungs- und Erschöpfungszeichen 85
Aphasie 140
Arc de cercle 32
Artifizielle Störung 220
Astasie 84
– thalamische 86
Ätiologie 8
Auditive Verarbeitungs- und Wahrnehmungsstörung 126

B

Babinski, Joseph 9
Babinski-2-Zeichen 81
Ballistische Bewegung 77
Ballistische Bewegungen 78
Benigner paroxysmaler Lagerungsschwindel 104
Bereitschaftspotenzial 84
Berufsdysphonie 135
Beschwerdenvalidierungstests 222
Bewegungsstörung 210
Binswanger, Morbus 86
Biologischer Reduktionismus 228
Biopsychosoziales Modell 11
Blepharospasmus 81
Blickdeviation 120
Blickparese, funktionelle 120
Blindheit 116
Blockierungserlebnisse 147
Botulinumtoxin 81
Brain Fog 146, 181
Briquet, Pierre 8, 39, 90
Brummtonphänomen 129
Bürostuhltest 85

C

Charcot, Jean-Martin 9, 231
Chemikaliensensibilität, multiple 183
Chronic widespread pain 165
Chronisches Erschöpfungssyndrom 181
Creatinkinase (CK) 38
CRPS 170

D

Demenz 146
– Diagnostik 150
– Screeninginstrumente 149
Depersonalisation 69
Depersonalisierung 55
Diagnosevermittlung
– funktionelle Bewegungsstörungen 90
Dissoziation 10
Dissoziative Amnesie 152, 154
Dissoziative Fugue 154
Dissoziativer Anfall 32, 44, 209
Dualismus 2
Dysarthrophonie 139
Dysphonie 134
– hyperfunktionelle 134
– hypofunktionelle 135
– psychogene 136
Dysprosodie, funktionelle 139
Dystonie
– Differenzialdiagnosen 81
– fixierte 93
– funktionelle 80
– Fuß 82
– generalisierte/segmentale/fokale 86
– Hand 82
– idiopathische 80
– oromandibuläre 81

E

Echolalie 141
EEG 37, 84
Einknicken, Knie 85
Einknicken 55
Elektroenzephalografie (EEG) 38
Elektromagnetische Hypersensitivität 183
Elektrophysiologie 78
EMG 84
Emotionsverarbeitung 89
Endophänotyp 171
Engel, George L. 11
Entrainment 76, 77
Entrainmentphänomen 83
Enzephalopathie, subkortikale arteriosklerotische 86
Epilepsie 32, 41, 210, 212
Ergotherapie 28
Erinnerungslücken 147
Erschöpfungssyndrom, chronisches 181

F

Fahrerlaubnis 46
Fatigue-Syndrom, chronisches 181
Fehlattribution 228
Fibromyalgie 165
Fibromyalgiesyndrom 165
Fingerabduktion, synkinetische 57
Forciertes Rückwärtsgehen 106
Fotophobie 120
Fremdsprachenakzent-Syndrom 139
Freud, Sigmund 10, 39, 90
Frontallappenanfall 33
Fugue, dissoziative 154
Funktionelle Dysarthrie 139
Funktionelle Dysphonie 134
Funktionelle Dysprosodie 139
Funktionelle kognitive Störung 146
Funktionelle Parese 54
Funktioneller Schwindel
– diagnostische Kriterien 105
Funktionelle Sehstörungen 116
Funktionelle Sensibilitätsstörung 63
Funktionelles Stottern 138
Funktionelle Überlagerung 116, 211

G

Gangstörung
– Differenzialdiagnosen 85
– funktionell 84
– fußschleifender Gang 58
– Therapie 93
Ganser-Syndrom 146, 151

Ganzkörperschmerzen 165
Gehirnerschütterung 11, 179
Geste antagoniste 81
Gewichtsbelastung 77, 78
Gilles de la Tourette, Georges 9
Gilles-de-la-Tourette-Syndrom 86

H

Halluzination, taktile 66
Handlungsbewusstsein 89, 218
Hoover-Test 57
Hörverlust 126
huffing and puffing sign 85
Hüftabduktion, Test der 58
Hyperakusis 127
Hyperventilation 66
Hypnose 94
Hypochondrie 223
Hypochondrischer Wahn 223
Hysterie 8

I

Ice walking pattern 85
Idiopathische intrakranielle Hypertonie 116
Infantile Redeweise 139
Infraschall 129
Instinkt 11
Integratives Kognitives Modell 41

J

Janet, Pierre 10

K

Katastrophisierung 172
Kipptischuntersuchung 38
Klinische Zeichen 9
Koaktivierung 82
Kognitive Beeinträchtigung 126, 146
– Demenz 150
– dissoziative Amnesie 154
– funktionelle 146
– leichte 146
Kognitive Verhaltenstherapie 94
Kohärenz 77
Kohärenzgefühl 91
Kokontraktion 55
Komorbidität, neurologische 41
Komorbidität, psychiatrische 40
Komorbiditäten 76
Komplexes regionales Schmerzsyndrom 11, 82, 170, 231
Konvergenzinsuffizienz 120
Konvergenzspasmus 119
Konversionstheorie 10
Kopfschmerzen 180
Kopfwendung, Zeichen der 148
Koprolalie 141
Kraniomandibuläre Dysfunktion 167
Krankenhausversorgung 5
Krankenrolle 220
Krankheitsangst 223
Krankheitsvorstellung 228
Kretschmer, Ernst 10

L

Lakunäres Syndrom 61, 66
Lessebo-Effekt 208
Lip pulling sign 81
Logopädie 141

M

Massenhysterie 231
Mediane Begrenzung 65
Medikation 28
– bei Schwindel 112
Metagedächtnis 153
Migräne 54, 66
Mild cognitive impariment (MCI) 146
Minderinnervation 61
Misophonie 127
Motorische evozierte Potenziale 60
Müdigkeits-/Erschöpfungssyndrom, chronisches 181
Multidisziplinäre Therapie 91
Multimodales Therapieprogramm 29
Multiple Sklerose 212
Münchhausen-by-Proxy-Syndrom 220
Münchhausen-Syndrom 220
Muscle tension voice disorder 134
Muskeldehnungsreflexe 55
Mutismus, selektiver 140
Myalgic encephalomyelitis/chronic fatigue syndrome, ME/CFS 181
Myasthenia gravis 61
Myoklonie
– funktionelle 83
– kortikale 83
– propriospinaler Myoklonus 84
– Therapie 93

N

Nackenschmerzen 180
Naheinstellungsspasmus 119
Neuritis vestibularis 104
Neurose, traumatische 229
Nocebo-Effekt 208
Notfall 4
Nystagmus 120

O

Oberkörperschwanken 106
Okulogyre Krise 120
Okulomotorik 106
Oppenheim, Hermann 11
Optokinetischer Nystagmus 117

P

Palilalie 141
Panikattacke 105
Panikstörung 36, 67
Parietallappenanfall 33
Parkinson, Morbus 212
Parkinson-Syndrom, funktionelles 87
Pathogenese 8
Phobischer Schwankschwindel 104
Phonophobie 127
Physiotherapie 28
– bei funktionellen Bewegungsstörungen 91
– bei funktioneller Parese 62
– bei Schwindel 111
Pithiatismus 9
Placebo 81, 83, 94
Placebo-Effekt 208, 211
Platzangst 109
Post-exertionelle Malaise (PEM) 181
Postkommotionelles Syndrom 179
Prävalenz 2
Predictive Coding 67
– Vorhersagefehler 88
Presbyakusis, zentrale 126
Prognose 26
– funktionelle Bewegungsstörungen 95
Prolaktin 38

Pseudodemenz 146
Pseudo-Placebo 208
Pseudosynkope, psychogene 34
Psychotherapie 27, 93
– bei dissoziativen Anfällen 44
– bei Dysphonie 137
– bei Tinnitus 128
– kognitive Verhaltenstherapie 94
– tiefenpsychologisch fundierte 94

R

Railway Spine 11, 178
Recruitment 127
Rehabilitationsklinik 29
Reizdarmsyndrom 167
Rollenverständnis des Neurologen 27

S

Schädel-Hirn-Trauma, leichtes 179
Schädel-Hirn-Trauma 105
Schlafstörung 181
Schlaganfallbedingte Hemiplegie 212
Schleudertrauma 11, 180
– chronisches 180
Schmerzen 67, 164, 180
– CRPS 170
– Kopfschmerzen 180
– Nackenschmerzen 180
– neuropathische 164
– Noziplastische 164
– nozizeptive 164
Schmerzsyndrom, chronisches 164
Schmerzverarbeitung, zentrale 167
Schwankschwindel 105
Schwindel 104, 180
– chronischer 180
– funktionell 85
Sehstörungen, funktionelle 116
Sehtafel 118
Semiologie 33
Sense of agency 218
Simulation 219
Spasmus hemifacialis 81
Spezialambulanz 5, 29
Spiegeltest 117
Spinal-Injuries-Center-Test 58
Spontanremission 26
Sprechapraxie 140
Sprechstunde 4
Stiff-Person-Syndrom 86
Stigma 54
Suggestion 9, 209
Swinging-Flashlight-Test 116
Synkope, vasovagale 35
Synkope 32

T

Tanzwut 232
Therapie, allgemein 3
Tics
– funktionell 86
– primär 86
Tinnitus 127, 180
Torticollis 82
Transiente epileptische Amnesie 156
Transiente globale Amnesie 156
Transkranielle Magnetstimulation 62, 95
Traumatische Neurose 229
Traumatisierung 39
Tremor 75
– Ausbreitung 78
– bei Morbus Parkinson 80
– bei Morbus Wilson 80
– essenzieller 80
– funktioneller 75
– Fuß 93
– Kohärenz 78
– medikamenteninduzierter 80
– Therapie 93
– Variabilität 78
Tunnelblick 119

U

Überlagerung, funktionelle 211
Umweltunverträglichkeit, idiopathische 183
Unreines Placebo 208
Untersuchungstechniken 56
– bei Sehstörungen 116
– funktioneller Schwindel 106
– Sensibilitätsstörung 64

V

Variabilität 77
Verdrängung 10, 157
Verhaltenstherapie, kognitive 27
Verhaltenstherapie
– bei Schwindel 111
Verletzung 67
Vermeidungsverhalten 105, 127, 172
Versorgungsstrukturen 3
Verteilungsmuster, nicht-anatomisches 64
Vibroakustisches Syndrom 183
Video-EEG 37
Visual snow 121
Visusverlust 116
Vorhersagefehler 88

W

Whack-a-Mole-Zeichen 78
Windturbinensyndrom 183
Wortfindungsstörungen 147
Wunderheilung 230

Z

Zugehörigkeit, fachliche 26